離島発 とって隠岐の

エコーで変わる外来診療

白石 吉彦

隠岐広域連合立隠岐島前病院

当てれば見える、
見えるとわかる、
わかるから面白い

中山書店

はじめに

初めにお伝えしておきます．この本は**教科書ではありません**．

へき地離島の医療って大変そうだと思っていませんか？ —— あの先生は偉いなぁ．同僚はいないし，1人っきりで，医療機器もろくなものがなくて，気持ちだけで頑張っている……自分には無理！—— 一般的なへき地離島医療のイメージは，こんな感じでしょうか．

通常，小さな診療所でCTやMRIを装備することは困難かもしれません．でも，超音波診断装置（以下エコー）なら比較的簡単に手に入れて，外来に置くことができます．

近年，エコーは技術革新によって，格段に画質が良くなり，装置が小型化されるようになってきました．**ハイエンド**のものはさらに多くの機能を搭載し，**ポケットエコー**は画質の向上，低価格化が進んでいます．**ポータブルエコー**は検査室から様々な現場に持ち込むことが増えてきました．この傾向はとくに救急の現場で強くなっています．

一方，地域医療の現場では，そうそういつも緊急事態が起こっているわけではなく，日常診療が行われています．それほど広くない外来診察室にも置くことが可能となったポータブルエコーを使って，日々の診療の中でちょっとしたことにプローブを当ててみる．画質が良くなっているから，今まで見えなかったものが見え，わからなかったことがわかる．すると外来診療の質が上がり，そして楽しいものになります．その場で画像を患者さんと共有し，圧倒的な説得力をもって，納得の医療が行えます．本書ではそんな外来超音波診療の実際を提案してみたいと思います．

検査室で行う検査技師さんによるハイエンド機種を使用したフルスクリーニングと違い，外来超音波診療では，患者さんの年齢や病歴，症状から疾患を想起し，そしてエコー検査で診断を絞り込んでいきます．またその疾患の程度を判断していきます．特異度の高い所見が見つかれば確定診断に近づき，感度の高い所見がないことで，見落としてはいけない疾患をルールアウトする助けになります．最近のこのエコーを使った診断方法は日本だけの傾向ではありません．2011年にMooreらが *NEJM* (*The New England Journal of Medicine*) に "Point-of-Care Ultrasonography" という総説[1]を書いた頃からの世界的な大きな流れです．

腹痛，胸痛の章（Chapter 1，Chapter 2）では，症状をもとにAcute/Chronic と Common/Critical（ここは必ずしも対立軸ではありませんが）という4象限マトリクス（次ページ図）で疾患を分類してみました．右上 Acute × Critical ■■ の部分はE-FAST，RUSH，ABCD sonography，FoCUSなどですでにフォーマットができています．左下 Chronic × Common ■■ の部分は検査技師による検査室でのエコー検査が行われることが多いのかもしれません．現在各領域のエコーの書籍はたくさん出ています．**本書は主にプライマリ・ケアの日常診療でよく出合う，左上 Acute × Common ■■ の疾患の診断や治療を中心に，エコーの使い方を紹介**していきます．

Acute / Common	**Critical** E-FAST RUSH Exam ABCDsonography FoCUS
Chronic 検査室での フルスクリーニング	

E-FAST：Extended Focused Assessment with Sonography for Trauma
RUSH：Rapid Ultrasound in Shock
ABCD sonography：Airway, Breathing, Circulation, Dysfunction of central nerve system and Deep vein thrombosis
FoCUS：Focused Cardiac Ultrasound

　もう一度誤解のないようにお伝えしておきます．この本は**教科書ではありません**．日本海の小さな島で実践している外来超音波診療の，面白さのエッセンス，もしかしたら少し役に立つかもしれないことを，これから外来でエコーを使う先生たちに伝えられたらな，という思いで書いた書籍です．

白 石 吉 彦

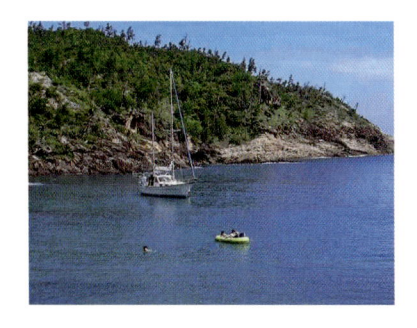

目 次 ― CONTENTS

Introduction ▶ 外来超音波診療ってなに？　　　　　1

Chapter1 ▶ 腹痛　　　　　13

イラスト作画　MEDICA 川本満（図1.10，図1.56，図3.4，図3.23，図3.29，図3.33，図3.35，図3.36，図3.37，図3.39，図3.49，図4.1，図4.4，図4.10，図4.12，図4.14，図4.19，図4.22，図4.25，図4.27，図4.32，Column「腹腔動脈」「眼科エコー」「君は肘内障のJ signを見たか！」）

Column

本書のエコー画像配置基本ルール

この本のエコー画像配置基本ルールは以下のようになっています.

左がキャプチャー入り　右が原画　同じ画の場合は隙間なし

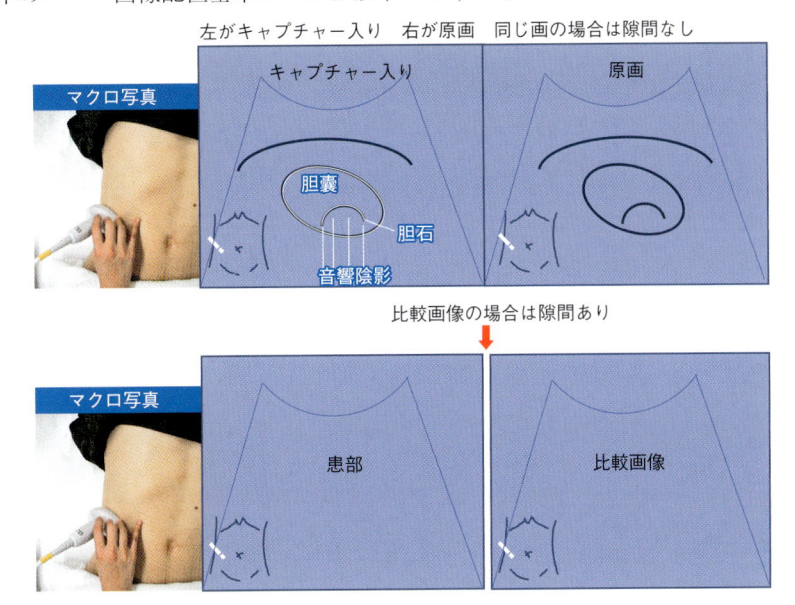

比較画像の場合は隙間あり

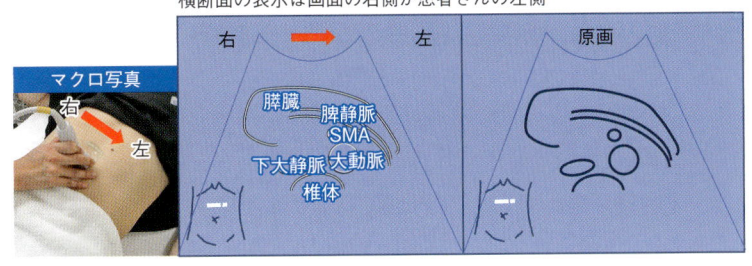

なお，本書に掲載しているマクロの写真はプローブを当てている部位をわかりやすくするために併置しており，必ずしもエコー画像の症例ではありません.

また，超音波診断装置のことをエコーと表記します.

プローブマークとボディマーク

日本超音波医学会で決められているとおり，以下のように記載しています.

横断面の表示は画面の右側が患者さんの左側

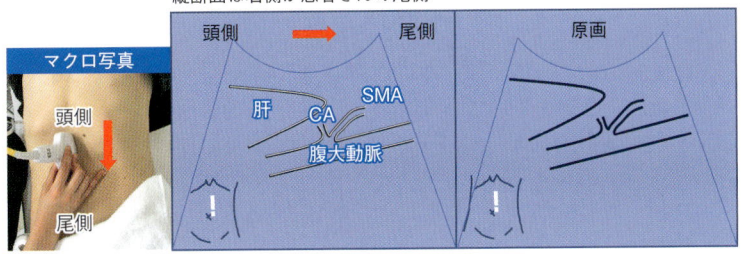

動画閲覧について

本書内の動画は，パソコンもしくはモバイル端末にて，Web でご覧いただけます．

Password：TKML2019（ティー・ケー・エム・エル・ニ・ゼロ・イチ・キュー）

本文（写真）脇に掲載されている QR コードをモバイル端末で読み込んで直接その動画の Web サイトを表示するか，あるいは下記ページにアクセスしてブラウザでご覧ください．

https://www.nakayamashoten.jp/wordpress/9784521747675/

上記アドレスにアクセスすると，動画一覧ページが表示されます．動画タイトルをクリックすると，その動画が別ウィンドウ（別タブ）で表示されます．再生ボタンをクリックしてご覧ください．

	Chapter	動画内容	再生時間	QR コード掲載ページ
1	Introduction 外来超音波診療ってなに？	Canon Aplio i-series	0'43"	p.2
2		GE LOGIQ E10	0'51"	p.3
3		HITACHI ARIETTA 850	0'19"	p.3
4		マイクロコンベックス（心エコー・肺エコー・胆嚢結石・残尿チェック）	1'26"	p.7
5		星状神経節ブロックのためのエコー解剖（マイクロコンベックス）右頸部	0'38"	p.8
6		急性胆嚢炎エコー比較　miruco P3 Vscan HS1	1'04"	p.9
7	Chapter 1 腹痛	尿路結石	0'34"	p.17
8		尿管膀胱移行部尿路結石	0'23"	p.21
9		尿ジェット	0'21"	p.23
10		膀胱容量計測	0'34"	p.25
11		尿道留置カテーテルトラブル 1 注水	0'58"	p.28
12		9 W 胎児心拍	0'28"	p.34
13		肝腫瘍 コンベックス→リニア	0'24"	p.36
14		Sonographic Murphy's Sign	0'12"	p.38
15		急性胆嚢炎（リニアプローブ）	0'25"	p.39
16		総胆管描出（正常）	0'24"	p.42
17		胃がん（リニアプローブ）	0'41"	p.50
18		アニサキス除去翌日	0'32"	p.51
19		イレウス to and fro & keyboard sign	0'26"	p.54
20		腸閉塞（大腸がん）	1'27"	p.55
21		虫垂描出（正常）	1'02"	p.59
22		たらこ茶漬け食後 3 時間（幽門輪，十二指腸水平脚）	1'02"	p.64
23		バウヒン弁（大腸カメラ前処置中）	0'24"	p.64

	Chapter	動画内容	再生時間	QRコード掲載ページ
24	Chapter 2 胸痛	肋骨骨折	1'26"	p.70
25		肋骨＆肋軟骨	0'25"	p.72
26		lung sliding	0'19"	p.73
27		気胸 lung point	0'49"	p.74
28		FoCUS	0'36"	p.77
29		急性心筋梗塞 #6 total	0'42"	p.81
30		肺梗塞（右室負荷心エコー）	0'18"	p.83
31		左膝窩静脈血栓	1'02"	p.84
32		DVTチェック（左膝窩静脈）下腿ミルキング	0'18"	p.84
33		DVTチェック（左総腸骨静脈　足関節底背屈）	0'10"	p.84
34		CPA　腹部大動脈解離	0'28"	p.89
35		大動脈弓描出（セクタ）	0'32"	p.90
36		大動脈弓描出（マイクロコンベックス）	0'37"	p.90
37		A-line ＆ B-line	0'35"	p.91
38		肺炎	0'44"	p.94
39		圧迫骨折	0'41"	p.96
40	Chapter 3 頭頸部領域	滲出性中耳炎耳抜き	0'07"	p.98
41		椎骨動脈血流計測	0'29"	p.110
42		腎動脈血流計測	0'30"	p.111
43		耳下腺（右）	0'21"	p.114
44		顎下腺（左）	0'42"	p.115
45		舌下腺（左）	0'34"	p.117
46		嚥下評価（舌運動）	0'37"	p.120
47		肩甲舌骨筋（左）	0'38"	p.123
48		声帯	0'09"	p.124
49		肩甲舌骨筋（左）マクロ動画付き	0'34"	p.124
50		嚥下機能評価のための頸部エコー解剖	1'10"	p.126
51		嚥下評価 頸部食道長軸	0'47"	p.128
52		嚥下評価 頸部食道短軸	0'34"	p.129
53		梨状窩（左）観察	0'35"	p.130
54		急性喉頭蓋炎	0'43"	p.132
55	Chapter 4 末梢神経	大後頭神経 Hydrorelease（右）	0'58"	p.140
56		腕神経叢（右）描出	1'05"	p.143
57		腕神経 C5 C6 ブロック	2'19"	p.143
58		肩甲上神経描出（左）	0'50"	p.148
59		肩甲上神経 Hydrorelease（左）	0'23"	p.148
60		QLS 同定 ― 腋窩神経リリースのために	0'42"	p.149
61		QLS 同定 Hydrorelease 前の動作評価	0'26"	p.149

	Chapter	動画内容	再生時間	QRコード掲載ページ
62	Chapter 4 末梢神経	QLS Hydrorelease（右）	0'54"	p.149
63		QLS Hydrorelease 後	0'44"	p.149
64		肋間神経ブロック	0'29"	p.152
65		坐骨神経描出（右殿下部）	0'57"	p.155
66		坐骨神経滑走確認（健常例）	0'47"	p.156
67		坐骨神経 Hydrorelease　右殿下部	2'49"	p.157
68		上殿神経描出（右）	0'33"	p.158
69		上殿神経 Hydrorelease（左）	0'44"	p.158
70		大腿神経 Hydrorelease	1'36"	p.160
71		閉鎖神経 Hydrorelease（右）	1'44"	p.162
72		坐骨神経（脛骨・総腓骨神経）Hydrorelease（左大腿裏面）	2'04"	p.164
73		脛骨神経ブロック（左内踝）	1'50"	p.164
74		総腓骨神経 Hydrorelease（左）	1'03"	p.165
75		星状神経節ブロック前の圧排の違い（左）リニア vs マイクロコンベックス	0'29"	p.166
76		星状神経節ブロック（右）マイクロコンベックス交差法	0'32"	p.168
77		星状神経節ブロック（左）リニアプローブ C8 平行法	0'50"	p.168
78	Chapter 5 関節	少量膝関節液検出法	0'21"	p.175
79		膝関節（右）穿刺＆注射エコー	0'52"	p.176
80		膝関節（右）穿刺＆注射マクロ	0'50"	p.176
81		関節リウマチ（左 MP 関節）	0'11"	p.179
82		肩峰下滑液包注射平行法	0'42"	p.187
83		肩甲上腕関節注射（左）平行法	0'23"	p.187
84		肘内障整復エコー	1'05"	p.190

外来超音波診療ってなに？

Introduction 外来超音波診療ってなに？

1 腹痛

2 胸痛

3 頭頸部領域

4 末梢神経

5 関節

どのエコーを選んだらいいの？

　超音波診断装置．通常は「エコー」って言います．皆さんの医療施設ではどこに置いてありますか？病院なら普通は検査室，そして検査技師さんが使っていますね．

　それがこの10年くらいで，大きく様変わりしてきました．エコーは，複数の外来診察室や処置室に常備され，時にはベッドサイドに持ち出して，患者さんに医師が直接プローブを当てているという病院が増えているのです．理由の1つはエコーがデジタル化されて，コンパクトかつ高精細な画質のものが出てきたからです．

　2010年にGEから発売されたポケットエコーV scanは衝撃的でした．本当にポケットに入る大きさのエコーを手にすることができるようになったのです．その後マイナーチェンジを繰り返して現在は4世代目のものになり，PACS（医療用画像管理システム：Picture Archiving and Communication Systems）にWi-Fiで画像転送でき，専用レシーバーを使えば大きな画面に投影することも可能となっています．

　現在，種々雑多なエコーがありますが，大きく分けると3タイプになります．据え置き型，ポケットエコー，ポータブルエコー（タブレットタイプも含む）です．

据え置き型

　1つめのタイプはハイエンドと言われる最高機種が含まれる据え置き型の大きいもの．超高精細な画質と多種多様な機能を兼ね備えています．経食道心エコーで大動脈弁がリアルタイムで3D描出でき，動画保存も可能です．周波数24 MHzといった超！高周波のプローブが発売されて，ごく表層が鮮明に見えるようになりました．また，肝臓の硬さを測ったり，従来は描出できなかったような微細な血流も見ることができます．価格はオプションでかなり変わりますが，ざっくりいうと700万〜3,000万円．

ポケットエコー

　ハイエンドと対極のカテゴリーにあるのはポケットエコーです．本当にポケットに入るようなサイズで何種類か発売され，実際に運用されています．当院（44床，常勤医6名，看護師30名）では3種類のポケットエコーを計7台運用しています．往診や訪問診療時に，医師は使用目的別にポケットエコーやポータブルエコー（後述）を持参します．

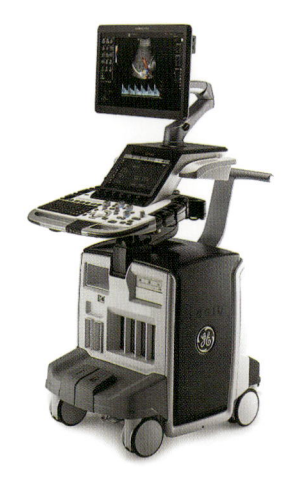
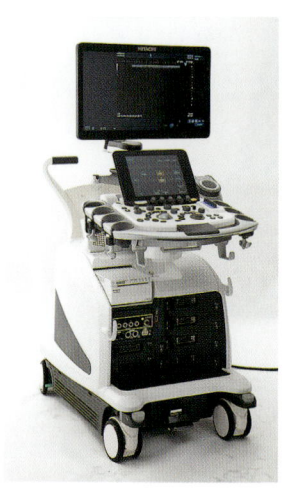
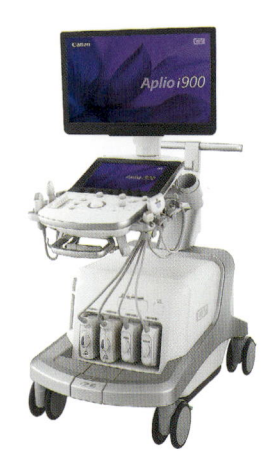

LOGIQ E10（GE）　　ARIETTA 850LE（HITACHI）　　Aplio i900（キヤノン
メディカルシステムズ）

据え置き型（ハイエンド）超音波診断装置例

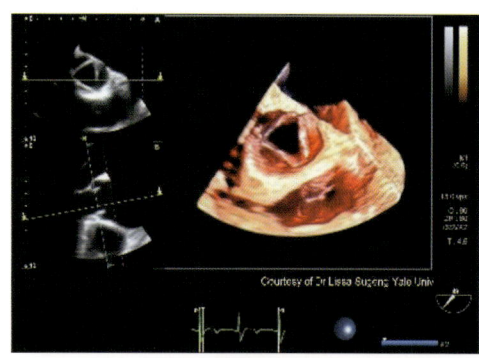
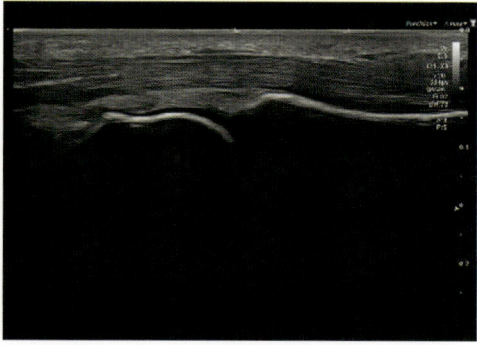

大動脈弁　　　　　　　　　　　　　　　　指屈筋腱

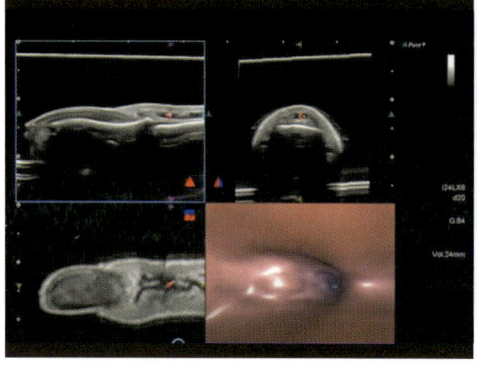
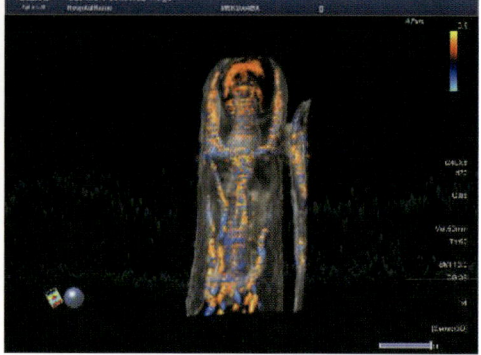

指先血管の内腔像なども見られちゃいます　　　　指先血流

大動脈弁と指屈筋腱，指先血流画像例（キヤノンメディカルシステムズ）

Canon
Aplio
i-series

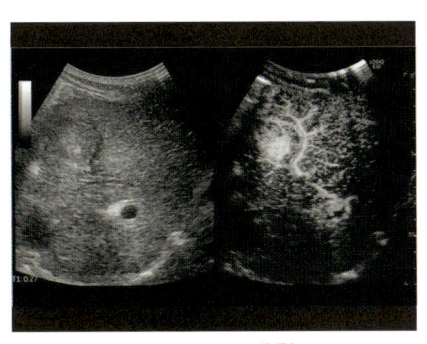

肝細胞がん　造影

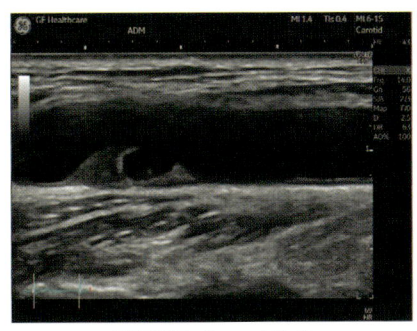

総頸動脈プラーク潰瘍

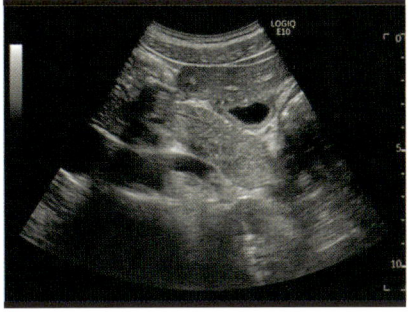

主膵管

肝細胞がん，総頸動脈プラーク，主膵管画像例（GE）

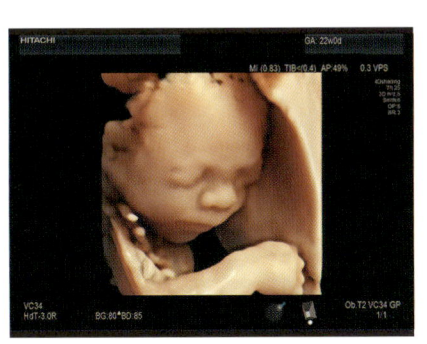

胎児エコー

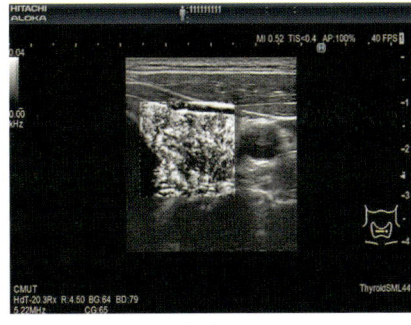

甲状腺血流

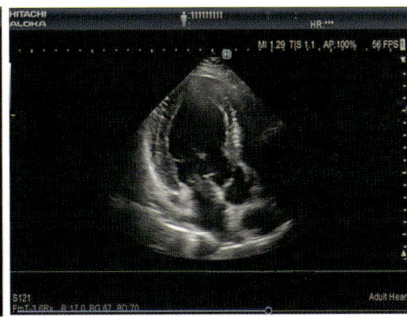

心エコー

胎児エコー，甲状腺血流，心エコー画像例（HITACHI）

Introduction　外来超音波診療ってなに？

1　腹痛

2　胸痛

3　頭頸部領域

4　末梢神経

5　関節

GE LOGIQ
E10

HITACHI
ARIETTA
850

医師だけではなく看護師も日常診療に使用しています．訪問看護師は常にポケットエコーを1台携帯しています．**頻用しているのは病棟や訪問看護での看護師による膀胱容量計測**です．さらに訪問看護師は **IVC 計測**をして，脱水の評価の参考にしています[2]．価格は 17 万〜100 万円程度．

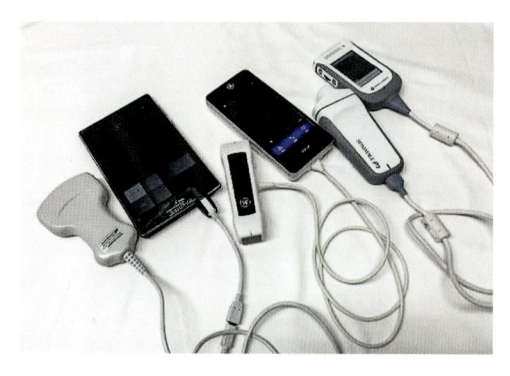

当院で所持するポケットエコー
左から miruco（SIGMAX），Vscan Extend（GE），
SONIMAGE P3（コニカミノルタ）

● ポータブルエコー

　最近急速に注目を集めつつあるのが，ポータブルエコーです．コンパクトで，かなり高精細．専用のカートが用意され，バッテリーが搭載されていることが多く，病棟や往診にも携行可能です．

　外来超音波診療におすすめのエコーは，このポータブルエコーです．価格帯は 200 万〜600 万円程度．

　価格帯に幅がありますが，良い画像を得ようと思えば当然値段は張ります．予算の都合はあると思いますが，エコーは画像診断装置です．**可能な限り画像・画質にこだわりたい**ところです．10 年前なら 1,000 万円以上出さなければ得られなかったレベルの画像が，上記価格帯で見られるようになったのは，革命的なことです．おかげで**外来や病棟，往診先で，ストレスなく診断，治療**が可能となりました．

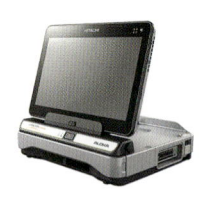
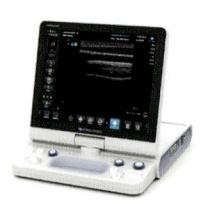
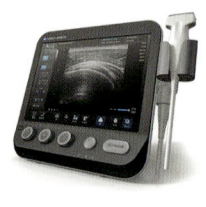
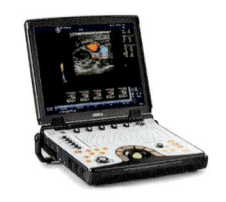

ARIETTA Prologue
（HITACHI）

SONIMAGE HS1
（コニカミノルタ）

SONIMAGE MX1
（コニカミノルタ）

LOGIQ e premium
（GE）

🔵 タブレットタイプ

　ポータブルエコーとポケットエコーの中間に位置するタブレットタイプのエコーもあります．さすがにポケットに入れるのは苦しいのですが，携帯性は確保されています．

　Viamo sv7（キヤノンメディカルシステムズ）は 12 インチ・1.2 kg，SonoSite iViz（富士フイルム）は 7 インチ・600 g 程度と，携帯性に優れています．多くの荷物を持って行く必要のある往診などでは，少しでも軽いほうがありがたいですね．タブレットタイプはボタン類が皆無で，完全に液晶面のタッチ操作のみのため，操作に多少の慣れが必要ですが，タッチの反応は良くスムーズに操作できます．sv7 ではリニア，コンベックス，マイクロコンベックスのプローブを使用でき，画質はまずまず，ローエンドのポータブルエコーと遜色ありません．また Wi-Fi を利用して静止画や動画を PACS へスムーズに保存できます．First Echo（日本光電）はコンベックスプローブのみで，USB 接続で使用します．タブレット端末のみならず，ベッドサイドのモニターに USB 接続して（接続可能モニターは限られますが）画像を見ることができます．面白い試みだと思います．

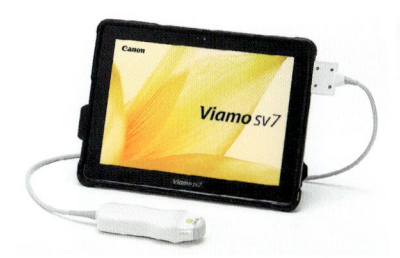
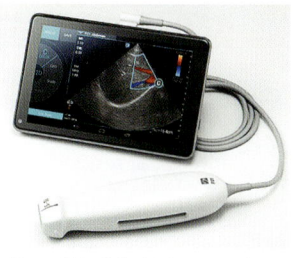
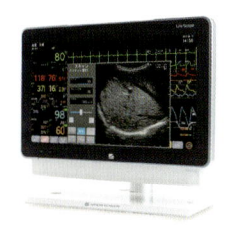

Viamo sv7（キヤノンメディカルシステムズ）　　SonoSite iViz（富士フイルム）　　ベッドサイドモニタ CSM-1700（日本光電）

🔵 プローブ

　さて，プローブですが，外来超音波診療でよく使うプローブは，通常は 3 本．リニアとコンベックスとセクタです．

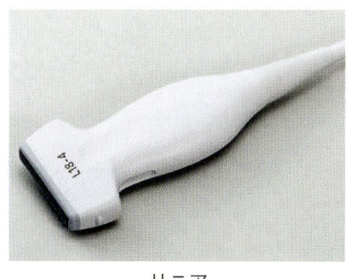
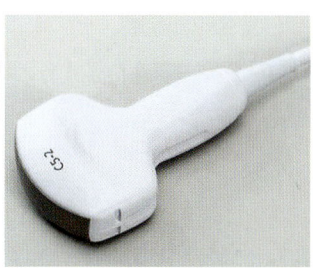
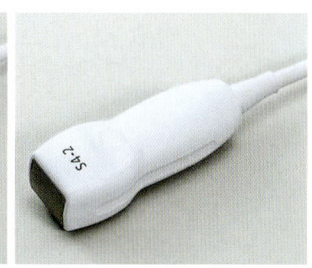

リニア	コンベックス	セクタ
甲状腺，頸動脈，乳腺　運動器（筋肉，腱，靭帯，神経など），表層の消化管壁，胆嚢壁，胸膜	腹部全般（肝，胆，膵，腎，膀胱，前立腺，子宮），肺，深い部位の筋肉	心臓，大動脈，肺

外来超音波診療でよく使うプローブの種類

Introduction 外来超音波診療ってなに？
1 腹痛
2 胸痛
3 頭頸部領域
4 末梢神経
5 関節

　それぞれの特徴は下図のようになります．周波数により見え方が異なるので，用途に合わせて使うことがポイントです．周波数は高いほど（○○ MHz の数字が大きいほど）分解能が高く，浅いところの描出に適しており，低い周波数は深いところの描出に適しています．

　リニアプローブは甲状腺や頸動脈，乳腺など表層の臓器に加えて，腱や筋肉，靱帯，神経といった運動器の描出に使われます．コンベックスプローブは 5〜15 cm 程度の深いところの描出，腹部の臓器に頻用されます．セクタプローブはプローブ面の表面積が小さく，周波数が低めで深いところの描出が得意なため，肋間から心臓を見るのに効果を発揮します．

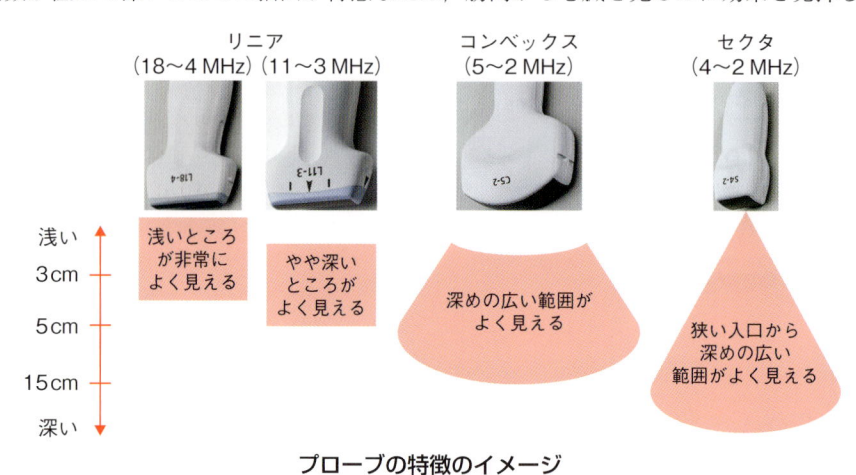

プローブの特徴のイメージ

　外来超音波診療で使う変わり種プローブとして，マイクロコンベックスがあります．周波数帯はコンベックスとリニアの中間くらいで頭がかなり小さく，プローブ自体も軽くつくられています．頭が小さい分，画像が少し丸くゆがみますが，心臓，肺，腹部を見たい救急外来でのちょい当てには非常に便利です（次ページ**写真**）．また，星状神経節ブロックの時にプローブを押さえ込んでいくと，プローブの頭が小さく丸いので頸動脈と甲状腺が分かれてくれて，頸長筋に向かって穿刺スペースをつくりやすく有用です（☞ p.8
写真）．

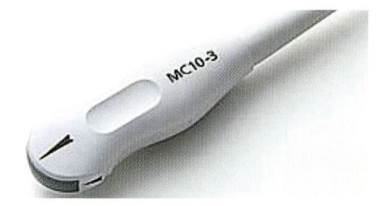

マイクロコンベックス

🔵 あると便利な機能 ―オプション

　エコーの価格には非常に幅があります．そもそもプローブ構成（何本買うか）やオプションによってかなり価格が変わるのです．オプションとして購入を考える機能としては，外来超音波診療でよく使う**針先強調**や**エラストグラフィ**，心エコー時の**連続波ドプラ**などがあります．

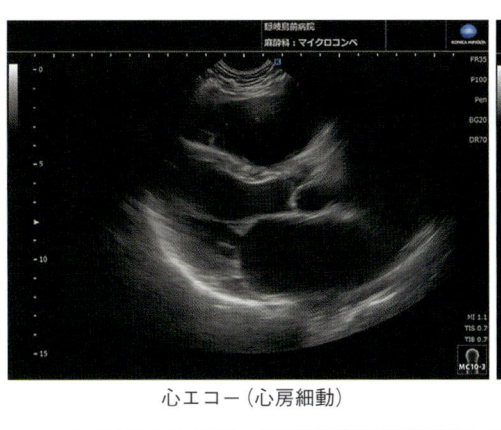

心エコー（心房細動）

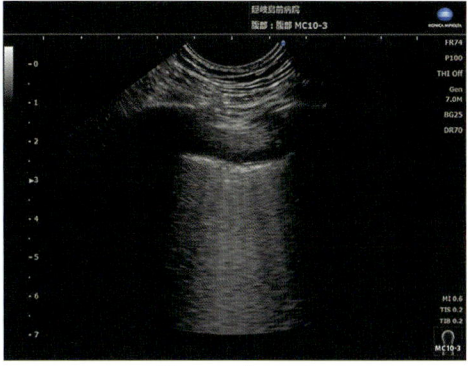

肺エコー（B-line）

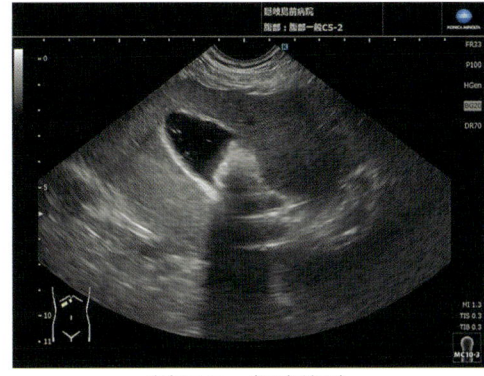

腹部エコー（胆嚢結石）

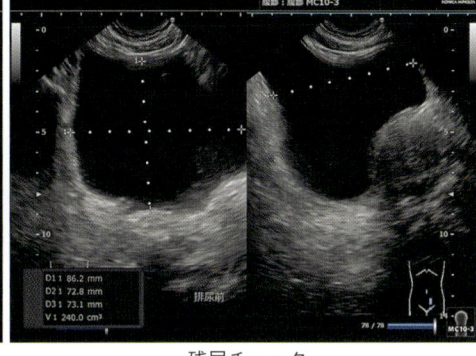

残尿チェック

マイクロコンベックスプローブで描出した画像

マイクロコ
ンベックス

　超音波を使った運動器診療では，診断，即治療ということはよくあります．初学者など針先描出があまり得意でない方には，針を強調する機能が有用です．超音波を斜めに当てることで針からの反射を強くする機能が多いのですが，動いた部分に色を付ける機能などもあります．

　エラストグラフィは，組織の弾性を画像化する技術です．もともとは乳腺エコーで始まりました．腫瘤があった時に，硬い腫瘤（悪性の疑いが強くなる）なのか，軟らかい腫瘤なのかを判別できます．最近のハイエンド機種では，**シアウェーブ（shear wave，せん断波）**の伝わる速さを計測して，硬さの絶対値を出せるものがありますが，ポータブルエコーでは，組織のひずみを計測するストレインエラストグラフィが主流です．ストレインエラストグラフィは，プローブで体表を軽く加圧し，内部で生じたひずみを硬さとして表示します．これは周囲の組織のひずみとの差を見るもので，絶対的な硬さではなく，相対的な硬さを評価するものです．

　心エコーの連続波ドプラは，大動脈弁狭窄症や三尖弁逆流など，流速の速い血流を正確に計測するためには必要になります．

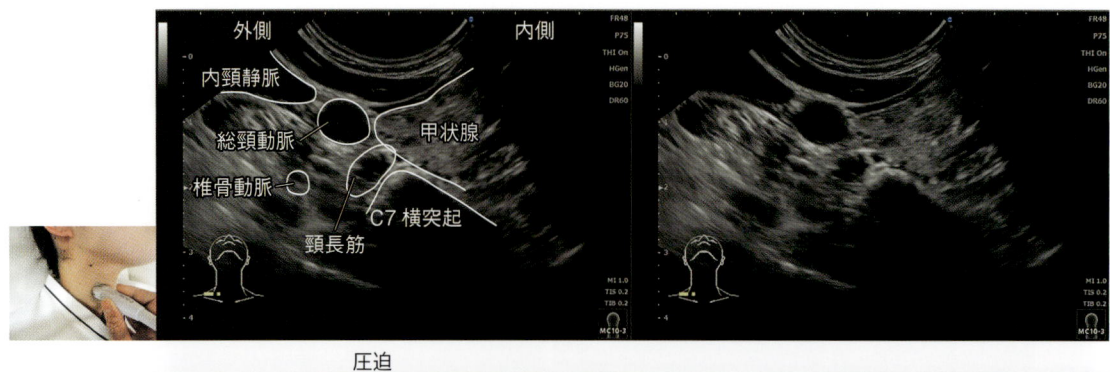

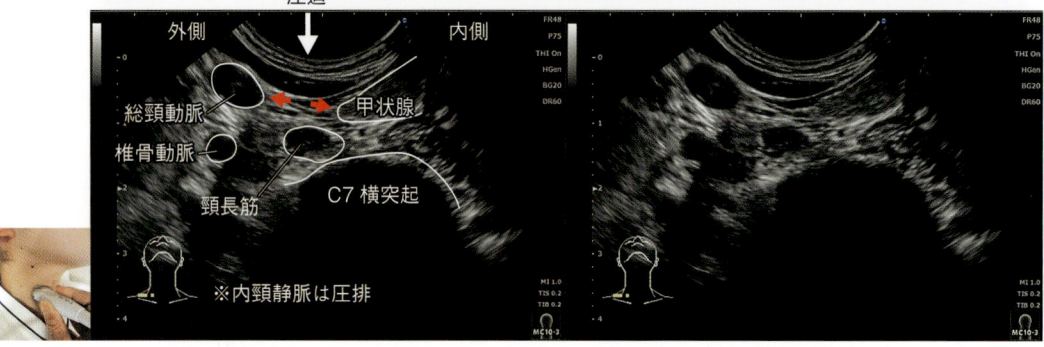

星状神経節ブロック前のマイクロコンベックスプローブによる圧迫

星状神経節
ブロック

🔵 ポケットエコー？それともポータブルエコー？

　同じ患者さんでポケットエコーとポータブルエコーを使用した急性胆嚢炎のエコー画像（次ページ）をお見せします．3種類のポケットエコー画像とポータブルエコー画像です．

　ポケットエコーの中でも Vscan Extend（GE）はリニアプローブも使えるため，表層の胆嚢壁の肥厚や壁構造も評価可能です．それでもポータブルエコーのほうが，画像がより鮮明で，カラードプラののりも良好です．

　「ポータブルエコーとポケットエコーとどちらから使い始めるのがよいのですか？」という質問をよく受けます．ポケットエコーでは胸水や膀胱などの水のあるなしの判定には極めて有効です．携帯性と費用対効果もいいですね．ただ，ポータブルエコーの良い画像で養った目でポケットエコーを使うと，所見を想像しながら見ることができます．例えば白く厚く映っている膜が，実は3枚からなっているのではないか？などと想像ができるのです．

　というわけで私は，まずは良い画質のポータブルエコーで正常画像，異常画像を見る目を養ったうえで，ポケットエコーを使うのがよいと考えています．

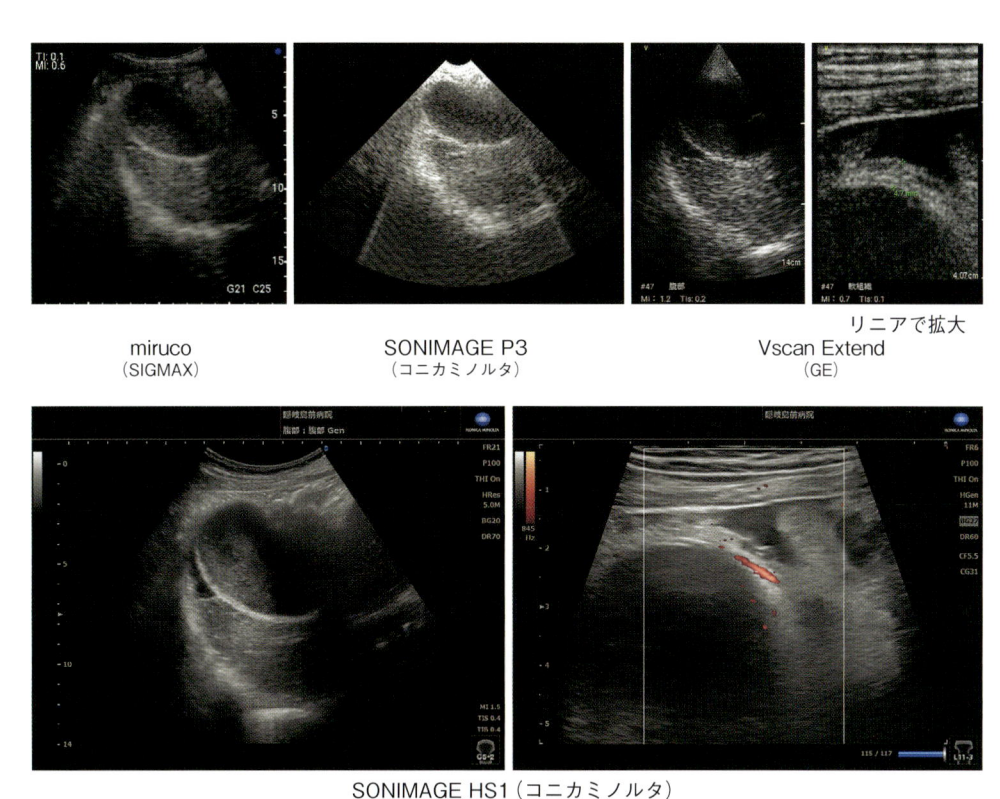

miruco
（SIGMAX）

SONIMAGE P3
（コニカミノルタ）

リニアで拡大
Vscan Extend
（GE）

SONIMAGE HS1（コニカミノルタ）
同一患者の急性胆嚢炎のポータブルエコー画像

急性胆嚢炎
エコー比較

POCUS ってなんだ？？

POCUS．なんて読むのでしょう？

　POCUS は Point-of-Care Ultrasound の略語です．「ポーカス」って読んだり「ポッカス」「ポックユーエス」と読むこともあります．外来や病棟で気になる関心領域に対して，ちょい当てするエコー検査のことです．前に述べたようにエコーの小型化，高性能化に伴って，患者さんのところへエコーを気軽に持って行けるようになり，最近たいへん注目されています．

　「はじめに」で，2011 年の Moore らによる Point-of-Care Ultrasonography の総説[1] を紹介しましたが，このころから POCUS は世界的なブームになっています．日本でも内科系医療雑誌で続々と特集が組まれています．2018 年は，なんと 4 本ですよ．これはやらないわけにはいかないでしょう．

　例えば，心エコー，頸動脈エコー，腹部エコー．通常，大きな病院では，検査室にオーダーを入れて検査技師さんが検査をしますね．そしてレポートと key 画像が報告されて

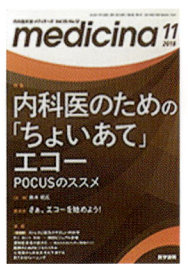
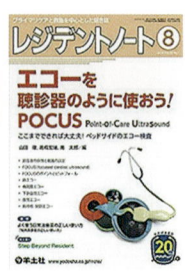
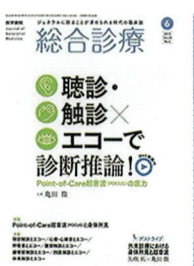
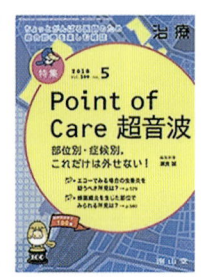
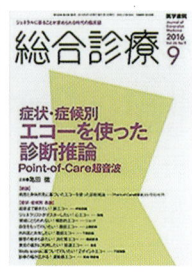

2018.11 medicina
鈴木昭宏
「内科医のための「ちょい
あて」エコー-POCUS のス
スメ」

2018.8 レジデントノート
山田徹, 髙橋宏端, 南太
郎
「エコーを聴診器のよう
に使おう！ POCUS」

2018.6 総合診療
亀田徹
「聴診・触診 x エコーで
診断推論！」

2018.5 治療
渡良誠
「Point of Care 超音波
部位別・症候別これだけは
外せない！」

2016.9 総合診療
亀田徹
「症状・症候別　エコー
を使った診断推論
Point-of-Care 超音波」

2016-2018 年に POCUS が特集で組まれた内科系医療雑誌

きます．正統派エコー検査ですね．心機能の計測，頸動脈プラークでの動脈硬化評価，B
型肝炎や C 型肝炎の肝細胞がんのスクリーニングなどなど．多くはハイエンドの据え置
き型のエコーで行われます．

　ハイエンドの据え置き型エコーは画質が良く高機能ですが，値段やスペースなどの問題

● Column ── 画像保存

　エコーの画が医療情報として最大限利用されるために大切だと思っていることがあ
ります．それが画像保存です．プローブを当てることで普段見えないものが，エコー
の画面上で見えることはすごいことです．しかし，エコーの画面上で見えるだけでは
医療情報として最大限利用できているとは言い難い．PACS で付帯情報（患者情報や
画像情報）とともに管理されることが重要です．そうすればカルテへの key 画像の貼
り付け，医療者の中での共有，研修医へのフィードバック，過去画像との比較などが
できます．PACS への連携がスムーズでストレスなければなおさらよい．せっかく高
画質になってバッテリーが搭載されてポータビリティがよくなったエコーですが，
PACS に有線でつながっているために動きが制限されているのは残念なことです．今
は無線で連携できる機種が増えてきており，可能ならばぜひ採用したいところです．
GE 製 Vscan Extend などは，ポケットエコーなのに Wi-Fi による PACS への転送が
可能となっています．もう 1 つ欲を言えば，動画保存をしたい．**やはりエコーは動
画で判断したい**ところです．サーバへの負荷の問題があるので，通常はなかなか難し
いところではありますが，当院ではサーバ容量を積み増しし，エコーの保存ボタン 1
つで動画が無線で PACS に保存される環境にしています．

で外来に置くのは難しい．しかしポータブルエコーなら外来診療スペースに置くことができます．バッテリーが搭載され，コンパクトで可動性の良いカートに乗っており，取り外して本体だけ持ち出すこともできます．しかも最近のポータブルエコーはかなり高画質．

だから外来診察室にエコー

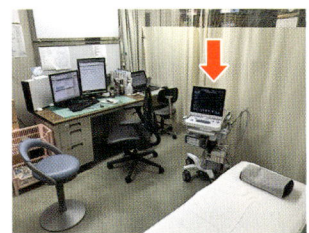
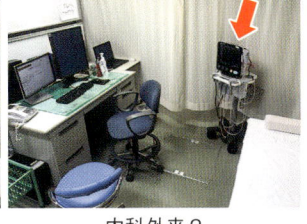

内科外来 1　　　　　　　内科外来 2

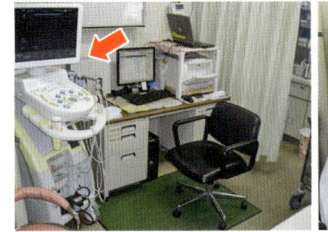
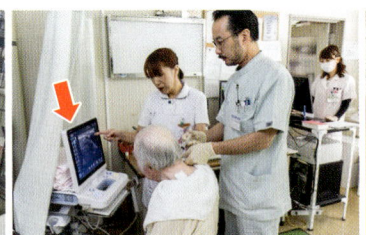
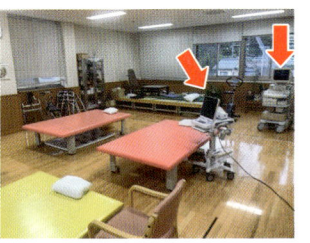

外科外来 1　　　　外科外来 2　　　　リハビリテーション室

隠岐島前病院のエコー常設状況

　当院には 4 つ外来診察室がありますが，すべての診察室にエコーが常設してあります．さらにリハビリテーション室にも 2 台置いています．外来にエコーがあると診療ワークフローがどう変わるでしょうか？

　まずは Chapter 1 で腹痛の外来超音波診療から紹介していきましょう．

Column — POC 超音波研究会

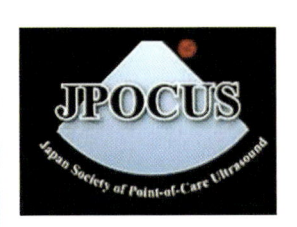

　POC 超音波研究会[3] は Point-of-Care 超音波の進歩と普及により，診療の質向上を図り，超音波診療の有用性を学術的に検討し，超音波装置の普及と開発を推進するために，自治医科大学臨床検査医学の谷口信行先生を代表世話人として，2016 年に立ち上がりました．年に 2 回の研究会で，講演や演題発表，ハンズオンなどを行っています．

(http://www.jichi.ac.jp/usr/cpc/clipatho/poc/index.html)

Introduction 外来超音波診療ってなに？

1 腹痛

2 胸痛

3 頭頸部領域

4 末梢神経

5 関節

Chapter 1

腹痛

「はじめに」で述べた Acute/Chronic × Common/Critical の 4 象限マトリクスで，腹痛を起こす疾患名を並べてみました（**図 1.1**）．まだまだ，鑑別に挙がる疾病もあるし，それぞれに重症軽症があり，セッティングによって Common かどうかも変わるので，あくまで**私見**ということでご理解ください．これらの中で，エコーが役に立つ疾患　　　　と，エコー必須の疾患　　　　を色付けしています．こうして見てみると，やはり Acute × Critical（右上　　　　）な疾患は，様々なエコーのガイドラインやプロトコールの対象となっていますね．

それではそれぞれの疾患についてエコーの利用法を解説していきましょう．

1.1 尿路結石 —— 君は石を見たか！

尿路結石は外来超音波診療，Acute × Common（左上　　　　）の王道ですね．急に発症するし，よく出合う．尿路結石に出合ったことのない研修医はいないでしょう．日本では人口 10 万人に対して年間 134 人が新規発症すると言われています[4]．ところで皆さん，診断はどうしていますか？ 比較的急性発症の背側から下腹部に移動する痛み，検尿で尿潜血陽性．ここでエコーの出番となって，痛い側の腎臓にプローブを当てて，腎盂の拡大．よし，診断は尿路結石！となるのが通常だと思います．

でも，ちょっと待ってください．

痛みも，尿潜血陽性も，腎盂の拡大もすべて間接所見です．決して特異度は高くない．「この 3 つが揃ったから，尿路結石と診断して帰宅させたら，腹部大動脈瘤破裂だった」という話は，思っているよりも稀ではありません．腹部大動脈瘤破裂の 47% が初期診断を誤診，そのうち 18% が尿管結石という報告も出ています[5]．

では，どうするのか？

まずは **Critical** なもののルールアウト．**エコーで腹部動脈の径を測る**ことです．そして**尿路結石の確定診断のために石を見つける**ことです．

🌐 腹部大動脈瘤

というわけで，まずは腹部大動脈瘤です．

触診だと感度 68%，特異度 75% です（**表 1.1**）．それが，プローブを当てるだけで，特

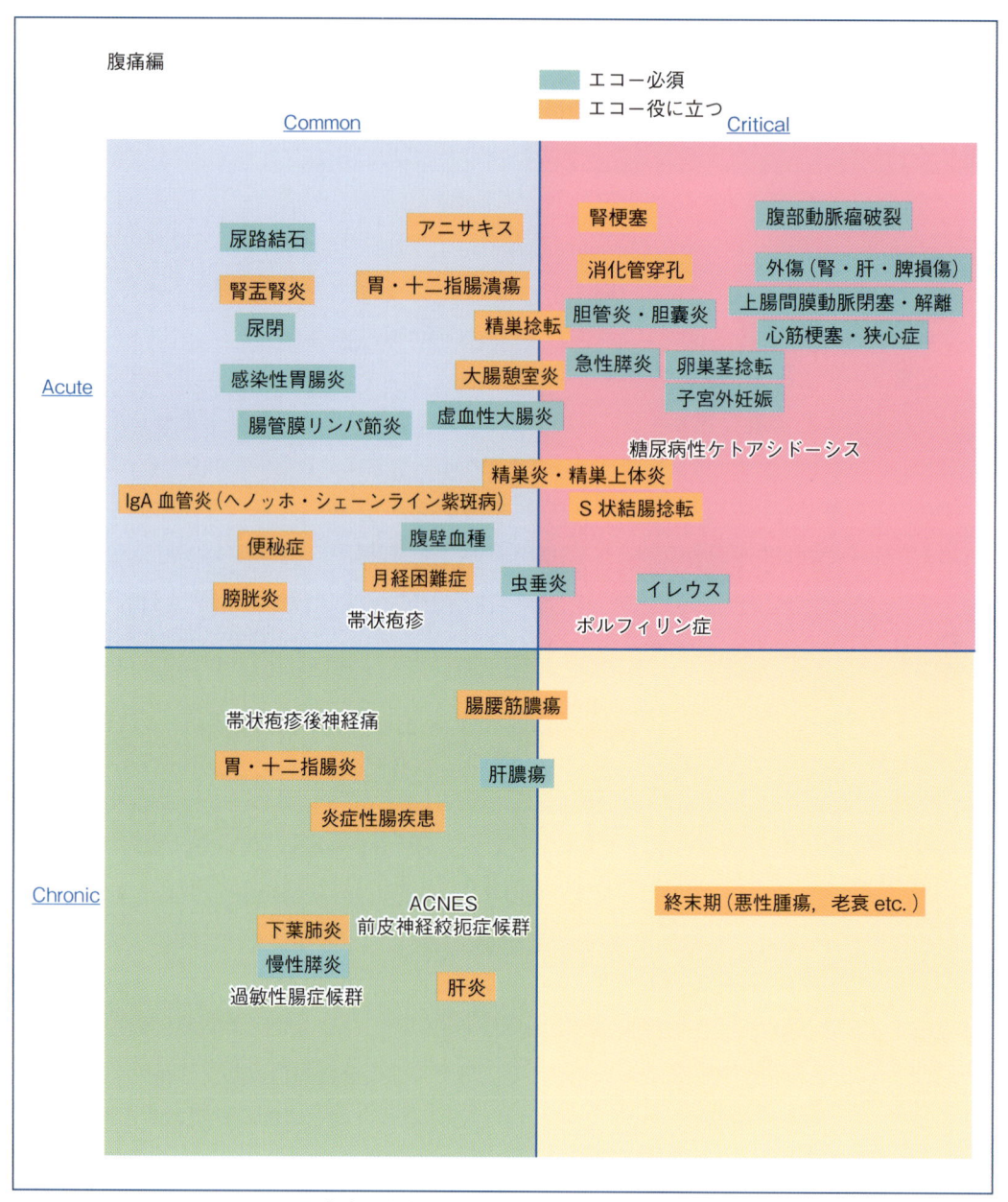

図1.1　腹痛の4象限マトリクス（私家版）

表1.1　腹部大動脈瘤

	感度	特異度
腹部触診	68%	75%
エコー	98%	100%

表1.2　腹部大動脈瘤径別推定年間破裂率[6]

腹部大動脈瘤最大短径 (cm)	破裂率 (%/年)
<4	0
4-5	0.5-5
5-6	3-15
6-7	10-20
7-8	20-40
>8	30-50

(Brewster DC. *J Vasc Surg* 2003 : 37 : 1106-1117)

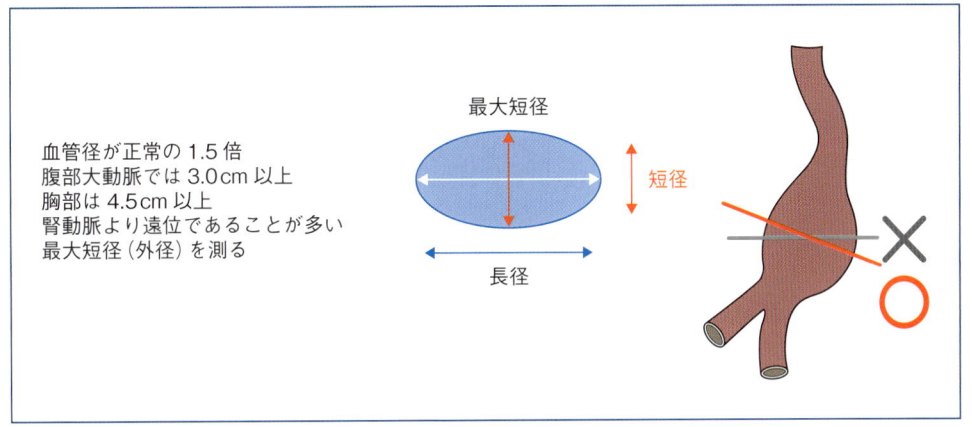

血管径が正常の1.5倍
腹部大動脈では3.0cm以上
胸部は4.5cm以上
腎動脈より遠位であることが多い
最大短径（外径）を測る

最大短径　短径　長径

図1.2　腹部大動脈瘤計測と最大短径

異度100％です．確かにプローブを当てて腹部大動脈が拡大していれば，本当に拡大しているに決まっていますよね．腹部大動脈径の正常値は3cm未満ですが，問題となるのは4.5cm以上です．4～5cmを超えると推定年間破裂率が急速に高まるからです．5cmを超えるとざっくり言って年間20人に1人は破裂します（**表1.2**）[6]．これは要注意です．いったん破裂してしまうと死亡率は50％以上と言われており[7]，救命が困難になります．**いかに無症状の時に引っ掛けられるかが勝負**です．

　腹部大動脈瘤のどこをどう測るかについても決められています．腹大動脈外径の最大短径（**図1.2**）を測ることになっています．

　尿路結石の疑いに限りませんが，何かの折に**腹大動脈径**が**4.5cm以上**認められた場合には，CTなどの精査，そして**半年ごとに5mm以上の拡大**がないかどうかのチェックが必要です[8]．

　図1.3に血栓化した腹部大動脈瘤のエコー画を示しました．

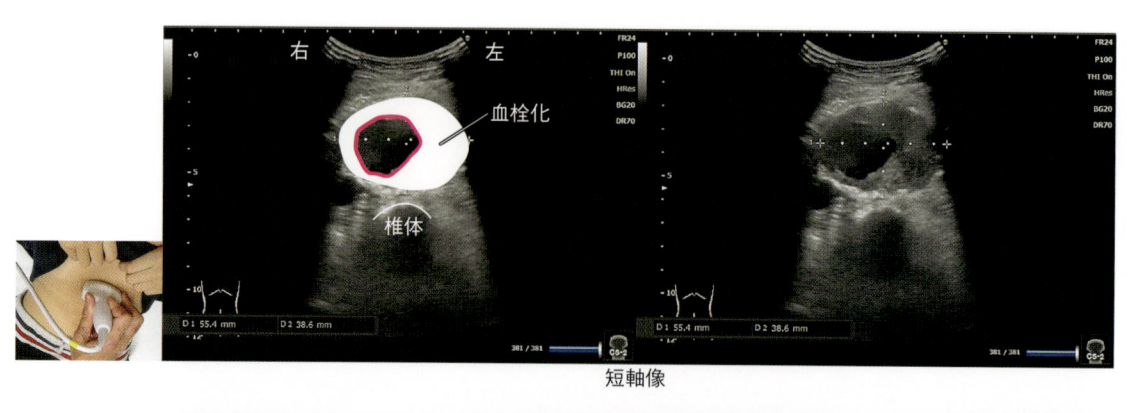

短軸像

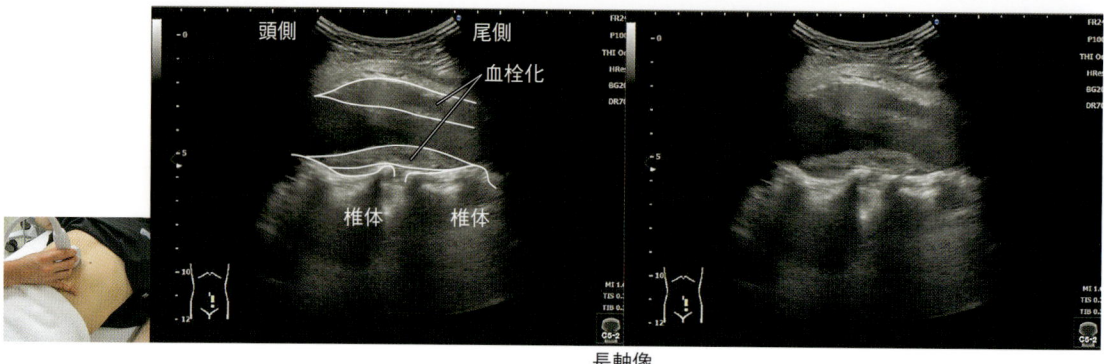

長軸像

図1.3　血栓化した腹部大動脈瘤

尿路結石

　さて，腹部大動脈瘤がルールアウトできたら，いよいよ尿路結石チェックです．

　まずは腎盂の拡張の確認．時に体格が立派過ぎて腎臓の内部構造がわかりにくい方がいますが，この場合は健側との比較が有効です．もう1つ，腎盂の拡張なのか腎動静脈なのかが判別しにくい時がありますね．これはカラードプラを入れれば一目瞭然です．

　まずケース1とケース2，2つの腎臓エコー画像をお見せします．両方とも明らかに腎盂の拡張が認められます．そこで腎盂の拡張から尿管を追いかけていきます．ケース1の場合には，腎盂尿管移行部のところに，音響陰影がある高エコー像を認めます（**図1.4**）．これが結石です．

　ケース2の場合は尿管を少し追いかけていったところに，やはり音響陰影がある高エコー像を認めました（**図1.5**）．

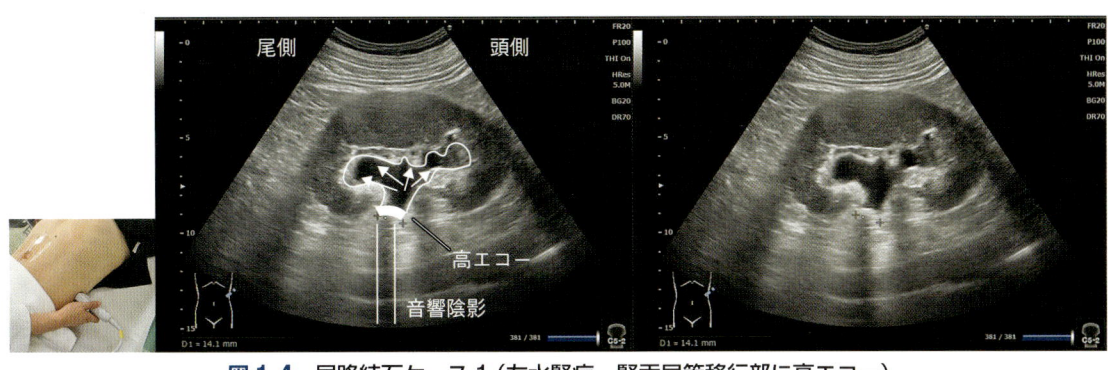

図 1.4 尿路結石ケース 1（左水腎症　腎盂尿管移行部に高エコー）

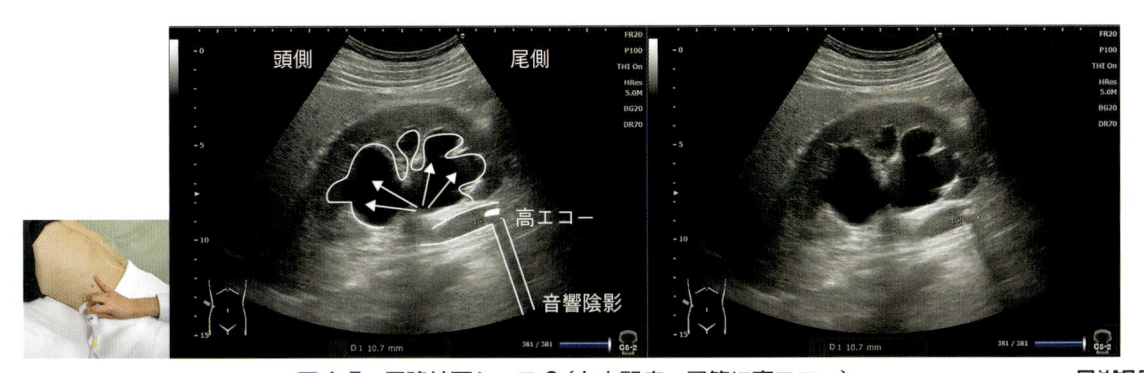

図 1.5 尿路結石ケース 2（右水腎症　尿管に高エコー）

尿路結石

　実はケース 1 とケース 2 は同一人物です．なんと主訴は左の肩の痛みでした．左肩が痛くなって（超レッドフラッグな主訴っぽい），そのあとから側腹部痛になったとのことです．患者さん自身も尿路結石とは思っていなくて，けれどネットで調べたら「左の肩が痛いときは要注意」と書いてあったので，心配になって来院されました．心電図，心エコーの後，腹部大動脈を見て，そのあとで左の水腎症を見つけました．本人に「普通はこうですよ」と右の腎臓を見せようとしたところが，「あれれ？　こちらも水腎!?」となったのです．結局，右の水腎症，尿管結石は無症状，左の尿路結石の関連痛が左肩へ放散ということでした．CT 画像では**図 1.6** のようになります．

　『尿路結石診療ガイドライン』[9] でも，**尿路結石診断のゴールドスタンダードは単純 CT** としながらも，**まずはエコー検査を推奨**しています（推奨グレード B*）．CT の利点は，エコーでは時として計測しにくい結石の大きさがわかることです．大きさがわかると良い点は，**10 mm を超えると自然排石の可能性が下がる**ことが明らかだからです．

＊推奨グレード B：エビデンスがあり，推奨内容を日常診療で実践するように推奨する．

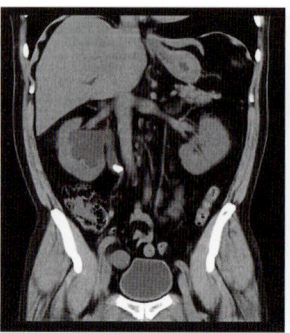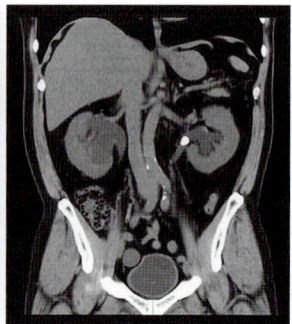

10mm 以上の尿管結石は
自然排石の可能性は低い
　　<5mm　　68%
　　5-10mm　47%

1 カ月以内に自然排石を認め
ない場合は積極的治療を考慮

図 1.6　両側尿路結石　単純 CT

　ちなみにこの方は後日**高次医療機関へ紹介し，体外衝撃波結石破砕術**（ESWL：extra-corporeal shock wave lithotripsy）**を受けて，排石**しました.

●Column ── 罹患率 10 万対何人？

　小さな島にある唯一の病院で 20 年間診療を行っていると，肌感覚として有病率や罹患率（☞ p.65 Column「有病率と罹患率」）というものを感じられるようになります．島の住民は，よほど必死の覚悟で自分の病気を隠そうとしない限り，おのずと病気に罹っていることがぼんやりながら明らかになってしまいます．少なくとも急性疾患に関しては当院にかかるしかないからです．一般に罹患率は人口 10 万対で語られますが，1 つのラインは 10 万対 5 人です．通常診療所セッティングで内科系総合診療医として仕事をしていると，10 万対 5 人という数は 10 年に 1 人くらいの新規発症に出合う数と感じています．例えばパーキンソン病は 10 万対 100 なので，しょっちゅう出合います．ALS（筋萎縮性側索硬化症），PSS（進行性核上麻痺）は 10 万対 5 くらいなので 10 年に 1 人．確かにこの 20 年間で両疾患とも 2 名の新規発症と出合っています．結核は 10 万対 23 なので 3〜5 年に 1 人くらい．サルコイドーシスは 10 万対 1.7 ですが，1 人出合ったのでしばらくないな，とか．MS（多発性硬化症）は 10 万対 8 くらいなのですが，まだ出合っていませんがそろそろ出合うかな，バッドキアリ症候群は 10 万対 0.24 なので，まず出合わないな，という感じです．10 万対で 1 に近い疾患はかなり珍しい疾患で，10 万対 10 となると数年に 1 人は出合う印象です．もちろん地域特性や予防対策などの取り組み具合などにも関係するかもしれませんが，島医者の肌感覚として紹介しておきます．

尿路結石嵌頓の好発部位

　腎臓近くの腎盂尿管移行部の尿路結石を紹介しました．尿路結石が引っ掛かって痛みが出やすい場所は，尿管生理的狭窄部である**腎盂尿管移行部**，**総腸骨動脈との交叉部**，**尿管膀胱移行部**の3カ所です（**図1.7**）．そのうち中間部の総腸骨動脈との交叉部は腸管ガスが被ることが多く，エコー描出は必ずしも容易ではありません．逆に上部の腎盂尿管移行部と下部の尿管膀胱移行部に関しては，5 mm 以上の結石は感度・特異度ともに95％とされています[10]．95％ってかなり高い割合ですよね．ということは尿路結石を疑って，腎盂の拡張を認めたら，かなり必死で石を見つけに行く甲斐はあるっていうことです．

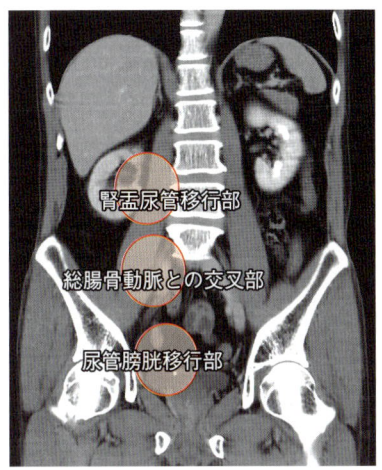

腎盂尿管移行部

総腸骨動脈との交叉部

尿管膀胱移行部

> エコー
>   腎・上部尿管・膀胱近傍の5 mm以上結石
>   感度・特異度ともに95％
>
>   全部位では感度78％　特異度31％

> CT
>   全部位　感度94〜100％　特異度92〜100％

図1.7　尿管生理的狭窄部位

● Column ── 腹腔動脈 ── カモメをさがせ！

　プライマリ・ケアのセッティングで頻度はそう多くないものの，上腸間膜動脈血栓や解離といった病変も見逃してはいけません．当院でも10年に一例くらいありますが，かなり痛む腹痛なのに筋性防御がなく，何だかすっきりしないという感じでした．単純CTでは，上腸間膜動脈と静脈は通常静脈のほうが大きいのです．大きさが逆転しているのを見たら造影CTです！

　見落とすと半日で腸管壊死が起こり始め，救命自体が困難になります．腹大動脈からの枝，上から腹腔動脈，上腸間膜動脈，腎動脈はエコーでもチェックしておきたいものです．

　腹腔動脈は短軸操作で腹大動脈から出た後で脾動脈と総肝動脈に分かれます．ほとんどのケースで，この部分がカモメが飛んでるように見えます．まずこのカモメを見つけましょう．少し尾側に下がると，膵臓を出すときのビューで上腸間膜動脈の短軸と脾静脈が見えます．腎動脈は p.110 の通りです．

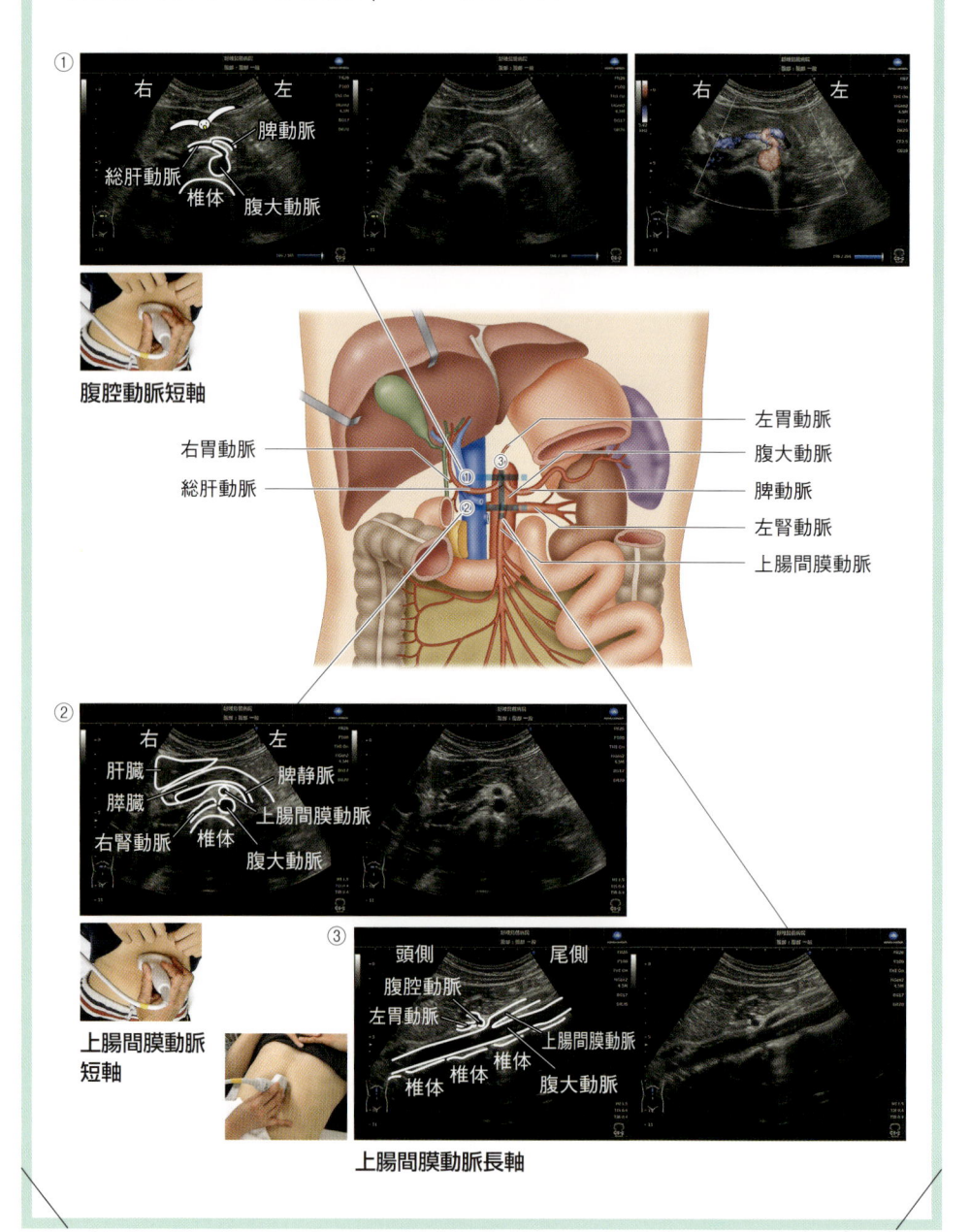

Introduction 外来超音波診療ってなに?

1 腹痛

2 胸痛

3 頭頸部領域

4 末梢神経

5 関節

尿管膀胱移行部に引っ掛かった石をエコーで見ると，**図1.8**のようになります．膀胱粘膜が1枚被った膀胱内へ排出し掛かった結石です．尿管膀胱移行部の位置はイメージがわきにくいかもしれませんが，普段膀胱観察をする時に膀胱深部をよく見ていると，尿管から膀胱内に尿がジェット状に出るのを観察できます（**図1.9左**）．カラードプラを入れるとなおよくわかります（図1.9右）．尿管口（**図1.10**）がジェットに合わせて開く様子を観察できることもあります．

尿管膀胱移行部尿路結石

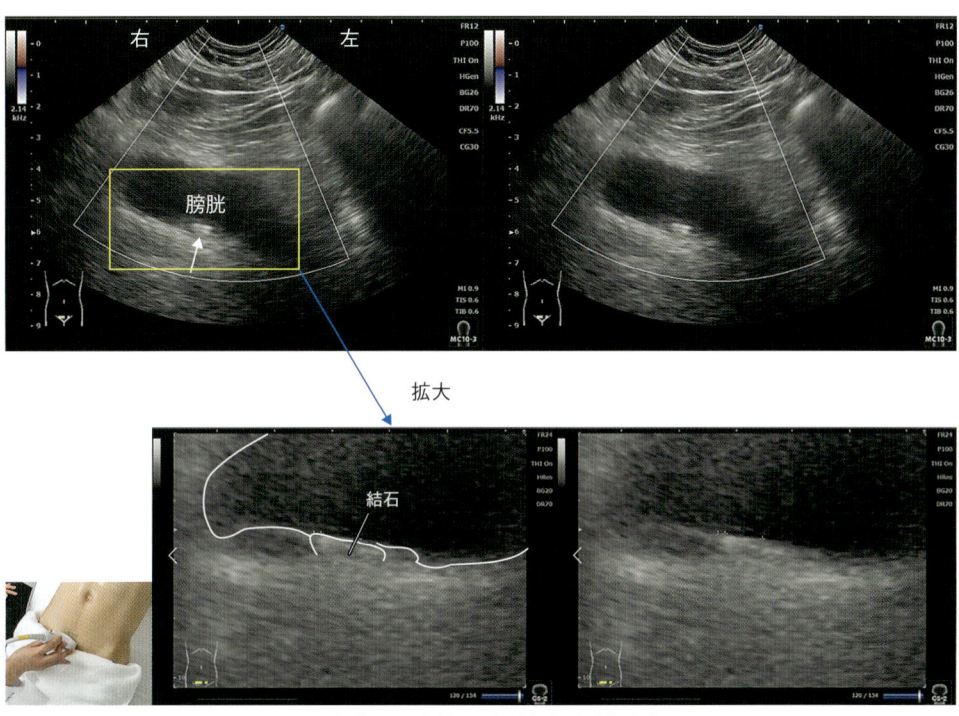

図1.8　尿路結石（尿管膀胱移行部）

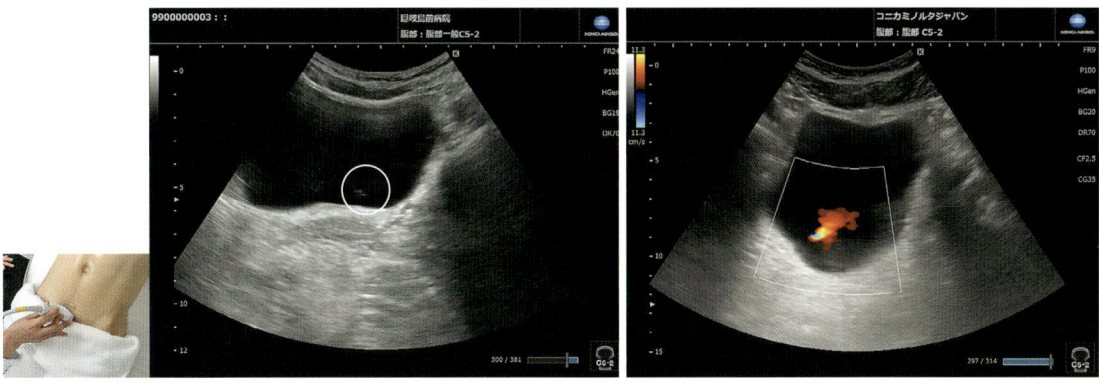

図1.9　尿ジェット（右はカラードプラ）

> ● Column ── 尿路結石症に季節は関係あるか？
>
> 　　　　　　尿路結石症診療ガイドライン 2013 年版[11]
>
> ・夏に 2 倍多く結石発作が起こる
>
> ・排石は冬に多い
>
> ・高気圧で晴天では結石発作は少ない
>
> ・気温が 20℃以上では結石発作が多い
>
> ・急に低気圧となった場合は発作が多い
>
> みなさん，知ってましたか？　ガイドラインにこんなことも書いてあるんですよ．

（日本泌尿器科学会ほか．尿路結石症診療ガイドライン 第 2 版．金原出版；2013）

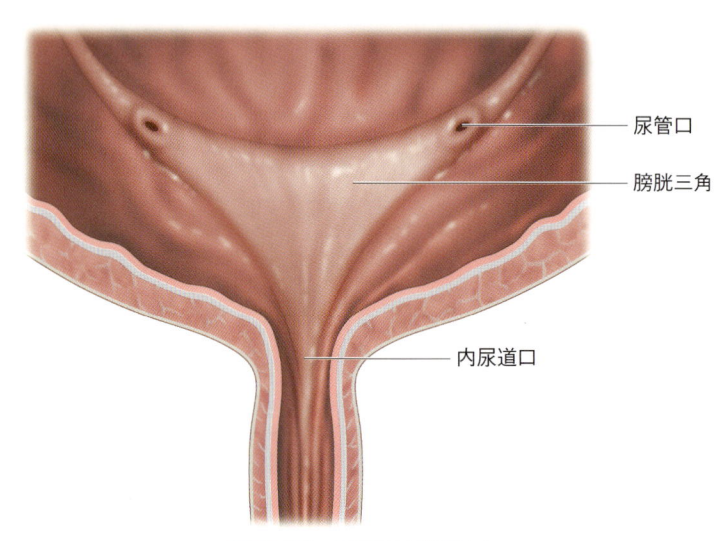

尿管口

膀胱三角

内尿道口

図 1.10　尿管口（膀胱内）

[**結論**] 尿路結石を疑った時には，積極的に石を見つけに行きましょう．

> ● Column ── 尿ジェット
>
> 　膀胱を見ていて尿管からの尿噴出を観察したことがある医師は，それなりにおられるのではないかと思います．最近の高画質のエコーなら，そのままでも尿ジェットが観察されることもありますが，カラードプラを入れるとほぼ 100％確認できます（**写真**）．1〜2 分見ていると大体左右の尿管から交互に尿ジェットが観察できると思っていましたが，よく一緒にエコーセミナーをやっている植村和平先生がこんな論文を見

つけてくださいました.「超音波画像による膀胱内尿流の可視化の試み」[12].尿噴流の出現は平均3.8回/分で尿噴流持続時間は2〜6秒/回.やはり交互に出るようです.考えたら当たり前ですが,片側尿管に通過障害のあるケースでは患側の尿噴流の頻度が少なかったそうです.

　小児の分野からは,茨城県立こども病院の浅井宣美先生から「尿ジェットの角度が高いと（55°以上だと）膀胱尿管逆流のリスクが高くなる」という報告があります[13].

　尿管から膀胱内への尿ジェット,気にしてみると面白いかもしれませんね.

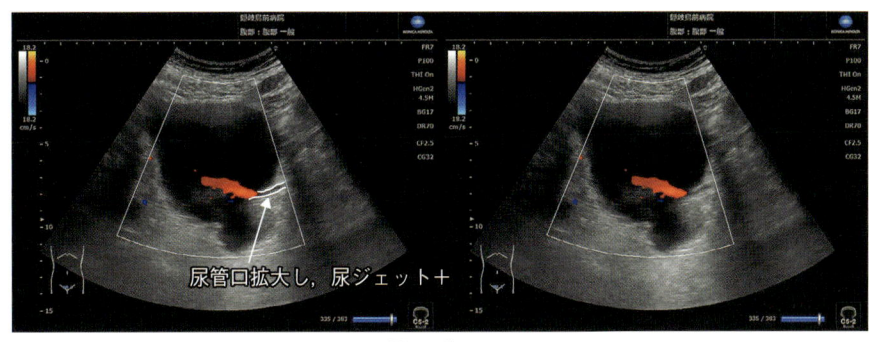

尿管口拡大し，尿ジェット＋

尿菅口ジェット

尿ジェット回数を実際に3分間計ってみました（**下表**）.3分間で平均5.1回でした.

年齢	性	飲食後（時間）	排尿後（時間）	膀胱容量（ml）	右	左	計
80	女	3	3	150	1	1	2
26	女	6	4	160	2	2	4
26	男	6	3	200	1	1	2
45	女	0.5	3	125	6	4	10
80	女	2	2	120	2	1	3
76	男	1	1.5	100	5	5	10
52	男	0.5	1	50	3	2	5
36	男	2	3	155	2	1	3
26	男	2	4	233	0	1	1
23	男	2	5	214	5	5	10
25	男	3	12	340	4	4	8
26	男	3	6	224	1	4	5
23	男	3	3	180	2	1	3
平均 41.8	男9　女4	2.6	3.9	173.2	2.6	2.5	5.1

（/3分間）

1.2 頻尿，残尿エコー診療

　高齢者を対象に診療していると頻尿の訴えは超 Common ですよね．おしっこが溜められなくて頻尿な場合と，おしっこが出し切れなくて頻尿になる場合の2通りあります．**過活動膀胱**と**神経因性膀胱**ですね．治療薬の選択が，蓄尿を助ける薬剤なのか排尿を促進する薬剤なのか真逆になります．もちろん尿路感染症の有無や前立腺肥大，膀胱自体の問題などのチェックも必要です．過活動膀胱症状スコア（OABSS）などの問診票（**図1.11**）[14] も活用しますが，やはりそこはエコーです．私は頻尿の訴えのある場合には，二度エコーをします．まず尿意が出始める膀胱容量を計測，そして排尿後にもう一度残尿をエコーで確認．

以下の症状がどれくらいの頻度でありましたか．この1週間のあなたの状態に最も近いものを，ひとつだけ選んで，点数の数字を○で囲んで下さい．

質問	症状	点数	頻度
1	朝起きた時から寝る時までに，何回くらい尿をしましたか	0	7回以下
		1	8〜14回
		2	15回以上
2	夜寝てから朝起きるまでに，何回くらい尿をするために起きましたか	0	0回
		1	1回
		2	2回
		3	3回以上
3	急に尿がしたくなり，我慢が難しいことがありましたか	0	なし
		1	週に1回より少ない
		2	週に1回以上
		3	1日1回くらい
		4	1日2〜4回
		5	1日5回以上
4	急に尿がしたくなり，我慢できずに尿をもらすことがありましたか	0	なし
		1	週に1回より少ない
		2	週に1回以上
		3	1日1回くらい
		4	1日2〜4回
		5	1日5回以上
合計点数		点	

過活動膀胱の診断基準　　尿意切迫感スコア（質問3）が2点以上かつOABSS合計スコアが3点以上

過活動膀胱の重症度判定　OABSS合計スコア　軽度：5点以下
　　　　　　　　　　　　　　　　　　　　　　中等度：6〜11点
　　　　　　　　　　　　　　　　　　　　　　重度：12点以上

図1.11　過活動膀胱症状スコア (Overactive Bladder Symptom Score：OABSS) [14]

（Homma Y et al. *BJU Int* 2009：104：968-72）

　具体的には，おしっこを溜めて来院してもらうか，もしくは来院後に水分を飲んでもらって，尿意を感じたら診察室に入ってもらいます．仰臥位になってもらって下腹部にプローブを当てます．この時にプローブを下腹部正中に横向きに当てます．そのまま恥骨に当たるまで平行移動．その後恥骨を覗き込むようにチルト（扇動）操作をするのがポイントです．通常は皮下直下，恥骨上に見える無エコーが膀胱です．無エコー領域が最大径の部位で静止画保存．2画面表示にして，無エコー領域を見ながらプローブを 90° 回転させ縦操作に変えます．そこで再び最大径の部位で静止画．縦 (H)・横 (W)・深さ (D) の 3 方向を計測すると，大体のエコーでは自動計測されて，膀胱容量が表示されます（**図 1.12**）．時間はおそらく 30 秒程度．

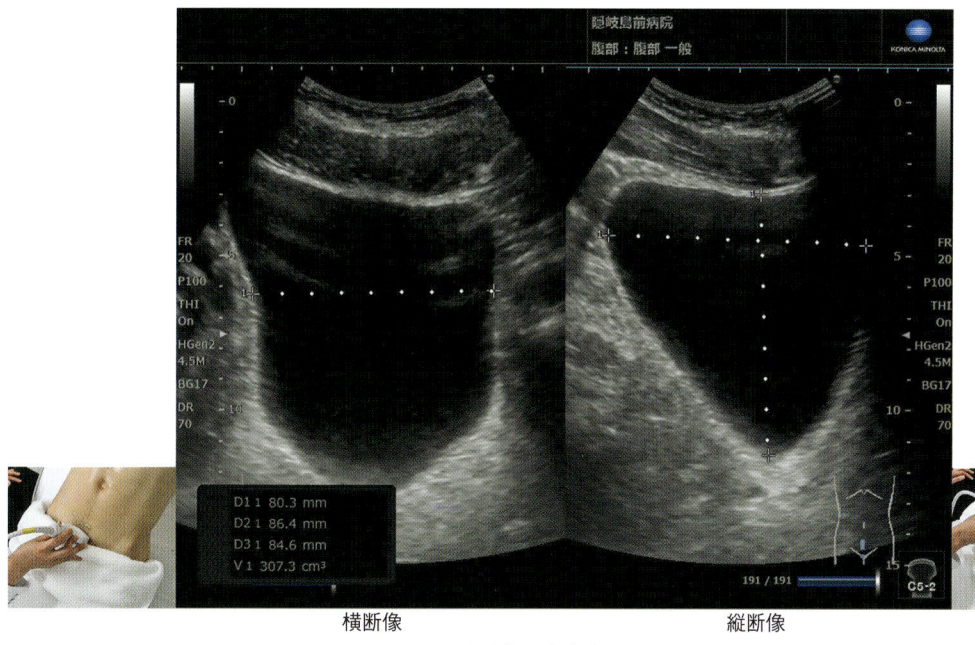

横断像　　　　　　　　縦断像

図 1.12　膀胱容量計測

W (D1) =80.3 mm, H (D2) =86.4 mm, D (D3) =84.6 mm, 膀胱容量 (V) =307.3 cm³ (mL) と表示されている

膀胱容量計測

　その後患者さんには「トイレで全部おしっこを出して来てください．絞り出して来てください」といったん診察室から出てもらいます．尿路感染症が疑われる時には当然検尿カップに採取してもらい，検尿沈渣を見ます．おしっこを全部出し終わったら，再度診察室に帰って来てもらって，同じように膀胱容量計測．

　これで尿意が出始める時の膀胱容量，排尿後の残尿が測れます．通常，成人では**初発尿意は 200 mL 前後**です．**我慢したとして 500 mL 前後**．排尿後の**正常残尿は 50 mL 以下**です．実臨床では絶対値も重要ですが，溜めることのできる量と出し切れる量の差も重要と考えています．例えば 300 mL 溜めることができて 100 mL 残尿があっても 200 mL は出せ

Introduction 外来超音波診療ってなに?　1 腹痛　2 胸痛　3 頭頸部領域　4 末梢神経　5 関節

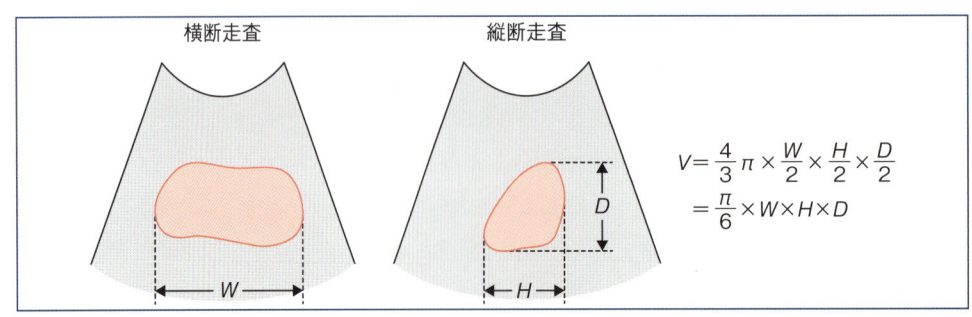

図 1.13　尿量の自動計算式[15]

ているので何とかなる．150 mL しか溜められないのに 100 mL 残尿があると 50 mL しか出せないので症状が悪化していく可能性が高いように思います．

　描出のコツは，膀胱容量が少ない時には膀胱の表面に腸管が入り込んでくるので，やや強めにプローブを押し当て，しっかり恥骨に当たったところで恥骨の裏を覗き込むようにチルトする（傾ける）ことです．プローブはコンベックスでもやや周波数低め（7〜8 MHz 程度）のリニアでも可能ですが，容量が増えてくるとリニアプローブでは深い側の全体像が描出しきれないことがあります．

　ちなみに自動計算式の中身は**図 1.13** のような楕円体体積の公式 $V = \dfrac{4}{3}\pi \times \dfrac{W}{2} \times \dfrac{H}{2} \times \dfrac{D}{2}$ で求められています[15]．尿量が 100 mL 以下の時はかなり正確に測ることができます．概算では $W \times H \times D \times \dfrac{1}{2}$ となります．

　膀胱の深層には男性では前立腺，女性では子宮・膣が観察されます．前立腺も同じ要領で計測することができます（**図 1.14**）．

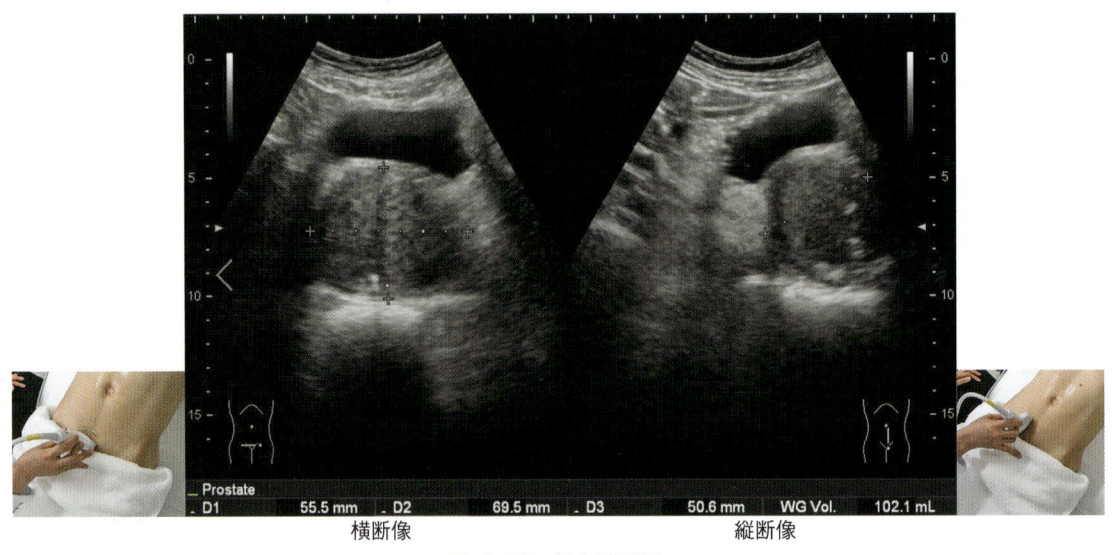

図 1.14　前立腺計測

🔵 残尿チェックはポケットエコーが大活躍

　前述しましたが，当院ではポケットエコーを7台所持しています．miruco（SIGMAX），Vscan Extend（GE），SONIMAGE P3（コニカミノルタ）です．それらを駆使して，病棟では看護師全員が，**エコーで残尿のチェックをします**．逆に言うと**残尿チェックをせずに尿道留置カテーテルを挿入**することはありません．看護師から「300 mL 残尿があったので，尿道カテーテルを入れておきました」と報告があるのです．

🔵 尿道留置カテーテルトラブル

　図1.15 のエコー画像のおかしいところがわかりますか？　はい，そうです．尿道留置カテーテルが入っていて，バルーンが膀胱内にあるのに残尿があるというところです．しかも残尿は推定で約 400 mL もあります．尿道留置カテーテル閉塞です．前立腺肥大があって尿閉になるために，持続でカテーテルが留置されている93歳のおじいちゃんです．老人ホームにいて定期的にカテーテル交換をしているのですが，今回はバルーンの水が抜けませんといって来院しました．バルーンの水は抜けないし，おしっこも出てこない．どうしようかしばらく考えましたが，バルーンの注水口から水を入れることはできるんです．そうだ，水をたくさん入れてバルーンを割ればいいんだ，と思いつきました．

　というわけで，バルーンにどんどん水を入れていきます．どんどんどんどん入れていきます．内圧が上がるからでしょうか，70 mL くらい入れたところで患者さんが痛がり始めます．それでも押しても引いてもどうにもならないので，入れるしかありません．ところが 100 mL 入れても割れません（**図1.16写真**）．日本のバルーンは優秀すぎです．

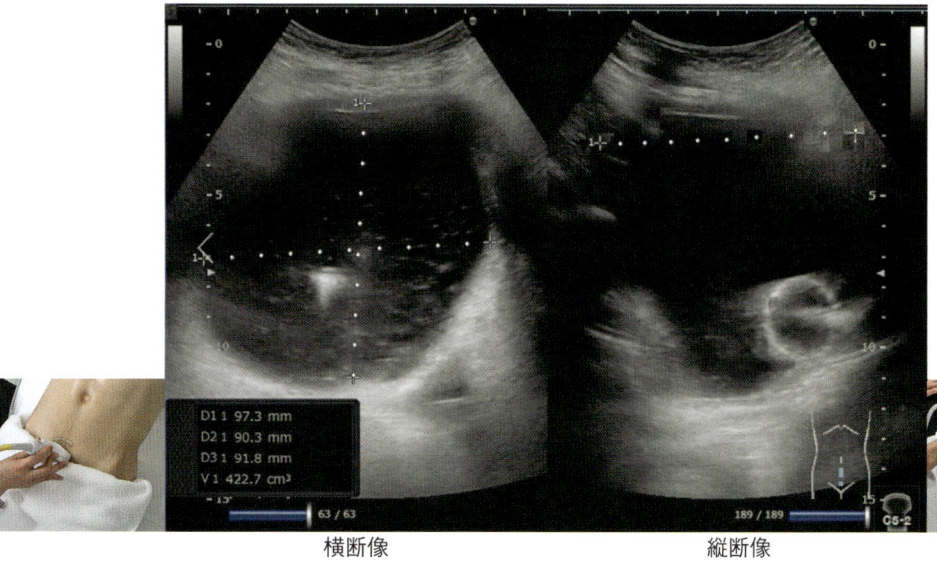

横断像　　　　　　　　　　　縦断像

図1.15　バルーントラブル（残尿あり）

(1)

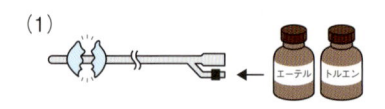
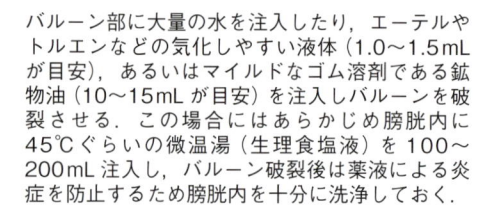

バルーン部に大量の水を注入したり，エーテルやトルエンなどの気化しやすい液体（1.0～1.5mLが目安），あるいはマイルドなゴム溶剤である鉱物油（10～15mLが目安）を注入しバルーンを破裂させる．この場合にはあらかじめ膀胱内に45℃ぐらいの微温湯（生理食塩液）を100～200mL注入し，バルーン破裂後は薬液による炎症を防止するため膀胱内を十分に洗浄しておく．

(2)

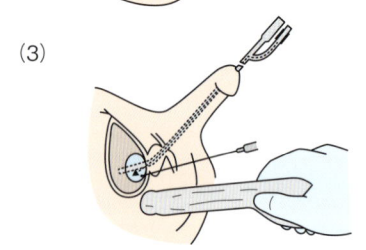

透視下に膀胱内に造影剤を注入し，透視下で恥骨上膀胱穿刺にてバルーンを破裂させる．

(3)

男性では超音波ガイド下でバルーンを確認しながら，会陰部（あるいは恥骨上）若しくは直腸より長針で穿刺し，バルーンを破裂させる．

(4)

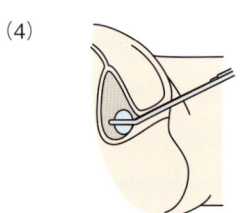

女性では尿道がまっすぐで短いため尿道に沿って長針を挿入し，バルーンを破裂させる．

［注意］バルーン破裂法ではゴムの破片がカテーテルから分離していないか，バルーン部を注意深く観察し，状況によっては内視鏡により破片を回収する．

（ニプロバルーンカテーテル取扱説明書より改変）

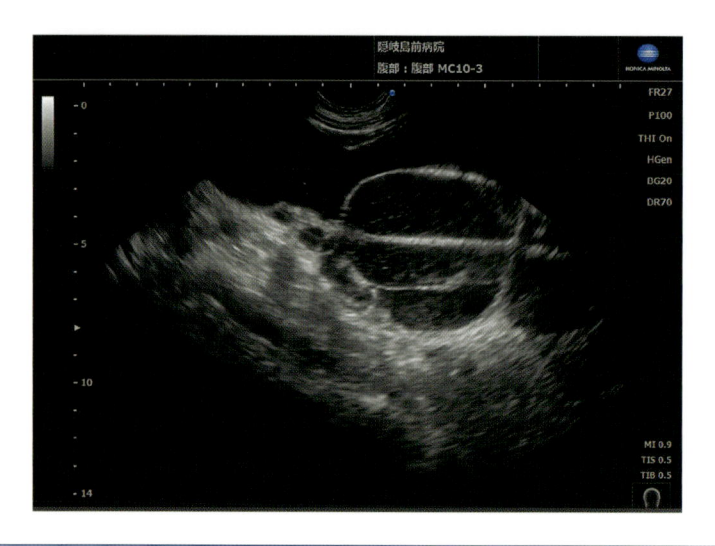

尿路バルーン
注水

図1.16　バルーン破裂法（上）と100mL注入された尿路バルーンのエコー画

さて，困りました．どうしましょう．少し考えましたが，恥骨上穿刺をして割るしかありません．アルコール＋イソジン®消毒のうえ，エコー下で25 G 60 mm針で穿刺してバルーンを割り，事なきを得ました．

あとでバルーンカテーテルの取扱説明書をよく読んだところ，この方法はちゃんとバルーン破裂法として書いてありました（図1.16）．

抜いたバルーンを切断してみると，石がバルーンに詰まっていました（**図1.17**）．おそらくその石が「チェックバルブ（逆流防止弁）」のようになっていて，水は入るけど抜けないという状態になっていたのだと思います．

ちなみにこのおじいちゃんの前立腺は100 mL（正常は＜15 mL）ありました．

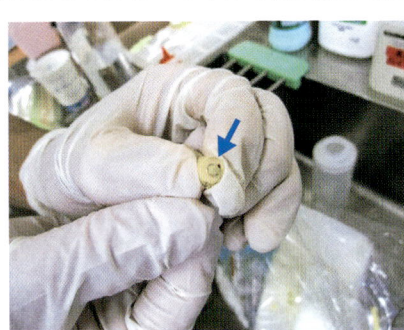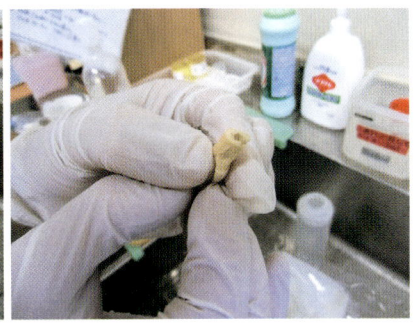

図1.17　カテーテルに詰まった石（左）と石を除去したところ

● 尿道留置カテーテル挿入困難例

カテーテルが抜けない例を紹介しましたが，男性患者さんの挿入困難例もあるあるですよね．看護師から「バルーンが入らないので，お願いします」って言われます．普通はキシロカイン®ゼリーを注射器に入れて尿道口から注入したり，カテーテルの太さを変えたり，チーマンカテーテル（少し硬めで先が曲がっている）に変えてみたりします（**図1.18**）．

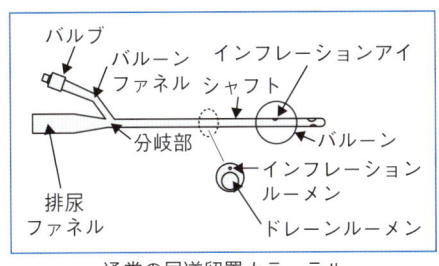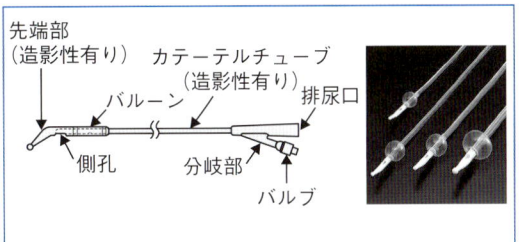

通常の尿道留置カテーテル
（ニプロバルーンカテーテル取扱説明書より）

チーマンカテーテル
（クリエートメディックチーマンカテーテル取扱説明書より）

図1.18　尿道留置カテーテル

　それでもダメな時は経鼻内視鏡（当院では OLYMPUS GIF-XP290N 先端部外径は 5.4 mm 軟性部 5.8 mm）を尿道から入れていきます．キシロカイン® ゼリーの注入だけで，結構簡単に入っていきます．膀胱まで入ったら，ガイドワイヤを入れて，ガイドワイヤを残したまま内視鏡を抜去します．あとはガイドワイヤを使ってカテーテルを挿入です．尿道留置カテーテルは通常は先端に孔はないので，そこはハサミでカットして使用しています．それよりも尿道を通っていくときに，戦いの痕が衝撃的なのです．尿道粘膜の裂傷が見えるんです（**図 1.19**）．恐ろしい画ですよね．

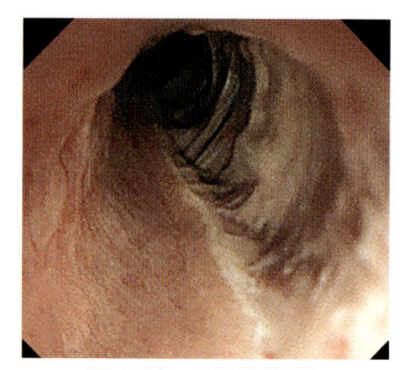

図 1.19　尿道粘膜裂傷

　この内視鏡画像を見てから，挿入困難例にカテーテルでつつきまくるのは，怖い怖いと思っていたら，安曇野赤十字病院の亀田徹先生の論文「**直腸診併用による経腹超音波ガイド下尿道カテーテル挿入**」です（**図 1.20**）[16]．エコーで膀胱を見ながらカテーテルを挿入する方法を，解説してくださってます．通常は尿道が球部尿道で屈曲するためにカテーテルがつかえやすいので，エコーを見ながら直腸診をして，つかえている部分を腹側へ圧迫すると，尿道の走行が緩やかになり，入りやすくなるということです．尿道損傷を起こす前に試してみなければなりませんね．

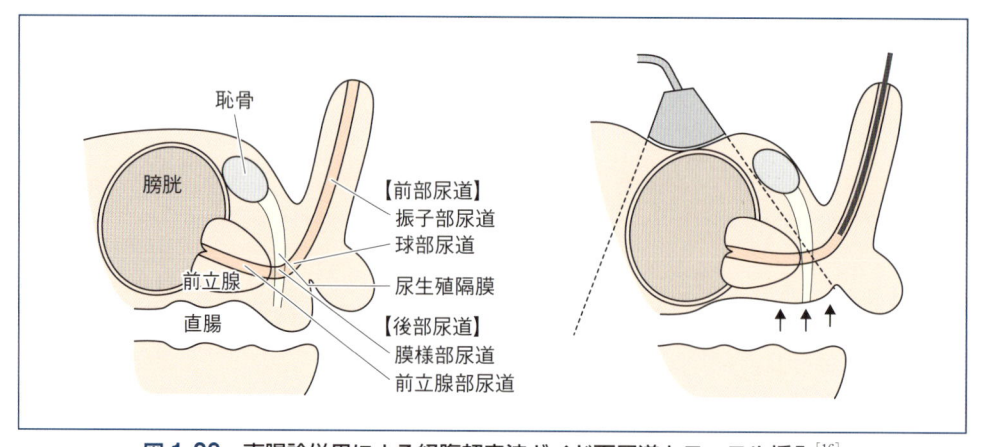

図 1.20　直腸診併用による経腹超音波ガイド下尿道カテーテル挿入[16]

（Kameda T et al. J Emerg Med 2014；46（2）：215-9）

● Column ─ 尿路バルーン第2弾

　バルーンが抜けないという症例に初めて出合ったのが医師27年目. 顛末は本文（☞ p.27）に書きました. もうこんなことに出合うことはないだろうと思っていたら1週間後, またまた来ました. 尿道カテーテルが抜けない別の93歳のおじいちゃん. 今回は残尿はないので, 排液はできています. エコーで見るとバルーンは確認できますが, 穿刺をしようにも表面に腸管があって, そのままでは恥骨上穿刺ができません. そこで水を注入すると膀胱が膨らんで, 腸管がどいていきます. 250 mL入れたところで穿刺をしました. 針先をばっちりエコー画面上に捉えながら針を進めていきます. バルーンに刺さって, 「バチン!」と割れる! はずなのに, 割れません. 日本のバルーンは優秀なのです. 一瞬焦りましたが「そうだ, 割れなければ刺した針でバルーンの水を抜けばいいんだ」と思いつき, 水を抜き切ってバルーンがぺったんこになってから, 尿道カテーテル抜去できました. 皆さんもいつどんな目に遭うかわかりません. その時の参考のために紹介しました.

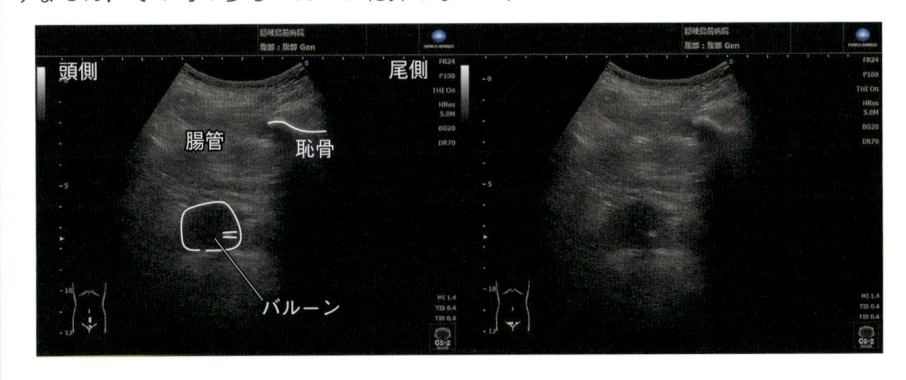

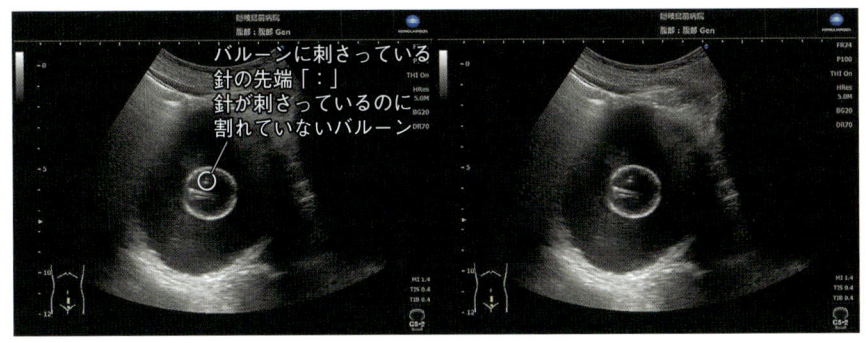

尿道留置カテーテルトラブル2

1.3 便秘，子宮・卵巣

便秘

　腹痛の Acute × Common（左上 ■■■■ ）の常連に便秘がありますよね．特に子供とお年寄り．子供の腹痛の 48% が便秘というデータがあります[17]．お年寄りも腹痛の鑑別で便秘が挙がります．浣腸や摘便をすることが多いと思いますが，便がなければ効果はありません．そんな時に，おしっこが溜まっていると膀胱を通して直腸の便を見ることができるんです．

　基本は長軸と短軸で確認をします．膀胱の深層に音響陰影を引く高エコーの腫瘤様なものが認められれば，通常は直腸内の便塊と考えられます（**図 1.21**）．比較的簡単に描出ができるので，ポケットエコーでも描出可能です．訪問看護師も習得しておくと有効的な手技ですね．

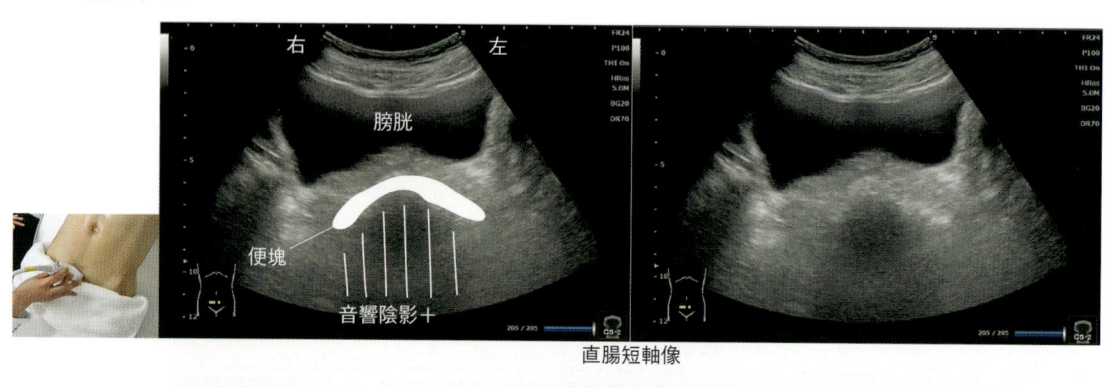

直腸短軸像

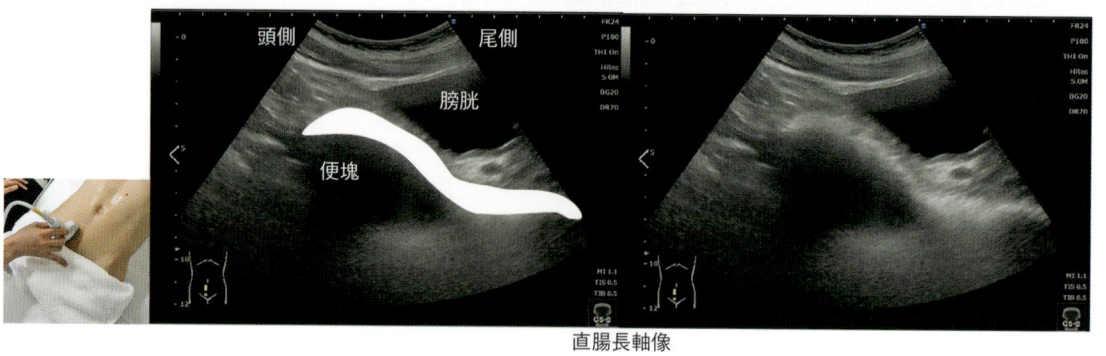

直腸長軸像

図 1.21　便秘

子宮・卵巣

　女性であれば，同じように見た時に子宮から膣壁を確認することができます．

　矢状断でプローブを当て，膀胱深層にある高エコー線状に見える膣内壁を確認し，頭側に追いかけて子宮を描出します（**図 1.22**）．子宮底の両脇には卵巣が見えます．生殖年齢の女性の卵巣は 3〜5 cm で，内部には様々な成熟段階の卵胞が含まれているため，多数

のcyst（囊胞）風の構造物が見えます（**図1.23**）.

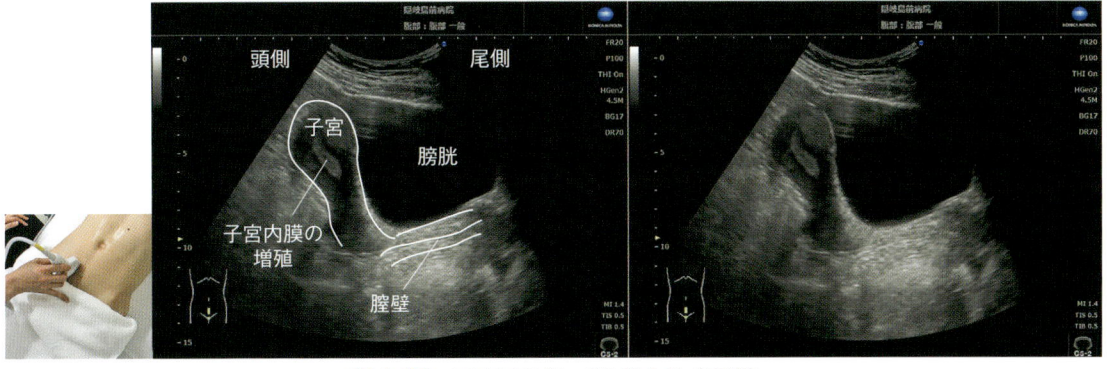

図1.22 子宮長軸像 26歳女性（正常）

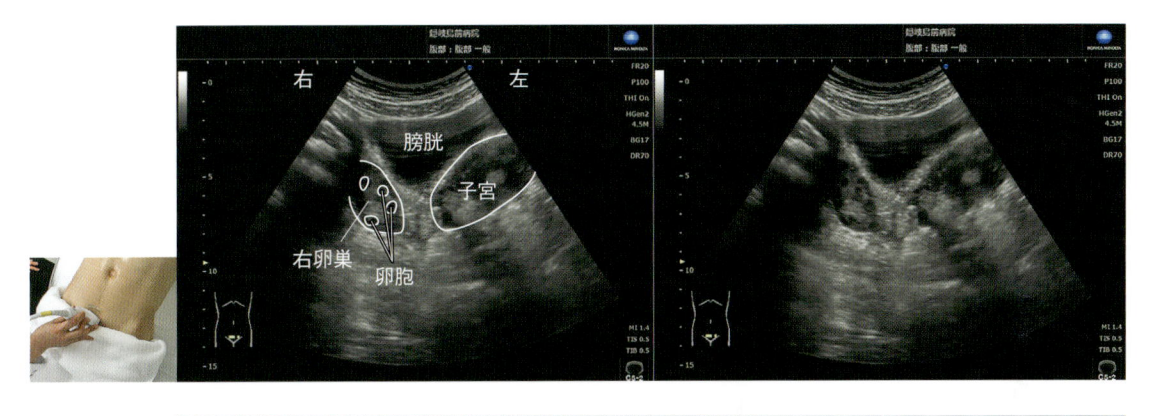

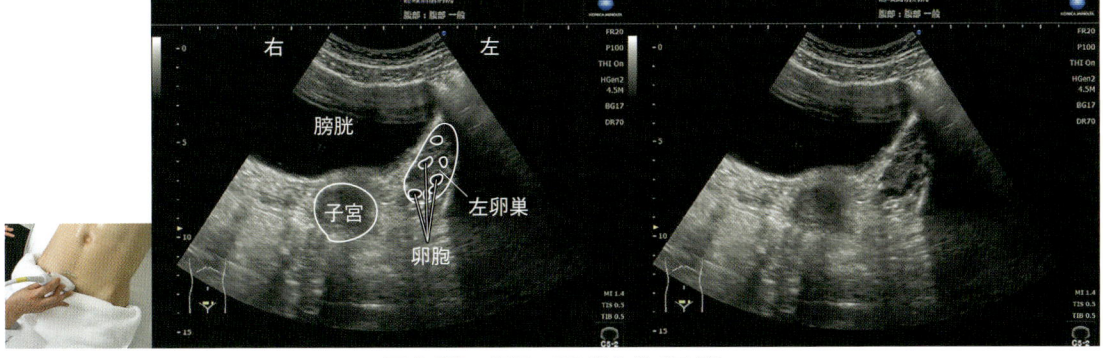

図1.23 卵巣 26歳女性（正常）

Introduction 外来超音波診療ってなに？

1 腹痛

2 胸痛

3 頭頸部領域

4 末梢神経

5 関節

　基本的に見方がわかっていれば描出は難しくありません．なので，エコーを当てるしかないでしょう．なにせ女性の「お腹が痛い」は常に要注意ですから．口を酸っぱくするほど言われていますが「女性を見たら妊娠と思え！」です．特に産婦人科ではない，通常のプライマリ・ケアのセッティングでは，内診や経腟エコーのハードルは非常に高いので，経腹での産婦人科エコーは必須です．

　食欲不振で来院した女性患者さんに「生理不順だから最終生理不明なんです．妊娠の可能性はありません」と言い切られるパターン，あるあるですね．プローブを当てると，GS（胎嚢）！　最近のエコーは高画質になっていて 5 週くらいで確認できます．ただ，それで「おめでたですね」と言ってはいけません．全妊娠の 15% くらいが流産すると言われており，とくに 12 週までの早い時期が 80% を占めています．妊娠の確定は**胎嚢・胎芽・心拍確認**の 3 つが揃ってからになります（**図 1.24**）．経腹エコーでは胎児心拍は 6〜8 週くらいで確認できることが多いようです．膀胱にある程度おしっこが溜まっていると，より見やすいですね．

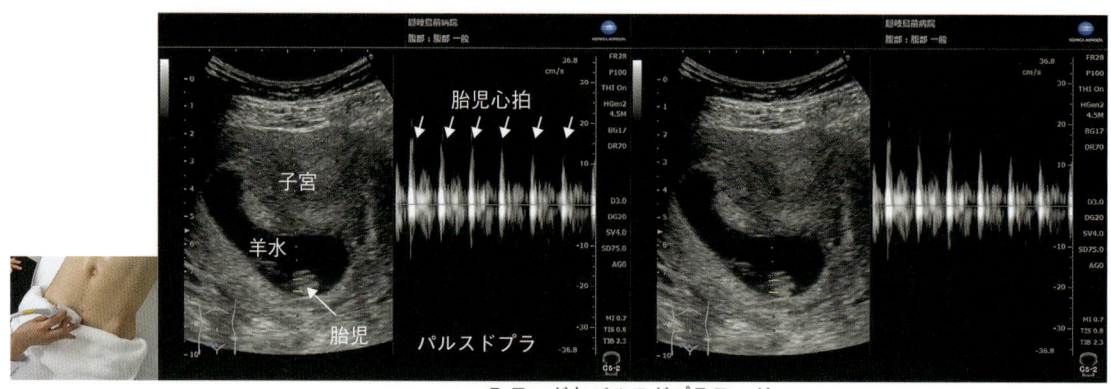

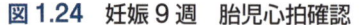

B モードとパルスドプラモード

図 1.24　妊娠 9 週　胎児心拍確認

9W 胎児心拍

　細身の見えやすい方で，おしっこが溜まっていて観察しやすい状態なら，1 日に 1〜2 mm ずつ大きくなる卵胞も見えるし，もうすぐ月経が来る子宮内の脱落前の内膜増殖なども確認できます（**図 1.25**）．

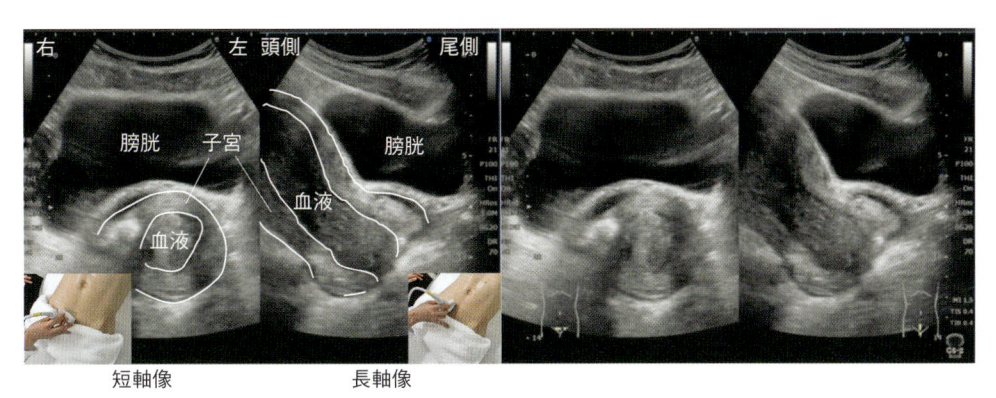

短軸像　　　　　　　長軸像

図1.25　子宮内月経血

Introduction 外来超音波診療ってなに？

1 腹痛

2 胸痛

3 頭頸部領域

4 末梢神経

5 関節

● Column ── リニアを使いこなす ── 肝腫瘍

　肝臓の辺縁にぼんやりとほぼ円形の13 mm程度の低エコー腫瘤あり．通常肝臓観察ですから，コンベックスプローブを使っています．まずは表示深度を浅めにして，フォーカスを合わせて大きく表示して観察します（**写真**「肝腫瘍（コンベックス・拡大）」）．

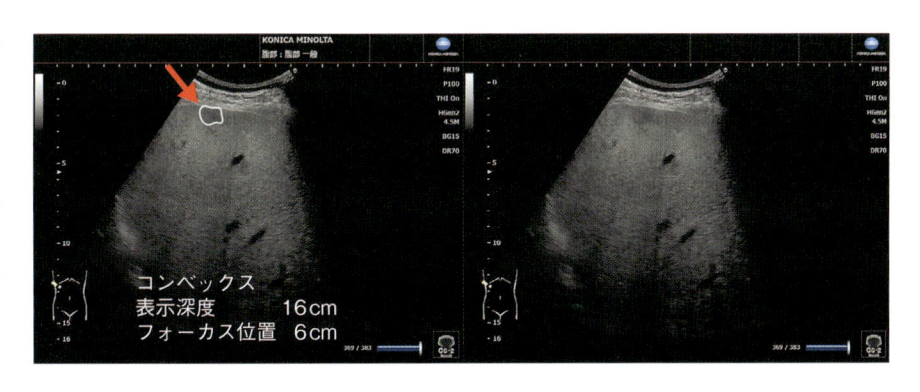

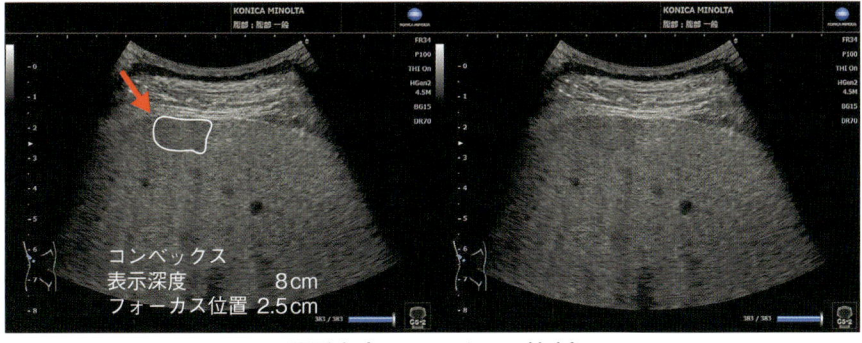

肝腫瘍（コンベックス・拡大）

　肝腫瘍は皮膚から 2 cm 程度の表層に位置するので，次にプローブをリニアプローブに変更します．そうすると明らかに腫瘍が詳細に観察できるのがわかるでしょう（**写真**「肝腫瘍（リニア）」）．カラードプラで血流観察も明瞭です．血管腫ということがわかります．

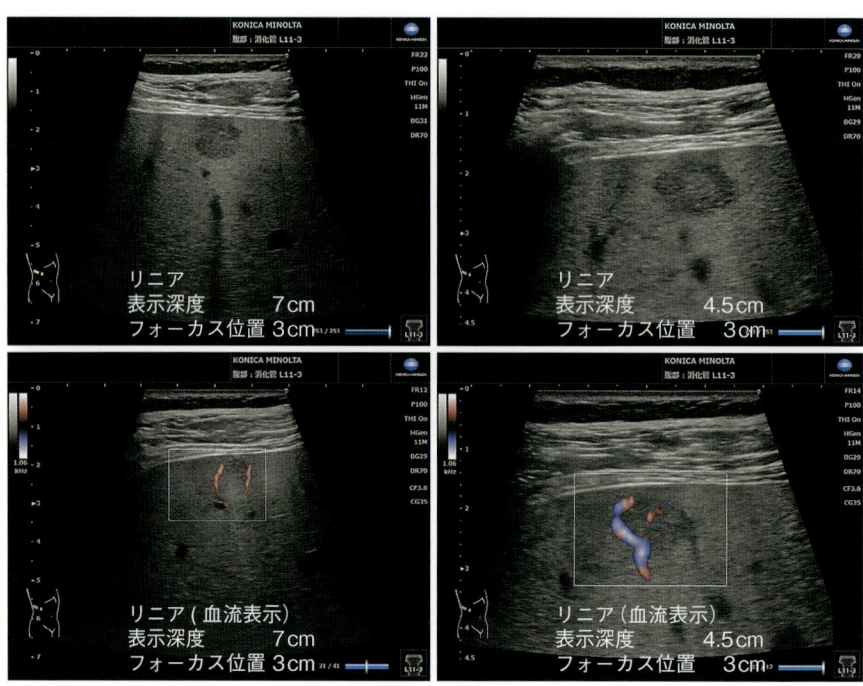

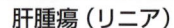

肝腫瘍（リニア）

このリニアの画像が台形になっていることに気付きましたか？　トラペゾイド（台形）と言います．以前は一部の機種ではトラペゾイド表示をすると，画質が落ちていましたが，最近は画質を落とさずに表示できるようになっています．表示エリアが広がるので，情報量が増えます．

肝腫瘍

🔵 子宮瘤膿腫

　高齢女性で寝たきり，老人ホーム入所中．なんとなく 37℃ ちょろちょろの微熱があります．でも肺炎はなさそうだし，おしっこもきれい．こんな時に忘れてはいけないのが，子宮瘤膿腫ですね（**図 1.26**）．頻度は決して低くはありません．当院では 1 年に 1〜2 例あります．2009 年に，当時当院で勤務していた横田和久先生にまとめてもらいました[18]．

　約 6,000 人対象の当地区では，当院で子宮瘤膿腫はほぼ全例把握できるので，疾病頻度についても計算してみました．罹患率は 65〜74 歳では 0 人，**75〜84 歳では 1.28 人/1,000 人年**，**85 歳以上では 8.38 人/1,000 人年**でした．合併症として，破裂して急性腹症として発症したという例も，頻度は高くありませんが報告されており[19]，早期発見が必要で

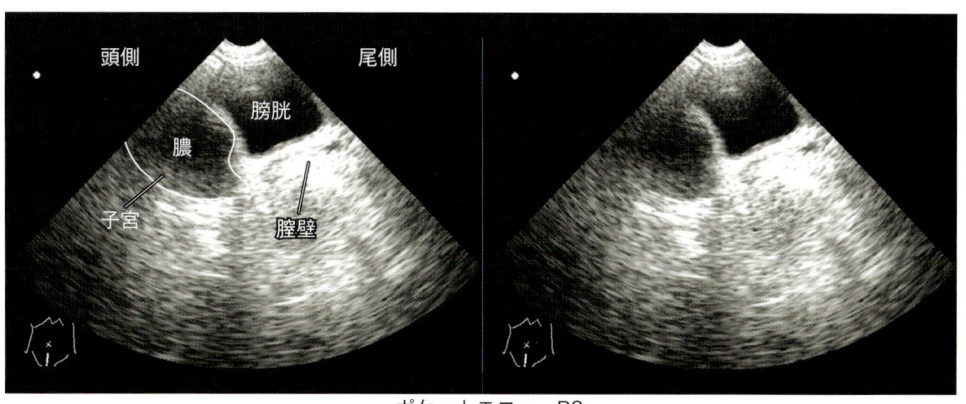

ポケットエコー　P3

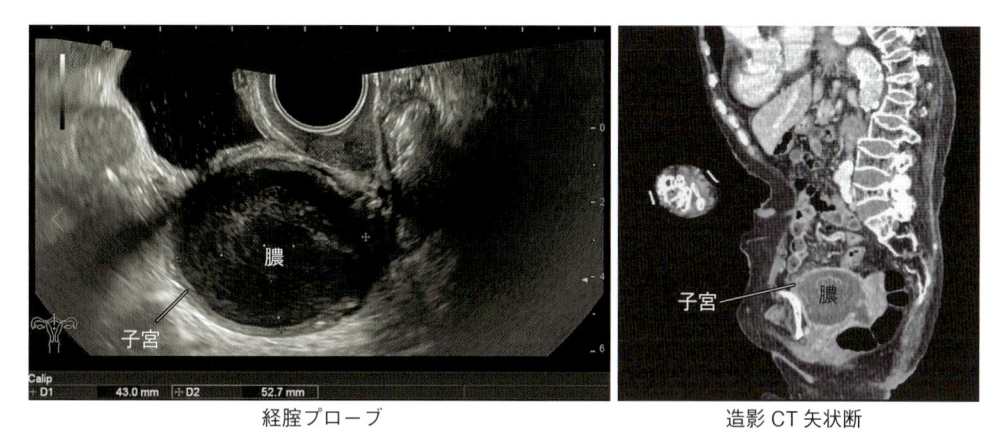

経腟プローブ　　　　　　　　　　造影 CT 矢状断

図 1.26　子宮瘤膿腫（92 歳女性）

す. 診断は①高齢女性で, ②想定外に子宮が大きく, ③子宮内に貯留物がある, ですから, そんなに難しくありません. ポケットエコーでも診断可能です.

　治療は子宮口からネラトンなどのカテーテルを挿入して膿をドレナージするだけです. こういう時のためにもクスコ式腟鏡が使えるようになっておくといいと思います. 本当は, 予防として寝たきりにさせずに, もし寝たきりになっても可能な限り座位を取らせる, 外陰部を清潔に保つといったことが重要ですね.

1.4 胆嚢, 胆管

急性胆嚢炎

　よくある日常疾患の腹痛で右季肋部痛といえば, 胆嚢炎は外せません. そしてエコーが得意なのが胆嚢です. 『急性胆管炎・胆嚢炎診療ガイドライン 2018』[20] では, クリニカルクエスチョン「急性胆嚢炎の診断に US は奨励されるか？」に「US による胆嚢炎の診断基

準や診断能は報告により違いがあるものの，その低侵襲性，普及度，簡便性，経済性などから急性胆嚢炎の形態診断における第一選択的検査法として推奨される（推奨度1，レベルC)[*1]」となっています．また，超音波専門医以外の救急担当医により施行された場合でも比較的満足すべき診断能を有しているとされています[21]．もちろん胆嚢は空腹時のほうが見やすく，食後は評価不能のこともよくあります．また，特に高齢者は全く症状がなく，胆嚢炎でなくても胆泥が見られることもよくあります．

　では，見るべき所見は何か？

　表1.3 に超音波所見を挙げました[22]．まずは Sonographic Murphy's Sign に注目してみましょう．通常診療ではエコーの前に触診をしますね．右季肋部の痛みで **Murphy's Sign** は有名です．**ところが感度は半分程度**しかありません（**図1.27**)[23]．これをエコーで見ながら，胆嚢をプローブで押さえ込んで同じことをすると，感度63.0%，特異度93.6%まで上がります[24]．エコーなしでは，必ずしも右季肋部の押さえているところに胆嚢があるとは限らないからです．その点**エコーで胆嚢を描出しながら押さえれば，少なくとも胆嚢を押さえていることは間違いありません**から，精度が上がるのでしょう．

表1.3　急性胆嚢炎の超音波所見[22]

主項目	胆嚢腫大（長径≧8 cm，短径≧4 cm）
	壁肥厚（≧4 mm）
	Sonographic Murphy's Sign
	嵌頓胆嚢結石
	デブリエコー
追加項目	胆嚢周囲滲出液貯留
	sonolucent layer（感度8% 特異度71%）
	striations：不整な多層構造を呈する低エコー帯 （感度62% 特異度100%）
	ドプラシグナル

(Cohan RH et al. *Radiology* 1987：164：31-5)

炎症のある胆嚢を触知すると，痛みを訴えて呼吸を完全に行えない状態
感度 50-60%
特異度 87.5%

図1.27　Murphy's Sign[23]
(Trowbridge RL et al. *JAMA* 2003：289：80-6)

　ほかにも，急性胆嚢炎の診断根拠となる様々なエコー所見があります．その中でも感度が高い所見に関しては，所見がないことを確認して，ルールアウトの参考にすることができます．あるいは胆嚢周囲の液体貯留，striations[*2]（不正な多層構造を呈する低エコー帯）などの所見はかなり特異度が高く，確定診断に役立ちます（**表1.4**，**図1.28**）．胆嚢壁のカラードプラ陽性，パワードプラ陽性といった所見も特異度が高いとされながらも，機種や機器設定（ドプラゲイン，ハイパスフィルタ，ドプラ周波数，速度レンジ），患者特性（体壁の

---

*1 推奨度1：“実施する”ことを推奨する
　レベルC：予想される効果は限定的である．真の効果は，効果の推定値と実質的に異なるかもしれない
*2 striations：1条の連続した低エコー帯である sonolucent layer（hypoechoic layer）とは異なり，壁内の非連続的かつ不規則な複数の線状低エコーならびに高エコーよりなる多層構造のこと

Sonographic Murphy's Sign

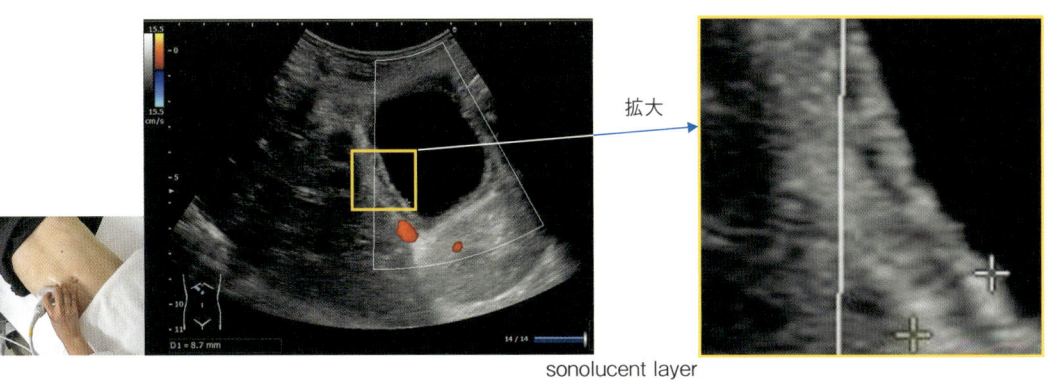

拡大

sonolucent layer

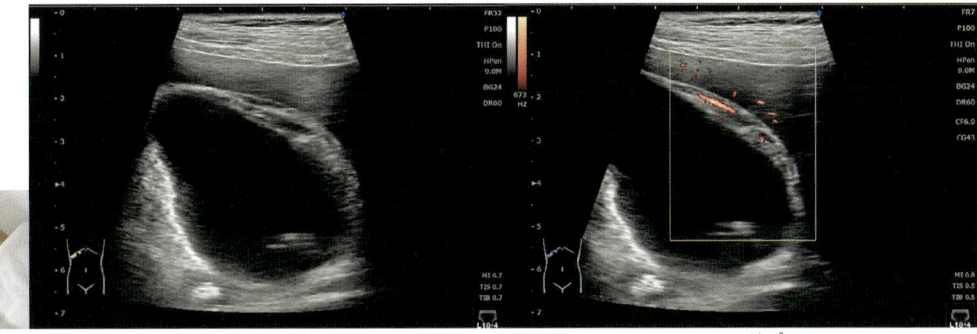

Bモード
不整な多層構造を呈する低エコー帯（striations）

パワードプラ
ドプラシグナル＋

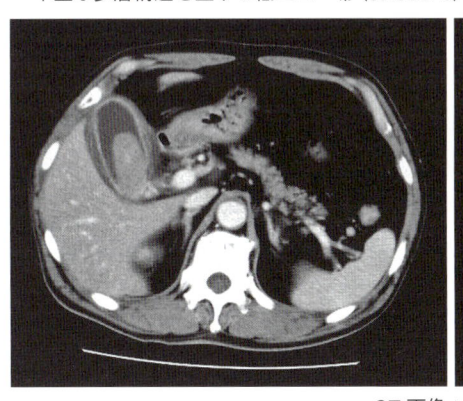
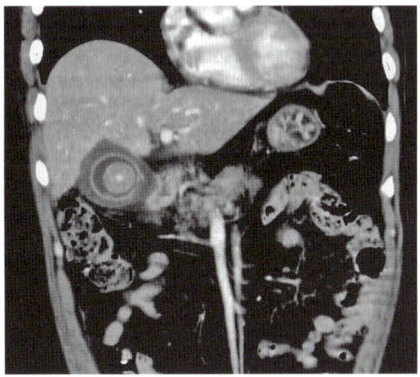

CT画像（造影CT）

図1.28　急性胆囊炎

急性胆囊炎

厚みなど）により変化するため，定量化は困難とされています．そもそも急性胆囊炎の感度は，エコー83%，CT検査39%となっており，エコーがCTをはるかに凌駕していることを知っておきましょう[25].

表 1.4　急性の右上腹部痛を訴えた症例における超音波検査による急性胆嚢炎の診断能[26]

所見	感度	特異度	正診率	陽性予測値	陰性予測値
胆嚢壁＞3 mm	82%	78%	79%	44%	95%
胆嚢周囲液体貯留	32%	99%	87%	87%	88%
Striations	36%	98%	87%	80%	88%
胆嚢結石	82%	76%	77%	41%	95%
Sonographic Murphy's sign	86%	93%	92%	73%	97%
カラードプラ陽性	95%	100%	99%	100%	99%
パワードプラ陽性	95%	100%	99%	100%	99%

(Soyer P et al. *Am J Roentgenology* 1998；171：183-8)

● Column —— 感度と特異度

　今さらながら感度・特異度のお話．今となってはなぜだかわからないのですが，学生時代は何度話を聞いても両者がごっちゃになって理解できなかったものです．「スピンインスナウト」とド暗記をしていました．Sp-in，Sn-out．Sp は **Sp**ecificity 特異度で，in はルールイン．特異度が高いものはルールイン，つまり確定診断に適しているということです．Sn は **Sn**sitivity 感度で，out はルールアウト．感度の高い所見，検査はルールアウト，除外診断に適しているということです．一般的に問診は疾患感度が高くルールアウトに適しています．例えば発熱がないということはインフルエンザや溶連菌感染症の可能性は低いということ，頭痛がないということは髄膜炎やくも膜下出血の可能性は低いということ．問診で疑わしい症状がないことで，候補に挙がった鑑別疾患をルールアウトしています．

　逆に特異度が高いのは一般的に血液検査や画像検査です．例えば抗 CCP 抗体陽性ということはかなり関節リウマチっぽい，頭部 CT でクモ膜下腔に高信号があるということはクモ膜下出血の可能性が限りなく高いということになります．

　外来超音波診療では，この感度・特異度を意識する必要があります．エコーちょい当てをするときには特異度の高い所見が見つかればかなり診断に近づく，特異度100％の所見を見つければほぼ確定診断，ということになります．尿路結石における尿管の高エコー（☞ p.17），急性胆嚢炎における胆嚢壁の striations（不正な多層構造を呈する低エコー帯），カラードプラ陽性，パワードプラ陽性（☞ p.39），腹部大動脈瘤における大動脈径（☞ p.15）などは特異度100％とされています．

　一方で超音波検査は，装置の性能，術者の技量によって感度・特異度が変わることにも注意が必要です．

急性胆管炎

　同じ胆道系でも，胆管炎はエコーだけで診断するのはやや難しい．1877 年に Charcot により肝臓熱として報告されて以来，急性胆管炎はシャルコーの三徴（腹痛・発熱・黄疸）が有名ですが，実際臨床的に満たすものは 50〜70％と言われています．急性胆管炎の本態は胆汁の感染ですが，血液検査では感染胆汁を示唆する特異的なものはなく，画像上でも胆管閉塞を示すことができるのみ．TG13/TG18 *[27][28] による急性胆管炎診断基準からも，臨床症状と血液検査と画像所見で総合的に診断することとなっています．**エコーで見るべきものは肝内胆管・総胆管の拡張，閉塞機転の原因となる総胆管結石や腫瘍**などです（**図 1.29〜図 1.31**）．

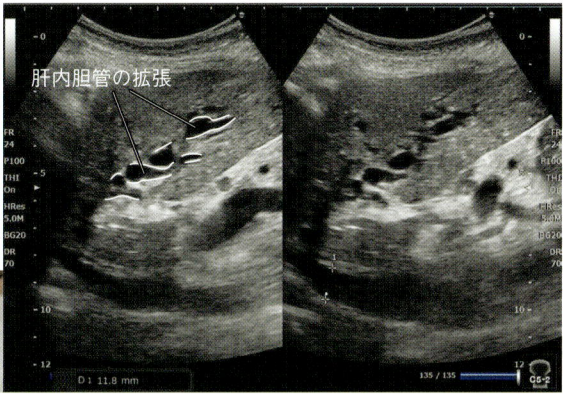

図 1.29　肝内胆管の拡張

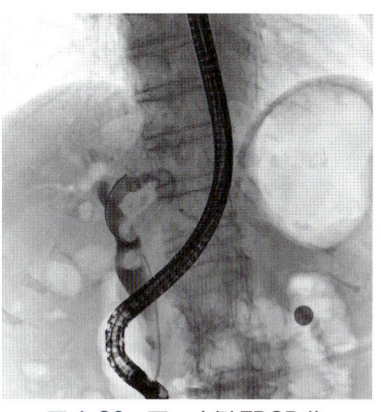

図 1.30　同一症例 ERCP 像

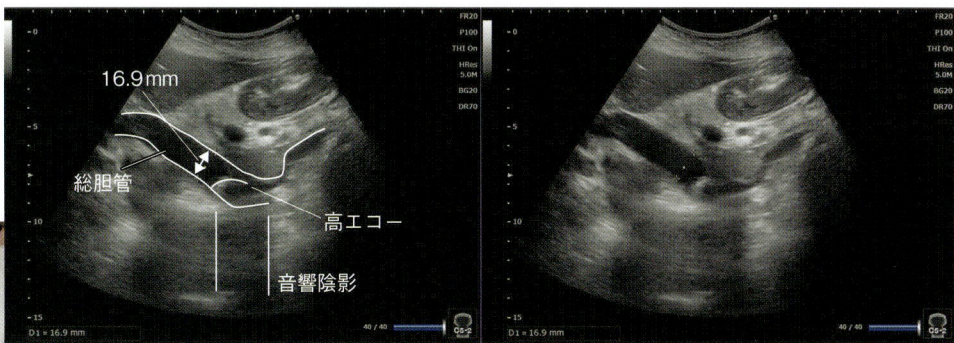

| 肝外胆管 | 拡張　≧8mm（胆嚢摘出後　≧11mm） |
| | 壁肥厚　≧3mm |

図 1.31　総胆管長軸像（総胆管結石・拡張）
総胆管が 16.9 mm と拡張し総胆管結石を認める．

＊ TG13：2005 年の初版から 2013 年 1 月の 3 回目に改訂をして出版された急性胆管炎・胆嚢炎診療ガイドライン Tokyo Guideline 2013.
　TG18：2013 年に続いて 4 回目として改訂・出版された Tokyo Guideline 2018. 診断基準・重症度分類は引き継がれ，抗菌薬治療の期間が体系的に見直されている．

　エコーによる総胆管結石の診断能は感度 25～68％，特異度 79～100％です．一方 MRI（MRCP）は感度 91.6～93.0％，特異度 100％です．エコーの感度は決して高くはありません（図 **1.32**）．しかし TG13/TG18 では「その簡便性，低侵襲性を考えると，やはり第一選択の形態学的検査法である」とエコーを推奨しています．

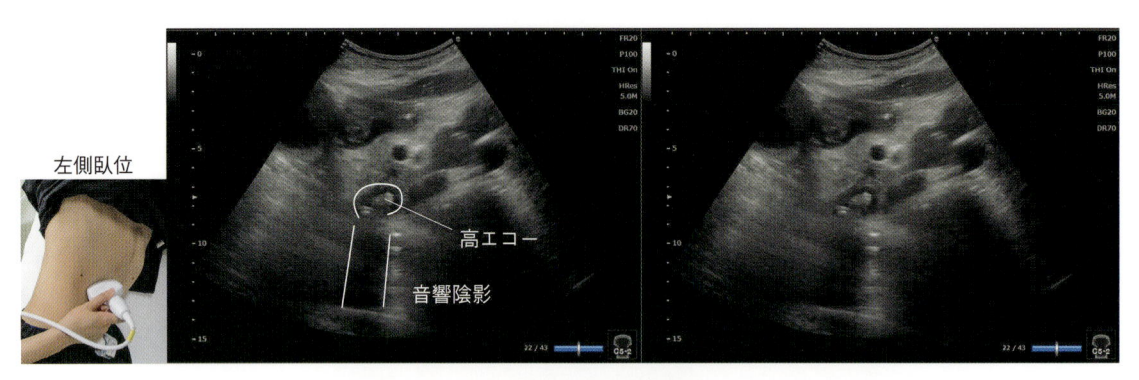

左側臥位

高エコー

音響陰影

各モダリティにおける総胆管結石診断能

	感度	特異度
エコー	38	100
造影 CT	75	96.8
MRI	100	97.1

[29] Abboud PA et al. Gastrointest Endosc 1996：44：450-7. [30] Singh A et al. J Clin Diagn Res. 2014：8：103-7 より作成

図 1.32　総胆管短軸像（総胆管結石・拡張）
総胆管結石：MRI　感度 100％　特異度 7％
エコー感度 38％　特異度 100％

🔵 総胆管描出

　腸管のガスを避けて，胆囊・総胆管が季肋部から出て来やすくするために，左側臥位が描出に適しています．胆囊の長軸断面で，深層で門脈の浅層に平行に走る管腔臓器を探します．

総胆管描出のコツ

　総胆管の描出について，よく質問を受けます．胆囊を頸部から底部まで長軸で描出．

　胆囊頸部に照準を合わせながら，スナップをちょっと利かせてプローブを外側にチルトし，内側を見る．すると胆囊の背側に総胆管が描出されます．通常背側には門脈が平行して描出されます．カラードプラで門脈を確認することも有用です．走行は逆「く」の字型になっています（図 **1.33**）．

総胆管描出
（正常）

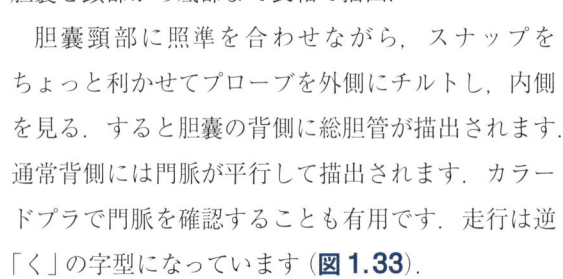
逆「く」の字

図 1.33　ERCP 像（正常総胆管）

● Column ── 糖尿病患者の死因は？

　医学生や研修医に「糖尿病患者さんの死因は？」と訊くと「うーん」と考えながら「心血管疾患？」「糖尿病腎症？」という答えが返ってくることがほとんどです．確かに糖尿病の方は男性で10年，女性で13年寿命が短いと言われています[31]．でも日本人の死因の一番はやっぱりがんなんですよね．糖尿病でも同じです．一番の死因はがんです．というか，糖尿病の人は非糖尿病の人よりもがんになりやすいのです[32]．

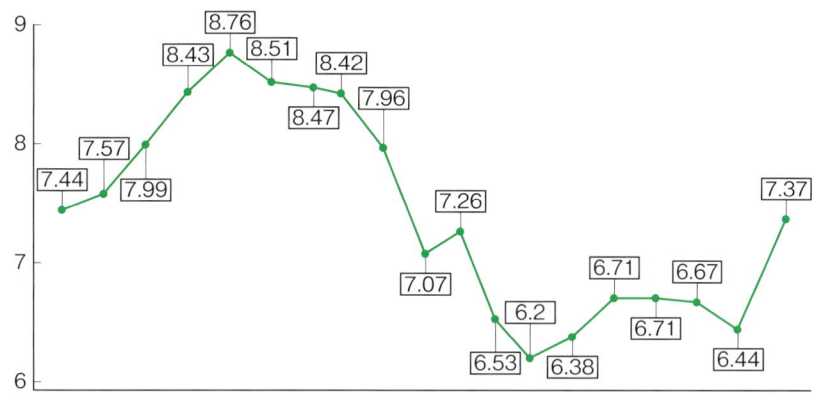

70歳代女性患者さんの HbA1c 変化（1カ月おき）

　こうしたことを念頭に置いておかないと危険なことがあります．糖尿病で毎月通院しながら，採血で HbA1c と血糖だけ見ているパターン．私自身が，おっとびっくりっていうことが何度かあります．

　70歳代の女性．1年くらい前には本人も自覚した生活の乱れがあり HbA1c が悪化していましたが，食事療法の強化や薬増量でいったんよくなってきて安心していました．今回は何の心当たりもなく，HbA1c が1カ月で6.44→7.37と上昇したのです（**グラフ**）．本人も私も「なんでかなぁ？」って

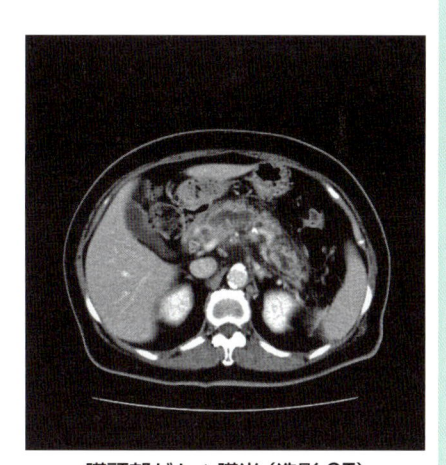

膵頭部がん＋膵炎（造影 CT）

言いながら，「食事気をつけましょうね」と通り一遍のお話で診察を終了しました．

　その2週間後に腹痛で救急受診．CT は写真のとおりで，膵頭部がん＋膵炎の状態でした．前回の腹部エコーのスクリーニング検査は3年半前でした．がんが見つかって1年半になりますが，膵頭十二指腸切除を行い現在も外来化学療法中です．

　もう一例．数カ月に一度来院している高血圧の 90 歳代の女性．久しぶりに登場しておしっこに泡が立つというので，検尿をしたところ尿蛋白+，尿糖+++ なので，採血．HbA1c 11.28%．血糖 346 mg/dL．さすがに 90 歳代なので，前値（空腹時血糖値）はありません．「90 歳で糖尿病発症か？」とやや違和感を覚えつつも，大きな疑問は抱かずに，軽めの糖質制限の栄養指導と少量の SU 剤を処方して，1 カ月後再来予約としました．そうしたら，1 カ月後に来た時には「体が痒い」とのこと．

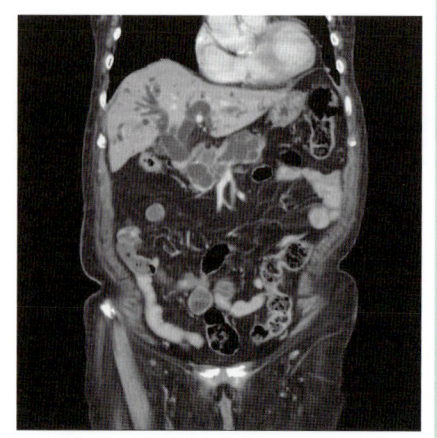

膵管内乳頭粘液性腫瘍（造影 CT）

　ビリルビン値が 23 mg/dL でした．エコーをすると総胆管著明拡張，膵臓に囊胞？主膵管の拡張を認めます．造影 CT をとると図のようでした．**膵管内乳頭粘液性腫瘍による閉塞性黄疸**でした．内視鏡的に胆管ドレナージがうまくいかなかったために，PTCD（経皮経肝胆道ドレナージ）を行い，本人の希望でドレナージチューブを付けたまま在宅に戻られました．訪問看護，訪問診療を受けながら，好きなものを食べ，お風呂にも入り，それから 1 年半後に眠るようにおうちの自分のお部屋で亡くなられました．

　教訓は「急激に悪くなる糖尿病はがんの精査を念頭に」です．

　実際糖尿病の患者さんは膵がん，肝臓がん，大腸がんが多いとされています．安定している糖尿病の方の貧血が進む場合も要注意ですね．

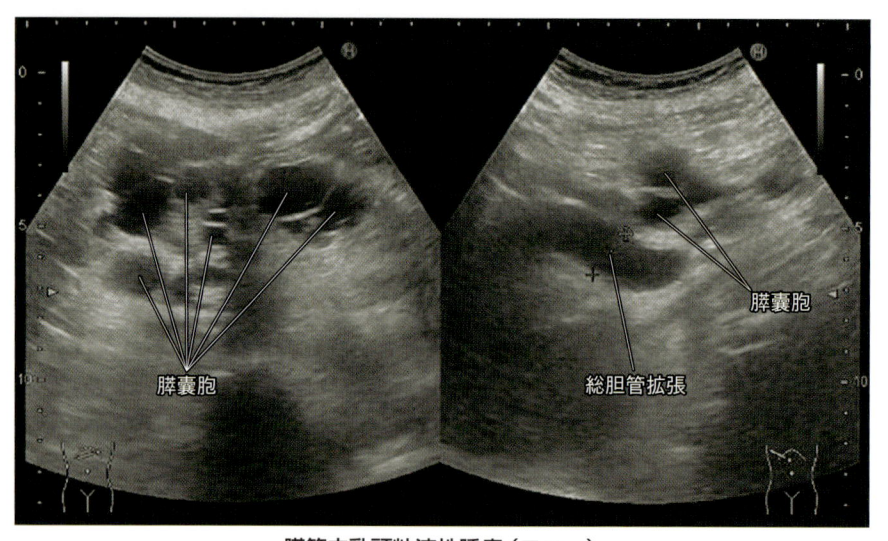

膵管内乳頭粘液性腫瘍（エコー）

1.5 消化管

　少し前まで，一般的に消化管はガスがあるので，エコーは不向きという評価だったと思います．ところが，わかりやすい書籍（例えば文献［33］など）や DVD（例えば文献［34］など）が出てきて，少し勉強してみると，消化管には消化管のエコーの見方があることがわかりました．1 つはガスの見え方の理解，もう 1 つはリニアプローブの活用です．プローブを当ててみると，エコーでも消化管についていろいろなことがわかるということがわかってきました．

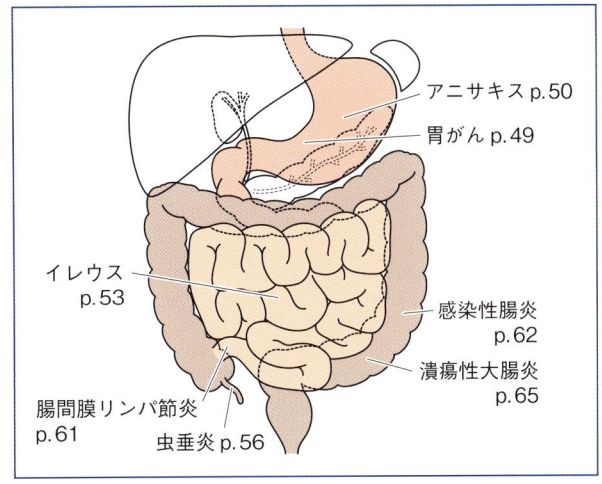

図 1.34　本節で解説する消化管疾患とその位置

　それでは消化管エコーについて順番に説明していきます（図 1.34）．

🔵 食道

　まずは食道から．頸部食道です（図 1.35，図 1.36）．頸部で左甲状腺を見ている時に実はほぼ 100％映っているんですよね．意識するかどうかです．私もまだ若かりし頃，甲状腺エコーをしていて，「左甲状腺の深部に腫瘍を発見した」とドキドキしたというか興奮して，患者さんに知られないようそっと上司に報告したところ「それは食道だよ」と言われて，がっかりしたような，ほっとしたような，微妙な気分になったことを覚えています．

　食道ですから短軸で輪切り，長軸にすると長い構造物として見えます．つばを飲みこんでもらうと食道管腔を唾液が流れていくのを観察できます（☞ p.128）．

　救急や麻酔の場面では，エコーが食道への誤挿管の判断に使えます．気管挿管の確認は，聴診や ETCO₂ モニターなどで確認されますが，エコーでの確認も有用です．本来内腔は閉じていてぺったんこの食道内に，深部が音響陰影で見えなくなっている半円状の気管チューブが観察されます．気管チューブの位置確認でエコー検査は，感度 93％，特異度 97％で食道挿管を評価可能とされています[35]．何より，頸部は心臓マッサージの邪魔にならないため，心肺蘇生中の確認には適していると思います．

　また，あとでも述べますが（☞ p.73），特に心肺停止における肺エコーによる lung

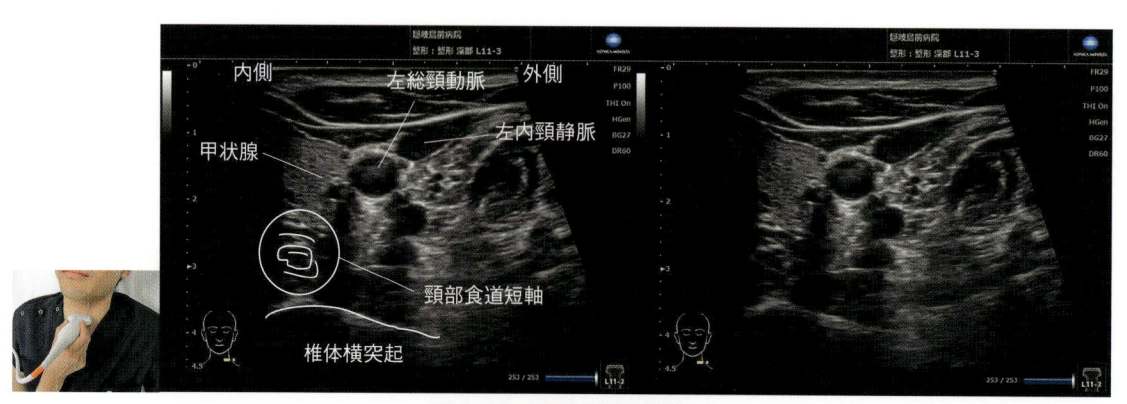

図1.35　頸部食道短軸像

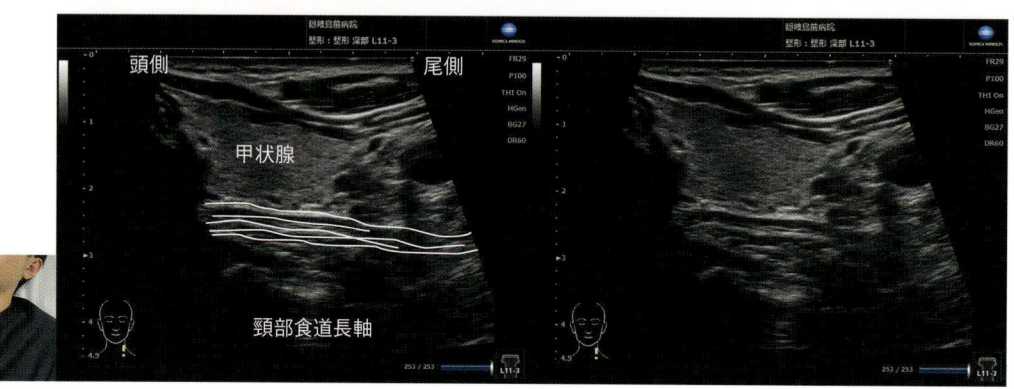

図1.36　頸部食道長軸像

sliding の評価は，特異度 100％とされており，確実に気管内挿管されていることを裏付けてくれます[36]．「JRC 蘇生ガイドライン 2015 オンライン版」（日本蘇生協議会）でも「CPR 中の気管チューブの位置確認には，身体所見に加えて，可能であれば波形表示のある呼気 CO_2 モニターを用いる．波形表示のある呼気 CO_2 モニターが使用できない場合には，波形表示のない CO_2 モニターや比色式 CO_2 検出器，食道挿管検出器，あるいは**気管超音波検査で代用する**」（太字は筆者）と書かれています[37]．

　次に胸部から腹部食道です．これもまた意識していればすぐ見えてくるのですが，意識していなければいつまでたっても気づきません．心窩部の体幹にプローブを長軸に当てて肝左葉を見た時，深部に見えています．通常肝左葉を矢状断で描出した時に，肝左葉に接して短軸の腹部食道が観察されます（**図1.37**）．プローブを反時計回りにわずかに動かすと食道の長軸像が描出され，頭側に追いかけると胸部食道につながっていることがわかります（**図1.38**）．胃食道逆流が観察されたり，この部位での食道がんがエコーで見つかったという報告があります．

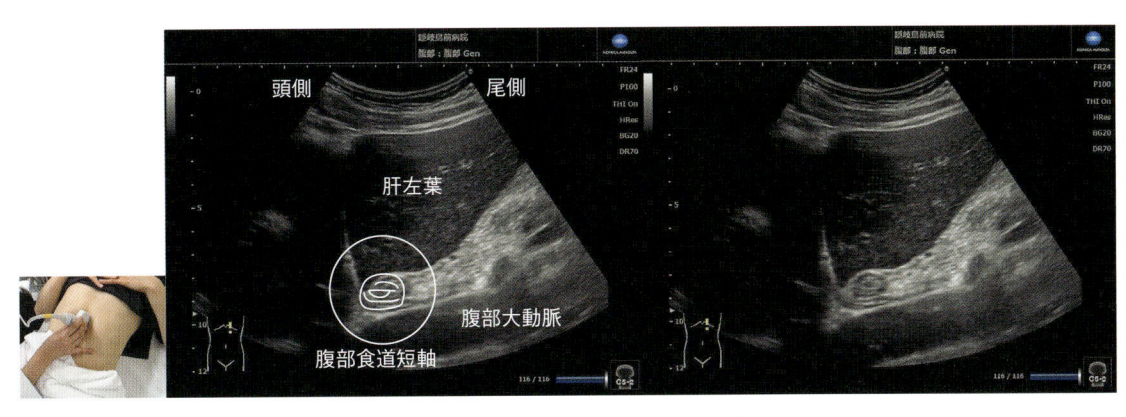

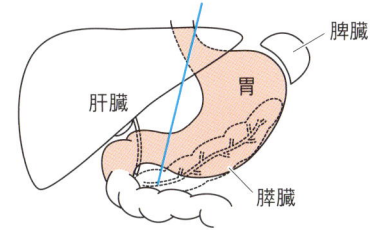

図1.37 腹部食道短軸像

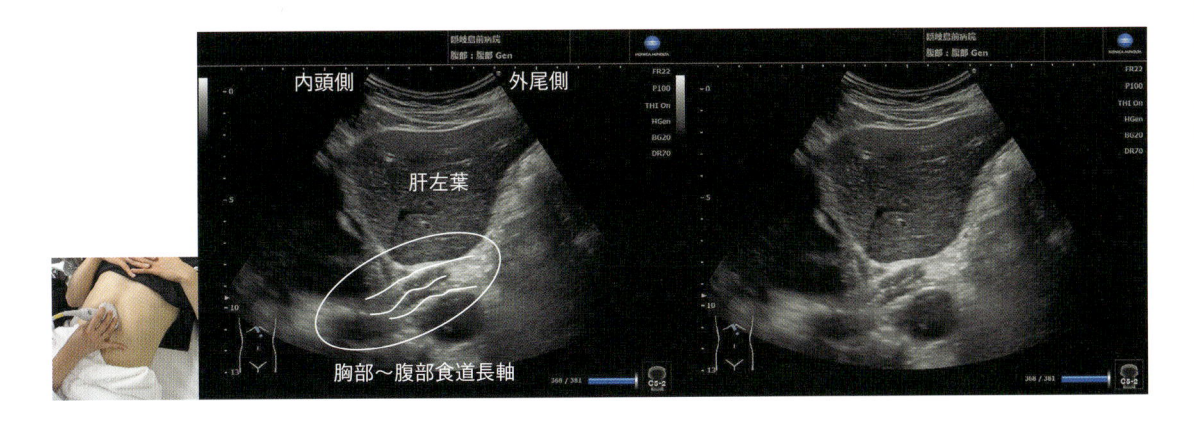

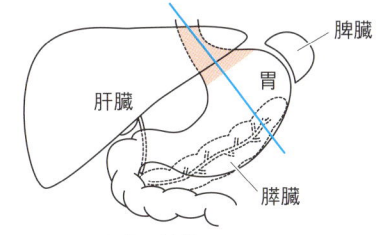

図1.38 胸部〜腹部食道長軸像

🔵 胃

消化管の壁は，エコーでは5層に見えるって知ってましたか？ high-low-high-low-highの5層構造なのです．上腹部のやや左側で矢状断にプローブを当てると胃が見えます．特にリニアプローブを使うと胃体部の前壁の壁構造がよく見えます．これが，胃内腔から粘膜面（高エコー），粘膜固有層＋粘膜筋板（低エコー），粘膜下層（高エコー），固有筋層（低エコー），漿膜層（高エコー）という5層構造に見えるのです（**図1.39**）．潰瘍や悪性腫瘍があると，この層構造が乱れてきます．胃の内容物がありすぎたり，空気があると深層側の後壁，大弯側は観察不良ですが，飲水させるとよく見えるようになる場合があります（**図1.40**）．脱気水が望ましいとされていますが，ふつうの水道水でも充分見えます．

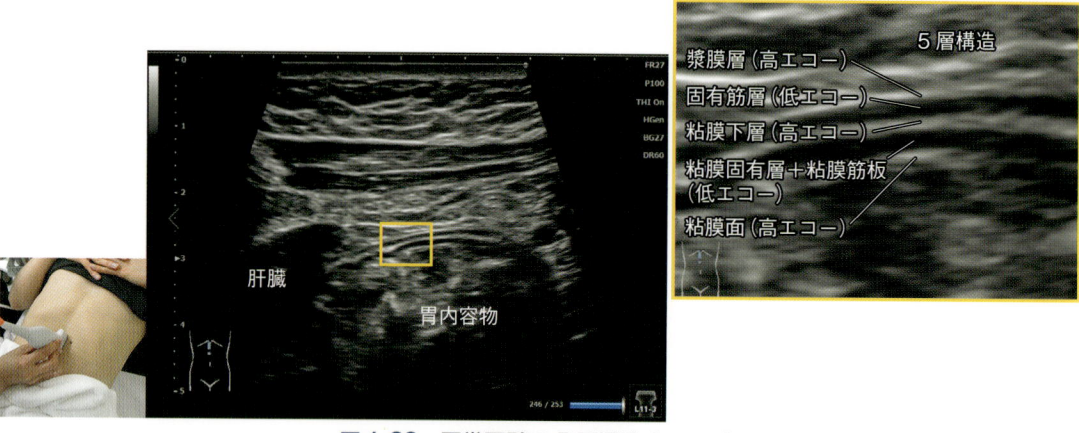

図1.39 正常胃壁の5層構造（リニア）

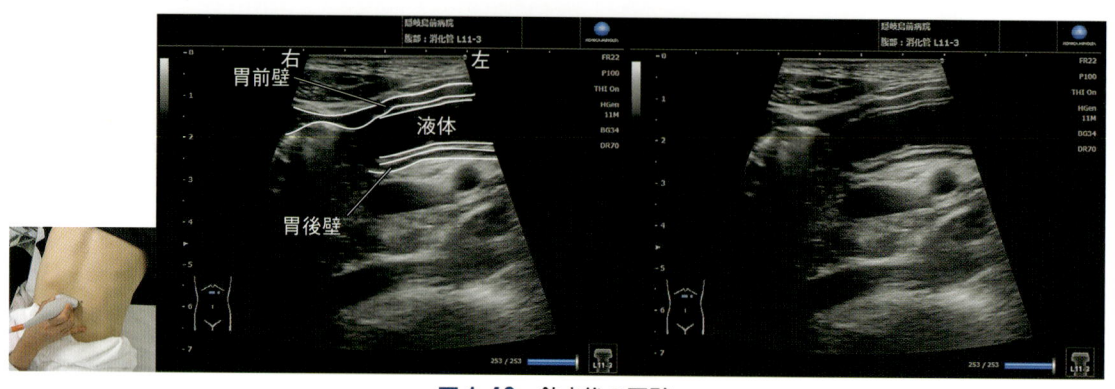

図1.40 飲水後の胃壁

小腸，大腸

小腸，大腸もやはり 5 層構造に見えます．小腸は液体〜ゲル状の内容物が見え，蠕動が観察されます（**図1.41**）．大腸は空気が入っていることが多く，表層側の粘膜が観察される以外はエアーのアーチファクト，あとはまばらに大腸の内容物が見えます（**図1.42**）．胃・腸壁の厚さには目安があって，胃は 5 mm 以下，小腸は 3 mm 以下，大腸は 4 mm 以下，直腸は 6 mm 以下となっています（**表1.5**）．

表1.5 正常胃・腸壁の厚さ目安

胃	5 mm 以下（幽門輪 8 mm）
小腸	3 mm 以下
大腸	4 mm 以下
直腸	6 mm 以下

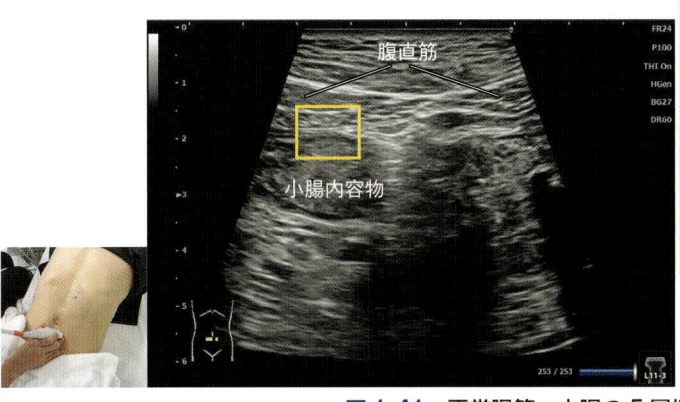
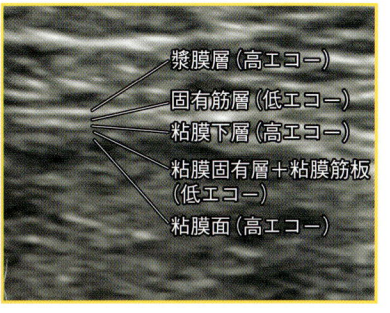

漿膜層（高エコー）
固有筋層（低エコー）
粘膜下層（高エコー）
粘膜固有層＋粘膜筋板（低エコー）
粘膜面（高エコー）

腹直筋
小腸内容物

図1.41 正常腸管 小腸の 5 層構造

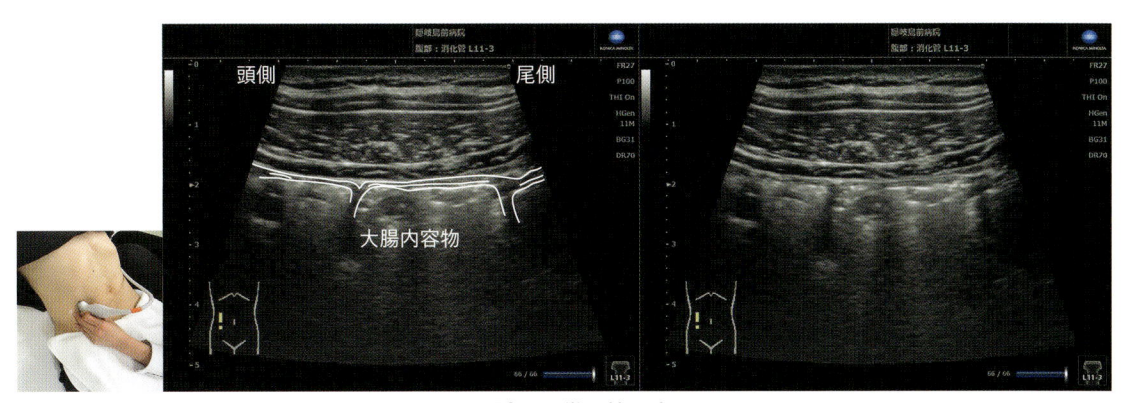

頭側　尾側
大腸内容物

図1.42 正常腸管 大腸

胃がん

食欲不振と体重減少で来院された 88 歳のおばあさん．エコーで見ると胃壁の 5 層構造が崩れて，粘膜面─粘膜固有層＋粘膜筋板─粘膜下層─固有筋層が不明瞭になり，厚く

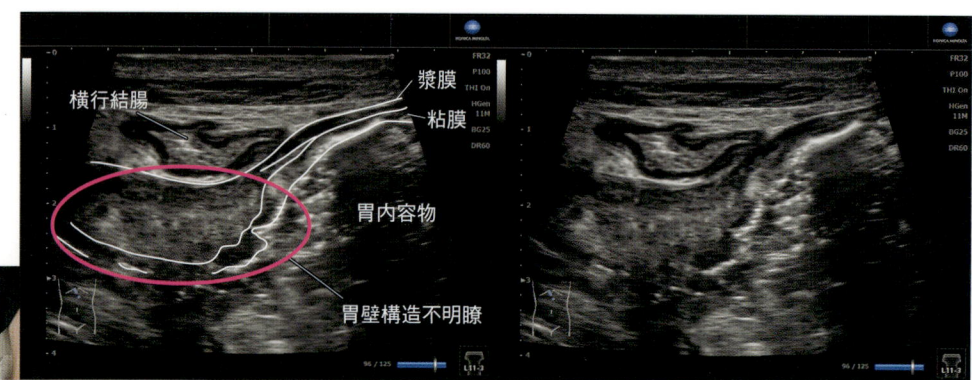

図 1.43　胃がん（リニア）

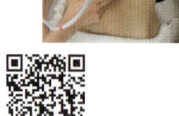
胃がん

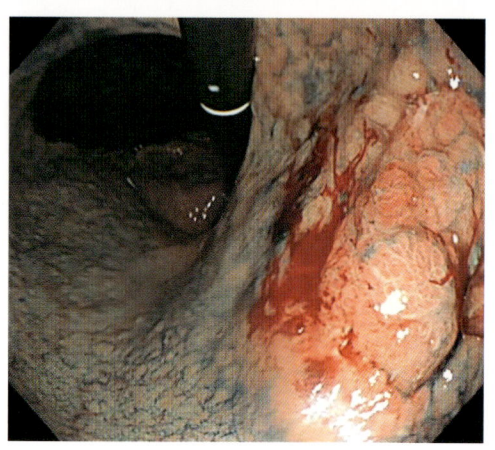

図 1.44　胃がん（内視鏡画像）

なっています（**図 1.43**）．後日，胃カメラで見たところ，胃角小弯から幽門にかけての BorrmannⅢ型の進行胃がんでした（**図 1.44**）．

🌐 アニサキス

さすがに，アニサキスがエコーで見えるわけではありませんが（食物残渣が少ない，アニサキスが元気に動いているなど条件が揃って，頑張れば見えるのか！？），胃壁が腫れているのが見えるんです．

80 歳女性，しめ鯖摂食 2 時間後，上腹部痛．食後 10 時間後に来院されました．当然アニサキスを疑って，内視鏡です（**図 1.45**）．胃体部の虫体を 4 体除去しました．

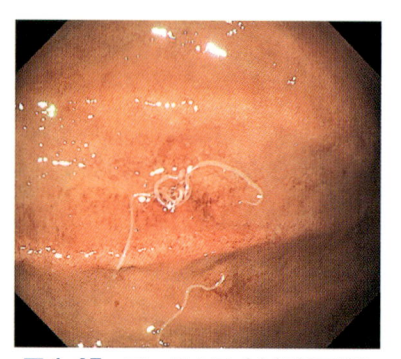

図 1.45　アニサキス（内視鏡画像）

　除去後，痛みが軽減したものの，翌日もまだ痛いということで再来院．エコーで胃壁を

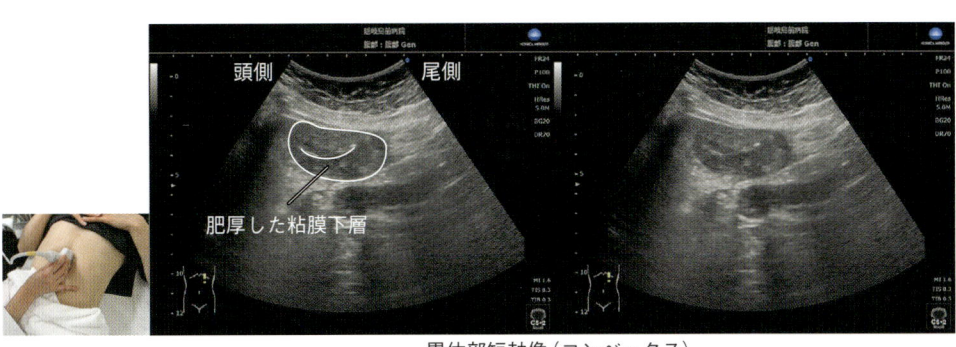

胃体部短軸像（コンベックス）

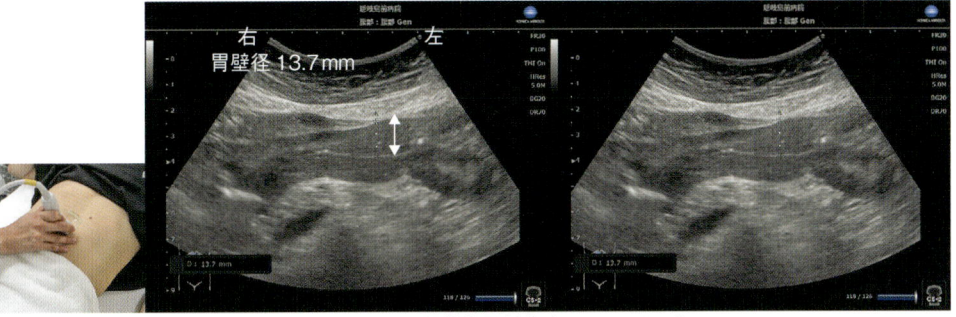

胃体部長軸像（コンベックス）

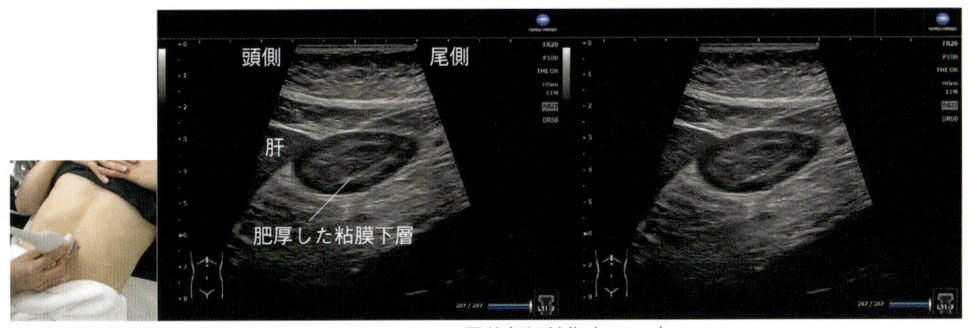

胃体部短軸像（リニア）

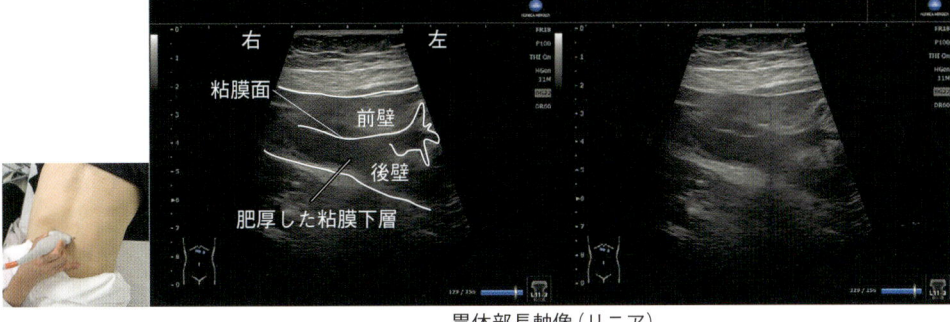

胃体部長軸像（リニア）

アニサキス除去後

図 1.46 アニサキス除去後　軽度痛みの残る翌日のエコー　正常胃壁≦5 mm

見たところ，まだ腫れていました（前ページ**図1.46**）．通常胃壁は5 mm以下のところが，13.7 mmと腫大していました．特に粘膜下層が腫れていました．アニサキスの名残だろうということで，経過観察として，数日で改善しました．

　同じようにAGML（Acute gastric mucosal lesion，急性胃粘膜病変）などでも胃壁の肥厚が確認できます．

● Column── おかゆは本当に胃にやさしいのか？

　鈴木昭広先生（東京慈恵会医科大学）と野村岳志先生（東京女子医科大学）の著書『ABCD sonography』[72]に「麻酔科医に必須，胃エコー」として胃内含有量についての紹介があります．右側臥位で前庭部の横断面積を計算すると4 cm²以下の時には胃は空に近い状態，10 cm²程度の時には約100〜240 mLの胃内容物を含んでいるという論文を紹介してくれています[38]．実際上腹部のもたれ感とか，胃が痛いと言いながら，フルストマックで来院される患者さん，います．空腹なら胃カメラできるのに，みたいなことってありますよね．そんな時にも胃にプローブを当ててみるといろいろわかります．食べたものの形状とか，どのくらい胃に停留しているか，とか．

　術前の胃内容物は麻酔中の誤嚥性肺炎のリスクですから，麻酔科にとっては重要ですね．2014年にはPutteらによって胃の残差量の様々な計測式が紹介されていますが，2013年のPerlasらの方法[39]を紹介しておきます．

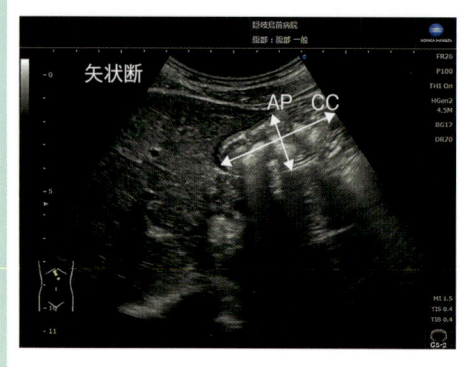

右側臥位で胃前庭部を描出する

胃前庭部の断面積：$CSA = \dfrac{\pi \times AP \times CC}{4}$

CSA：Cross-Sectional Area of the gastric antrum

胃内容量

$= 27 + 14.6 \times CSA\,(cm^2) - 1.28 \times 年齢\,(yr)$

　水，または2.5％のブドウ糖液を400 mL摂取すると，胃からの排出速度はともに18 mL/分で差はありませんが，10％ブドウ糖液では9 mL/分と半分に，15％ブドウ糖液では1.5 mL/分と8％まで低下します[40]．胃内容排泄速度（GER：Gastric Emptying Rate）は食物内容，食事量，併用薬物，温度，粘度，疾病，姿勢などによると言われていますが，何より本人の体調によりますね．そういう意味でも目の前の患者さんの胃にプローブを当ててみるといいと思います．量を決めて炭水化物，タンパク質，油を食べて，直後と時間を置いてからと，2回に分けて胃内容量を測ってみても面白いかもしれませんね．

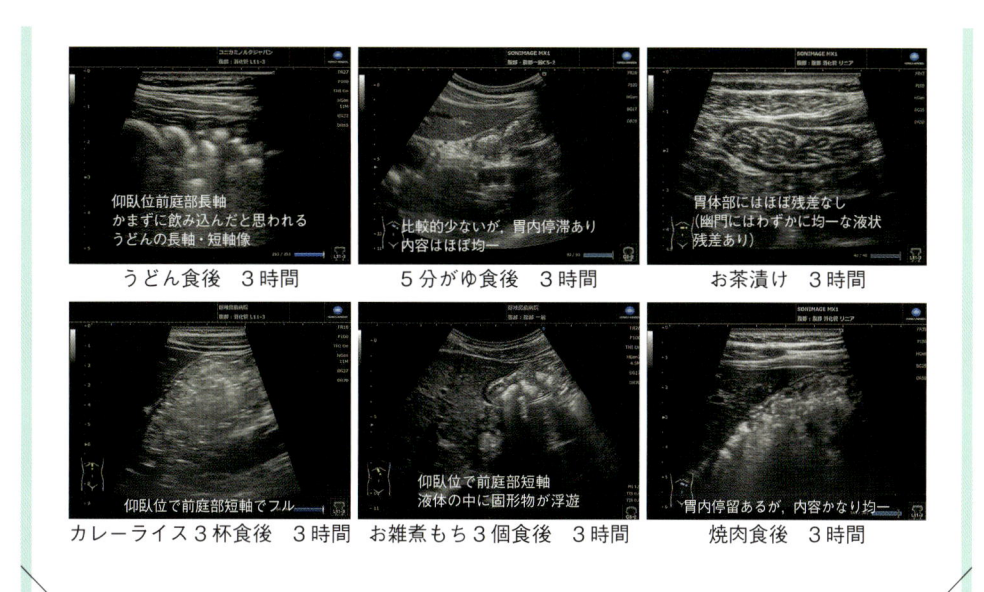

仰臥位前庭部長軸 かまずに飲み込んだと思われる うどんの長軸・短軸像	比較的少ないが，胃内停滞あり 内容はほぼ均一	胃体部にはほぼ残差なし （幽門にはわずかに均一な液状 残差あり）
うどん食後　3時間	5分がゆ食後　3時間	お茶漬け　3時間
仰臥位で前庭部短軸でフル	仰臥位で前庭部短軸 液体の中に固形物が浮遊	胃内停留あるが，内容かなり均一
カレーライス3杯食後　3時間	お雑煮もち3個食後　3時間	焼肉食後　3時間

🟢 イレウス

イレウス，腸閉塞というのも地方によって呼び名が違っていて，定義や使い分けがはっきりしていませんでした．2015年の急性腹症診療ガイドライン[41]では，**表1.6**のように分類されています．イレウスは機能的な腸管麻痺のこと．物理的な閉塞は腸閉塞．その中でも血行障害を伴わないものは単純性腸閉塞で，血行障害を伴うものを絞扼性腸閉塞もしくは複雑性腸閉塞とされています．

表1.6　イレウス・腸閉塞の分類[41]

イレウス		機能的な腸管麻痺
腸閉塞	単純性 腸閉塞	腸管内腔の狭窄 or 閉塞
		血行障害を伴わない
		原因は食物・腫瘍など
	絞扼性 腸閉塞 （複雑性 腸閉塞）	血行障害を伴う腸管内腔の閉塞
		原因は術後の癒着，ヘルニア嵌頓， 腸重積など

(https://minds.jcqhc.or.jp/n/med/4/med0214/G0000779/0001)

98歳男性．S状結腸穿孔で手術歴のある患者さんです．**図1.47**は腹痛と食欲不振で来院した時の立位腹部単純X線画像です．小腸のニボー（鏡面像）が見えて典型的な腸閉塞所見です．ではこのケース，エコーでどう見えるのでしょうか．

まず液性の内容物の詰まった小腸が観察されます（**図1.48**）．通常は3cm未満の腸管が3cm以上となり，内圧の高まりを疑わせるように正円形になっています．周囲には少量の腹水が観察されます．プ

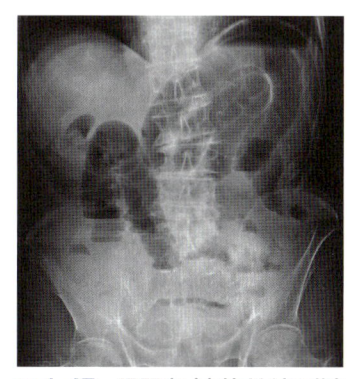

図1.47　腸閉塞（立位X線画像）

ローブを 90°回転させ長軸像を描出すると，「to and fro」と呼ばれる腸管内容が行ったり来たりする様子が観察されます．また，拡張した小腸内に液体貯留が見られ，ケルクリング襞が keyboard sign を呈します（**図 1.49**）．

液体の詰まった小腸
腹水も認める
腸閉塞の腸管は内容物が緊満しているため正円形

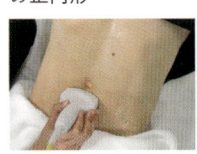

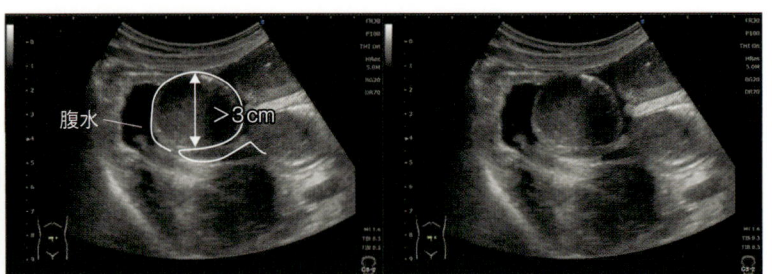

腸管内容物の詰まった小腸長軸像
to and fro（腸管内容物が行ったり来たり）

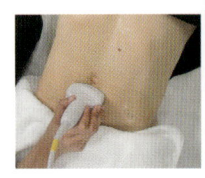

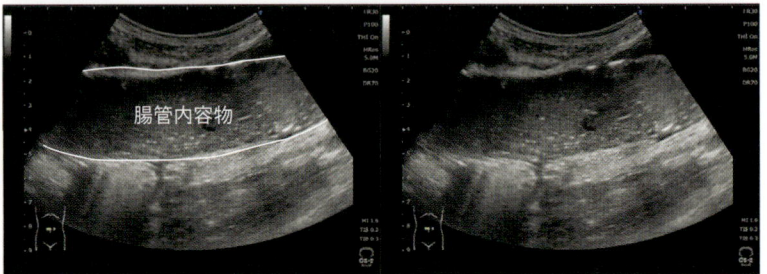

上腹部ではエアー
図 1.50Ⓐの位置
エアーで腸管内容は見えない

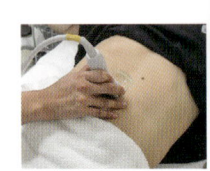

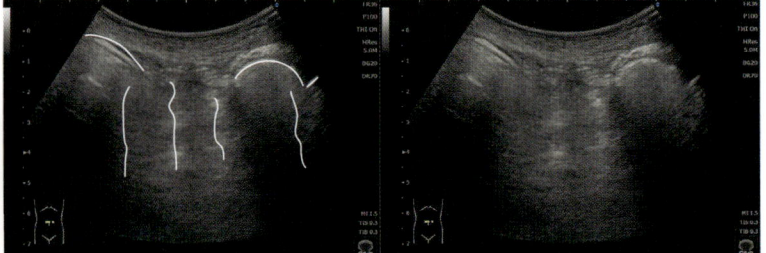

図 1.48　小腸イレウス

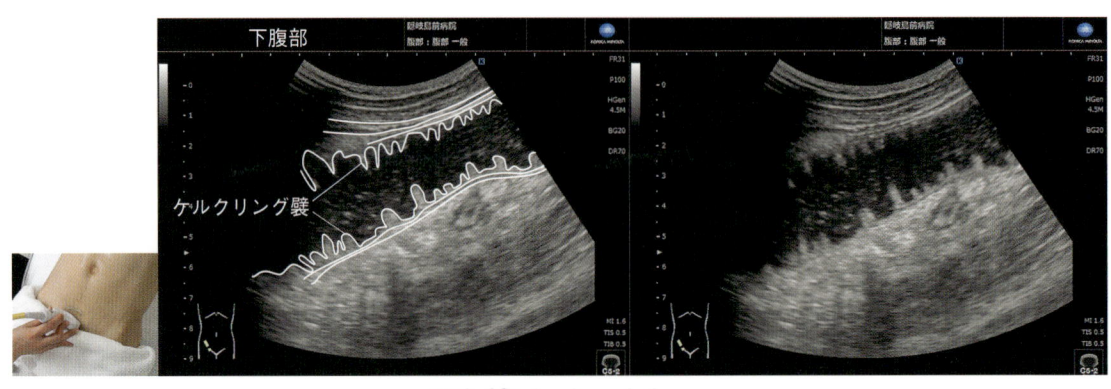

図 1.49　keyboard sign

　少し注意したいところは，通常仰臥位では腹壁表面側にエアーが溜まっているため，腹壁前面からプローブを当てると，腸管自体の観察が見にくくなることです（**図1.50Ⓐ**）．当然ですよね．その場合には少し側腹部からプローブを当ててみましょう．観察がしやすくなることがあります（図1.50Ⓑ）．

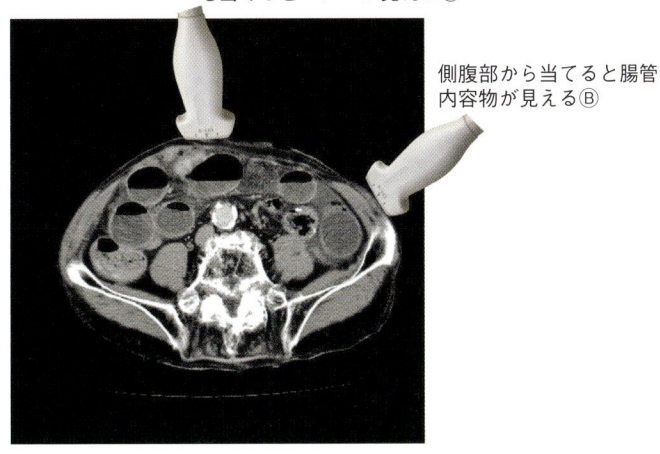

仰臥位で腹部真上からプローブを当てるとエアーが見えるⒶ

側腹部から当てると腸管内容物が見えるⒷ

図1.50　イレウス（造影CT画像）

　腸閉塞に対するエコー，X線，CTの感度と特異度は**表1.7**のようになっています[42]．エコーは感度92％，特異度97％ですから，これはプローブを当てないわけにはいきませんね．

　エコーで腸閉塞の診断ができたら，次は原因検索です（**図1.51**）．成人小腸の機械的閉塞の三大原因は癒着が最も多く，ヘルニア，腫瘍がそれに続きます[43]．癒着は開腹手術の病歴を聞けばわかりますよね．腹部の**手術痕**を中心にエコーで閉塞部位を探しに行きます．ヘルニアは，**鼠径部**，大腿部は視診，触診で確認していきます．併せてエコーで確定診断していきます．痩せた高齢の女性に多いのが閉鎖孔ヘルニアですね．身体所見だけで診断するのは難しく，これもエコーで見つけに行きます．腫瘍に関しては**結腸**を中心に見ていきます．

表1.7　腸閉塞に対するエコー，X線，CTの感度，特異度[42]

	感度	特異度	LR＋	LR－
エコー	92％	97％	27.5	0.08
X線	46％	67％	1.38	0.8
CT（64列未満）	87％	81％		

（Michael G et al. *Am J Emerg Med* 2018：36（2）：234-42）

エコーで見るべき3つのポイント
・手術痕
・鼠径部（恥骨枝付近）
・結腸

図1.51　腸閉塞原因検索

腸閉塞
（大腸がん）

　最も重要なことは，手術適応のある絞扼性腸閉塞をいかに早く診断するかです．**絞扼性腸閉塞のエコー上の所見としては，腸管壁の肥厚，腸管の蠕動運動の消失，高エコーを示す腸管内容，腹水，腸管壁内ガス像，小腸で3 cm以上の拡大**と言われています[44][45]．エコー所見が診断に有効な反面，腸管内ガスが多いと有意なエコー所見が得られないことも多々あります．理学所見，採血結果，CTなど他の画像診断との併用による遅滞ない判断が重要になります．

🔵 虫垂

　消化管エコーで会得したいのは何と言っても虫垂描出ですね．痛い右下腹部にプローブを当て腫大した虫垂を描出できれば診断できます（**図1.52**）．急性虫垂炎の発症からの時期によっても違いますが，通常は6 mm以下のはずの虫垂がそれ以上に腫大していたり，周囲に液体貯留が見られたり，カラードプラでフローが乗ったりします．Harrison's PIM 19th ed.（2015）によると，急性虫垂炎でCT（**図1.53**）は感度94%，特異度90%となっていますが，エコーの場合は術者の技量，患者の条件，エコーの性能によって感度・特異度が大きく変わります．正常被検者でもかなりの確率で描出可能です．ただし見えない人では見えないものですから，見やすい例でしっかり描出練習しましょう．少しでも確実に描出できるよう手順を説明していきます．

　虫垂の描出方法は，上行結腸から行う方法と終末結腸から行う方法の2種類があります．

虫垂描出方法1　上行結腸から

　通常腹部CTで虫垂を同定する時には，右側腹部の最外側，最背側にある上行結腸を同定します．上行結腸を尾側に追いかけていき，可能ならばバウヒン弁を同定．その尾側にある腸管が盲腸になります．盲腸からつながっている管腔像である虫垂を見つけていきます．

　厄介なのは，通常虫垂口は盲腸の尾側にありますが，そもそも盲腸の位置が人によって全然違うことです．さらに，虫垂が自由でふらふらしているため，どちらの方向にたどっていけばよいかが定まりません．いくつかの文献では3〜6時の方向に向かうものが最多とされています（**図1.54**）[46]．

　エコーの場合もCTと同様に，右側腹部で最外側，最背側にある上行結腸を尾側にトレースしていきます．ガスの多い上行結腸を認めます．バウヒン弁はいろいろな形があり，同定できる場合と同定できない場合がありますが，尾側まで下がりすぎると腸骨筋が見えてくるので，その手前にある部分が盲腸です．盲腸が終わって腸骨筋が出てくる辺りを丹念に探します．短軸に見える◎か長軸に見える≈を探します．見つけたら，長軸で追いかけて，盲端になっているところを確認すれば虫垂です．

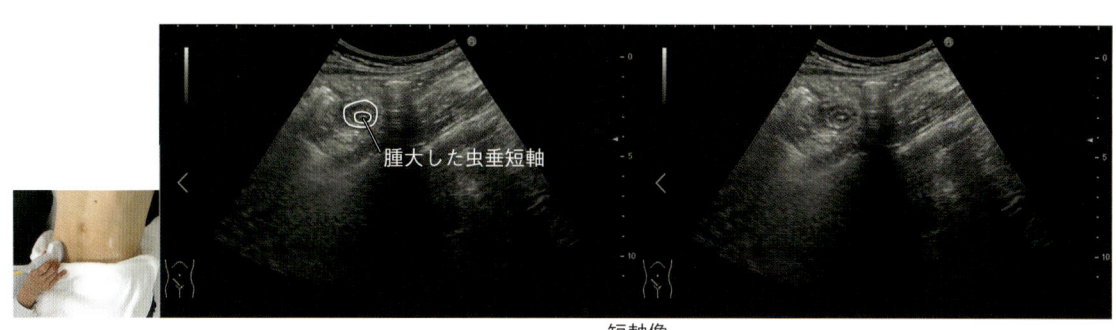

短軸像

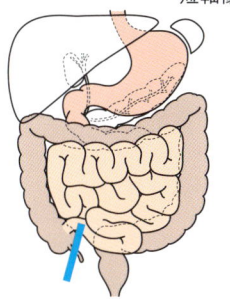

※正常虫垂短軸径＜6mm

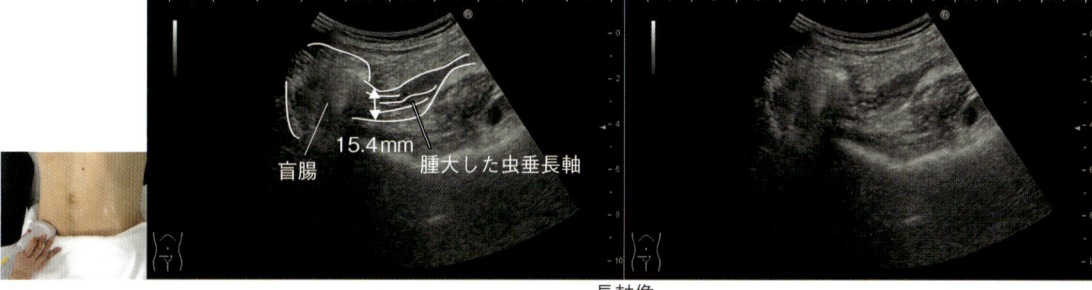

盲腸　　15.4mm　腫大した虫垂長軸

長軸像

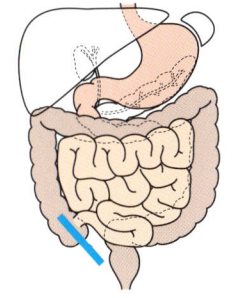

図1.52 急性虫垂炎

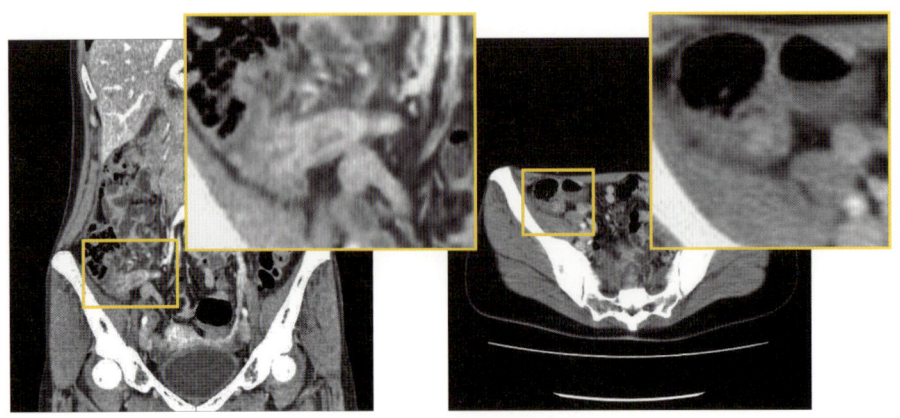

図1.53　急性虫垂炎（造影CT）

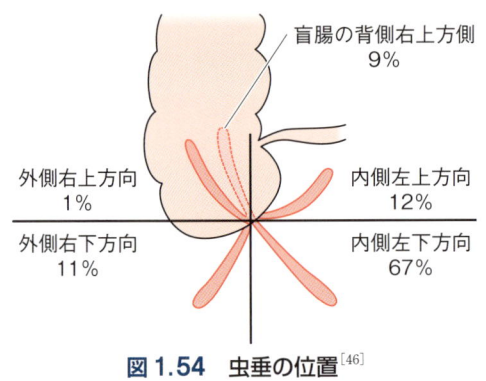

図1.54　虫垂の位置[46]

(長谷川雄一. 消化管アトラス. ベクトル・コア；2008)

虫垂描出方法2　終末回腸から

　もう1つの方法は回腸側から見つけていく方法です（**図1.55**）. 右下腹部で左に腸骨，腸骨筋とその内側に総腸骨動静脈のあるビューを描出します（同①）. 頭側にプローブをスライドすると小腸内容を認める回腸が現れ，多くの場合蠕動が観察されます. 腸骨筋を乗り越えるように終末回腸が認められ，外側に追いかけていくと小腸から連なるガスの多い上行結腸が見えてきます（同②）. その間がバウヒン弁で，上行結腸の尾側にあるのが盲腸です. あとは前述の方法と同じで，盲端となっている管腔臓器を探します（同③）. そして盲腸からの虫垂口を描出しましょう（同④）. 最後はやはり盲端を確認します（同⑤）.

　虫垂と終末回腸（**図1.56**）も見間違えそうになることがあります. 見分け方のポイントの1つは蠕動の有無です（**表1.8**）. 虫垂は蠕動がありませんが，終末回腸はたいていしばらく待てば結腸の方向への蠕動があり，周期的に回腸口が開いて内容物が流れていきます. 2つ目のポイントは，回腸はつぶれて変形することです. 虫垂は短軸観察でプローブで圧迫してもつぶれません. 3つ目は虫垂口と回腸口の見え方の違いです. バウヒン弁

①腸骨筋，総腸骨動静脈を描出し，腸骨筋の表層を乗り越える回腸を描出

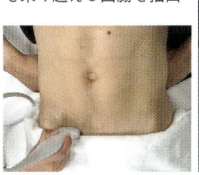
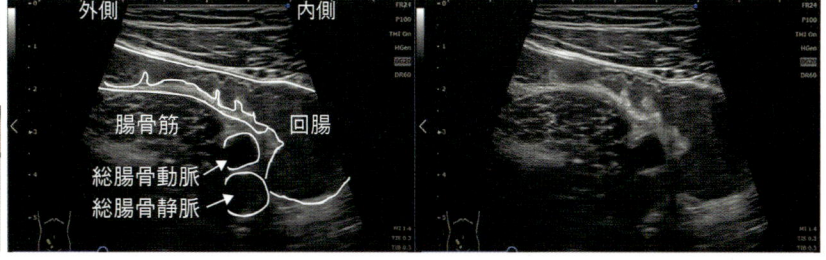

②描出した回腸を外側にトレースし上行結腸を描出

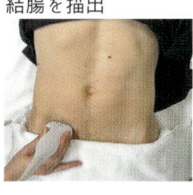
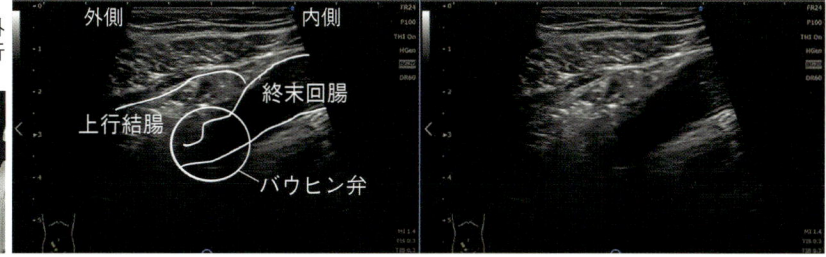

③バウヒン弁（終末回腸が上行結腸に入るところ）の尾側にある盲腸の尾側周囲で虫垂の短軸◎もしくは虫垂長軸≋の構造物を見つける

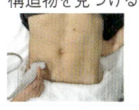
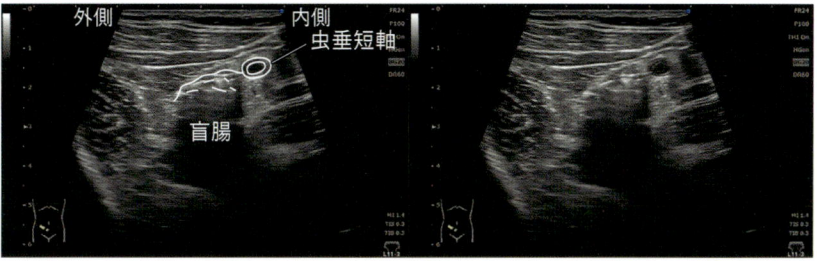

④盲腸から虫垂口を描出

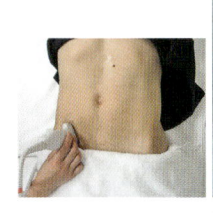
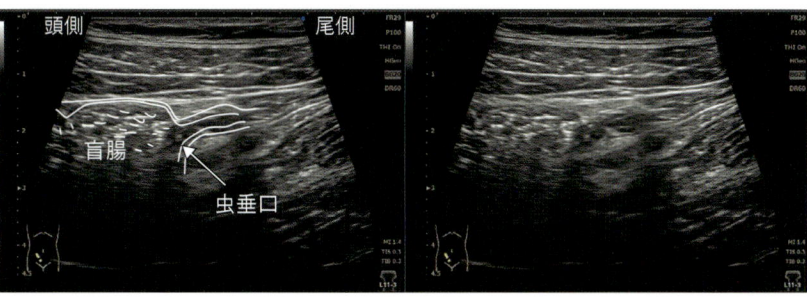

⑤盲端になっていることを確認

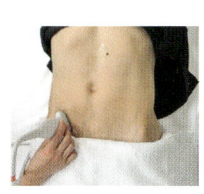
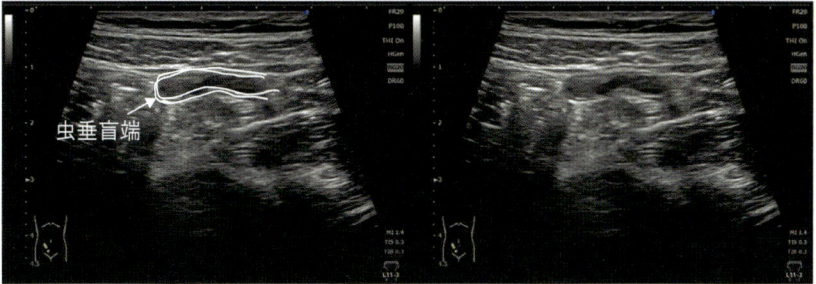

図 1.55　虫垂描出のコツ（終末回腸から）

虫垂描出
（正常）

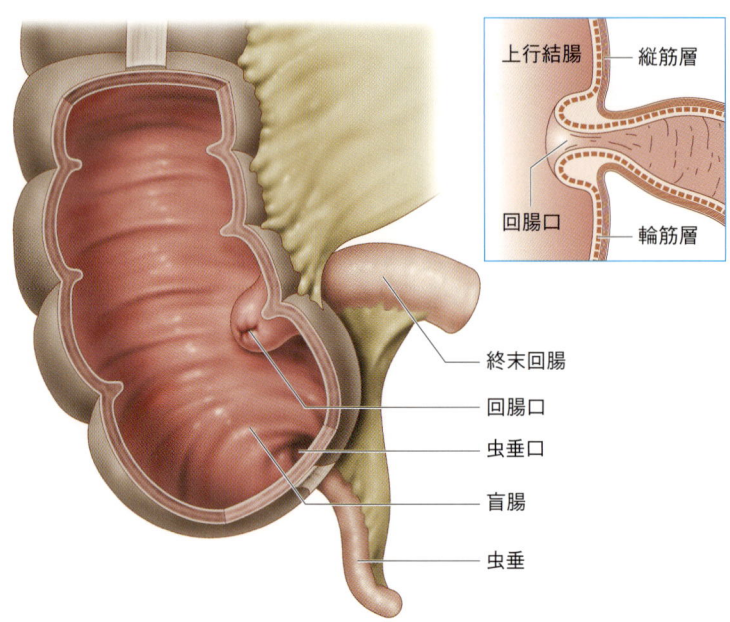

図 1.56 虫垂と終末回腸

表 1.8 虫垂と終末回腸を間違えないために

	虫垂	終末回腸
蠕動	乏しい	あり
圧迫	短軸にした時に圧迫で潰れない	潰れて変形する
虫垂口と回腸口のイメージ	盲腸／虫垂口	上行結腸／終末回腸

の形はいろいろあり，一概に言えませんが，結腸から回腸へ内容物が逆流しないように回腸終末部は盲腸の内腔へ膨出する形になっています．結腸のガスや内容物が影をひいて，回腸口自体をきれいに見ることは結構難しいんです．逆に虫垂口は盲腸粘膜がそのまま虫垂につながるため，描出しやすくなります．

　急性虫垂炎の治療は基本的には手術になりますが，2015 年の *NEJM* に "Acute Appendicitis — Appendectomy or the "Antibiotics First" Strategy" [47] として「単純性虫垂炎なら保存療法もあり」と書かれています．**単純性虫垂炎とは老人，妊婦以外で，糞石なし，穿孔なし，免疫不全なし**です．抗生剤ファーストの治療で二次的に手術となるのは 10〜

37%だそうです．ただし手術になった中央値は 4.2〜7 カ月とのことです．この論文は西伊豆健育会病院の仲田和正先生が 2015 年 5 月の西伊豆早朝カンファレンスで取り上げられており，その中で 1921 年に出版された Cope の "Cope's Early Diagnosis of the Acute Abdomen"[48] に書かれている急性虫垂炎の症状などの出現の順番に触れられています．最初に**腹痛**，そして**吐き気**，その次に**嘔吐**，さらに**圧痛**が出て**発熱**して，**白血球**が**増加**するとのことです（**図1.57**）．逆に言うと順番が違うようだと虫垂炎らしくない，ほかの鑑別疾患の可能性が高くなるということになります．臨床診断には重要なことですね．

1. 腹痛
2. 吐き気
3. 嘔吐
4. 圧痛
5. 発熱
6. 白血球増加

図 1.57　急性虫垂炎症状発現の順番[48]
（Cope. Cope's Early Diagnosis of the Acute Abdomen. 1921）

🔵 腸間膜リンパ節炎

　腸間膜リンパ節炎は小児から若年者に発症し，多くは右下腹部の回腸末端の腸管に起こります．右下腹部に圧痛・反跳痛を認めますが，通常筋性防御はありません．ウイルスでも細菌でも起こりますが，多くはセルフリミテッドな疾患です．最重要なのは虫垂炎との鑑別です．臨床症状で初発の腹痛は典型的には**虫垂炎では，心窩部から**起こります．**腸間膜リンパ節炎は臍周囲から**始まるとか，あるいは悪心・嘔吐がない，あってもごくわずかとか，発熱も軽度などの特徴はありますが，虫垂炎と腸間膜リンパ節炎を臨床経過や理学所見で厳密に鑑別することは困難です．

　ここで役に立つのがエコーです．終末回腸周囲に腫大したリンパ節が散在する様子を認められ（**図 1.58**），これに加えて**正常虫垂を確認できれば確定診断**となります．

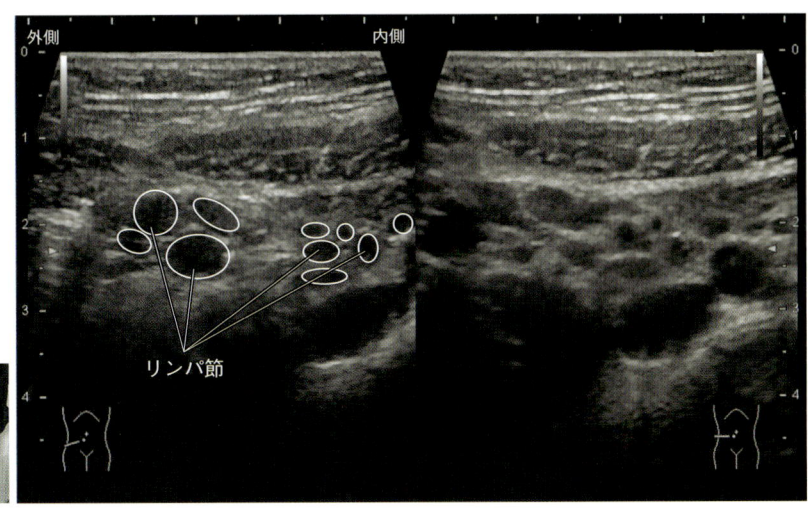
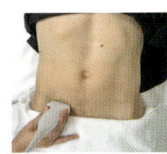

図 1.58　腸間膜リンパ節炎
回腸末端にリンパ節腫大多数

🔵 感染性腸炎

　感染性腸炎の多くはウイルスにより秋から冬にかけて流行しますね．症状は嘔気，嘔吐，下痢，発熱，腹痛です．小児や高齢者では嘔吐，下痢によって脱水になり，点滴を有する場合もありますが，ほとんどのケースは1〜2日で症状が軽快していきます．

　それでも病院に来たからには何かできないかと思ってプローブを当てると，腹痛部，圧痛部に一致して腸管の浮腫上変化，びまん性の腫脹が認められます（**図 1.59**）．リニアプローブで観察すると腸管のどの層が腫れているかなどのさらに詳細な情報が得られます．特異的な所見ではありませんが，「腸炎ですね」と言ってあげられたり，場合によれば「食事はもうしばらく消化のいいものにしておきましょうね」などとアドバイスができます．

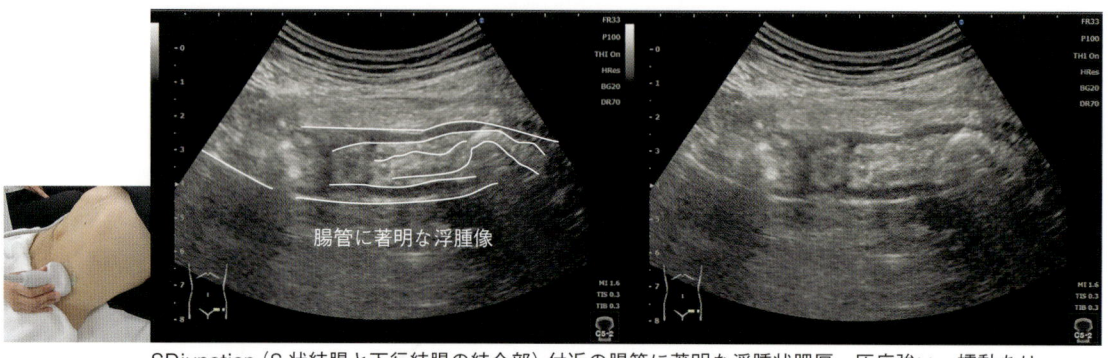

SDjunction（S状結腸と下行結腸の結合部）付近の腸管に著明な浮腫状肥厚．圧痛強い．蠕動あり．びまん性肥厚

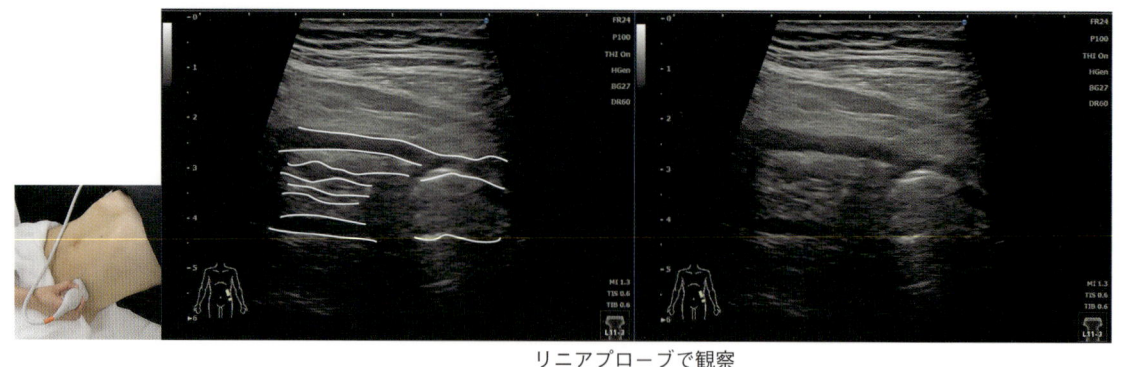

リニアプローブで観察

図 1.59　感染性腸炎

● Column ── とって隠岐の消化管エコーの練習方法

　消化管エコーといっても，実質臓器に比べると，やはりとっつきにくい部分は否めませんよね．ガスでよくわからない，腸管が移動する，人によって位置が違う，そういったことが原因ではないかと思っています．克服するために，というか消化管エコーは面白いと，思えるようになるためには，まずはわかりやすい正常の消化管をどれだけ見るかだと思います．

　思いついたのは大腸カメラの前処置中の患者さんにお願いして，エコーを当てさせてもらうことでした．大腸カメラの前処置中は大量の水が消化管内にあるために，部位が同定しやすいのです．例えば胃の形全体，胃から十二指腸への幽門輪の部分，十二指腸水平脚が腹大動脈と上腸間膜動脈との間を通るところ，終末回腸からバウヒン弁の部分など，key となる部位の描出が非常にわかりやすいのです．さすがに患者さんにお願いするのは難しい場合もあると思うので，身内や職員の検査の時にお願いしてみるのはどうでしょうか．

　研修医同士などで練習する時には，大量の水を飲むというのもありですが，食事内容や練習時間を食後何時間にするかなどで，見え方はかなり違ってきます．胃から十二指腸などの上部消化管エコーの描出練習におすすめなのは，おかゆやお茶漬けを食べた後の 2～3 時間後．適当に胃内でこなれて，ほぼ均一にゲル状になった食べ物が胃から十二指腸に流れ込み始めていて，胃から十二指腸水平脚までの同定がわかりやすいと思います．特に上部消化管は自分でも当てやすい部位なので，ぜひ試してみてください．

　正常像の描出に習熟すれば，異常像がわかるようになります．

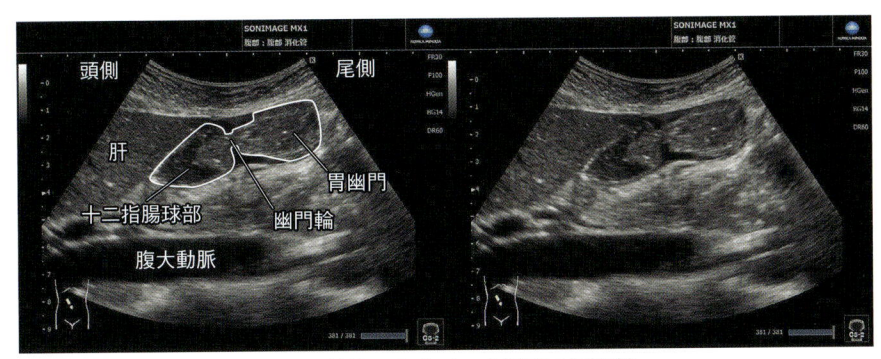

たらこ茶漬けを食べて 3 時間の幽門輪

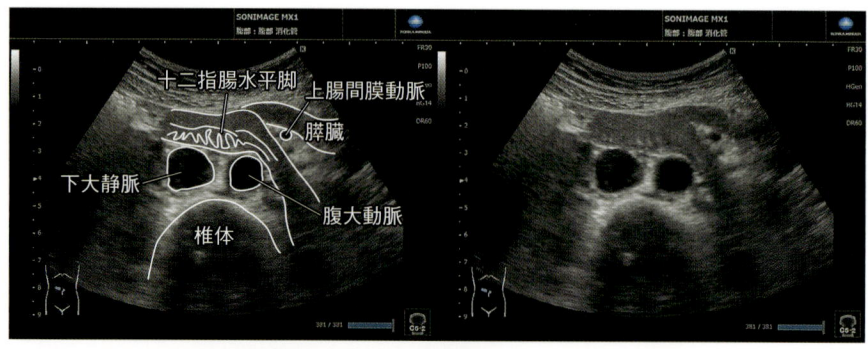

たらこ茶漬けを食べて3時間後の十二指腸水平脚

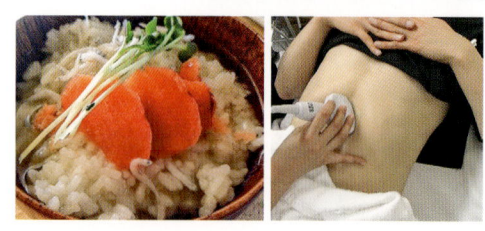

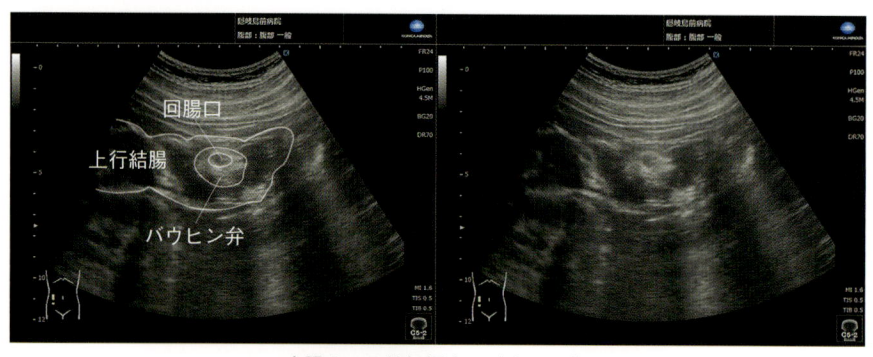

大腸カメラ前処置中のバウヒン弁

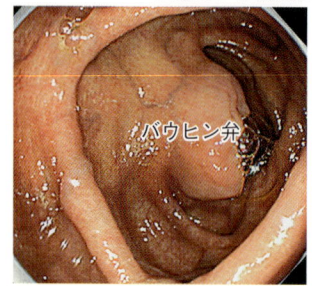
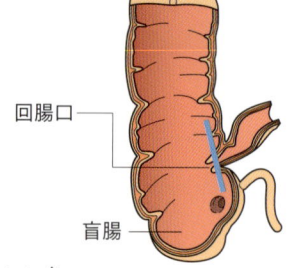

同一患者さんの大腸カメラ検査時のバウヒン弁

潰瘍性大腸炎

　潰瘍性大腸炎やクローン病の有病率は増えています．わが国の潰瘍性大腸炎の患者数は166,060人（2016年）で，人口10万人当たり100人程度です．クローン病の患者数は1976年には128人でしたが，2016年には42,789人と増加しています．人口10万人当たり27人程度です．かなり日常疾患として診療する機会があるのではないかと思います．症状の寛解と増悪を繰り返す疾患であり，疾患自体の増悪か，ただのウイルス性胃腸炎かの鑑別に苦慮することもあるかと思います．そういったときに1つの参考としてエコーが使えるかも知れません．

　図1.60のケースは72歳の罹病歴15年の潰瘍性大腸炎の女性で，左の下腹部が痛いと来院されました．その時点で便に血液が混じるとのことでしたので，おそらく8年ぶりの疾患自体の増悪と考えましたが，エコー検査を施行してみました．疼痛部位と一致して下行結腸からS状結腸にかけて，粘膜〜粘膜下層がびまん性に腫脹しています．計測してみると，本来結腸粘膜は4 mm以下ですが，7 mmとなっています．外来でペンタサ®（メサラジン）増量しましたが，軽快せず，入院絶食加療となりました．

● Column ── 有病率と罹患率

　有病率は，ある一時点において疾病を有している人の割合を表します．ある集団の一時点の患者数（分子）を調査対象者数（分母）で割った値です．集団の特定の時点での健康問題の大きさがわかり，その対策を立てるためなどに有効な指標です．ちなみに罹患率（後述）が同じ病気の場合，有病期間が長い病気のほうが有病率は高くなります．つまり罹ったらすぐに死んでしまう病気と，罹っても長く生きる病気とでは，後者のほうが有病率は高くなります．高血圧，糖尿病，結核などの慢性疾患に有用な指標です．

　罹患率は，一定期間にどれだけの疾病（健康障害）者が発生したかを示す指標です．通常は1年間の10万人当たりの疾病発生数で表します．疾病と発生要因との因果関係を探る場合に有用です．例えば，ある一定期間における女性を母数（分母）に子宮がんになった患者数（分子）とか，はしかに罹患歴のない人（分母）のはしかに罹患した数（分子）とかになります．

Introduction 外来超音波診療ってなに？

1 腹痛

2 胸痛

3 頭頸部領域

4 末梢神経

5 関節

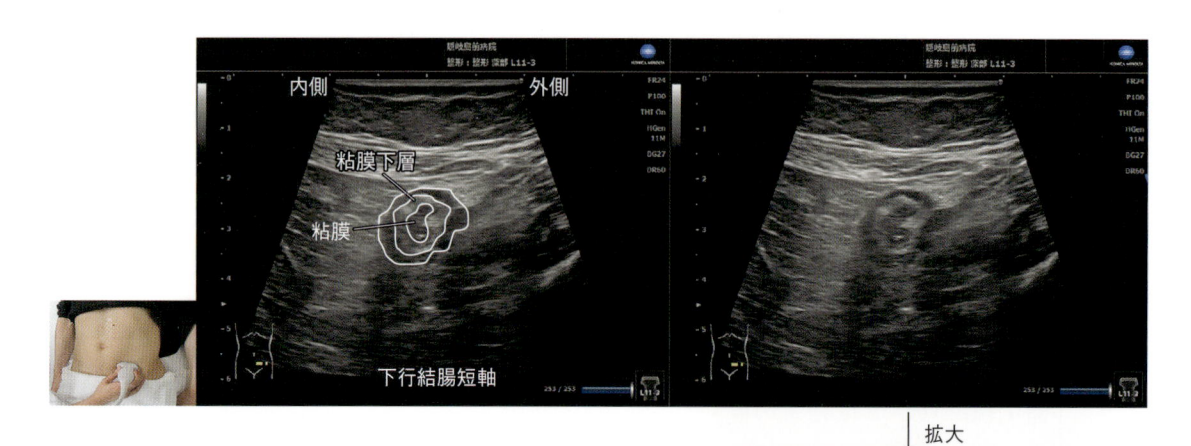

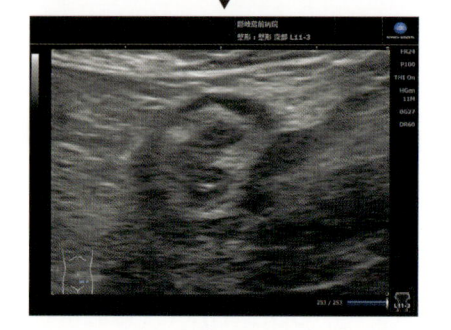

拡大

・腸管内は下痢などでエコー検査に適した腸内環境
　になることが多い
・粘膜・粘膜下層が肥厚
・重症例では粘膜下層が低エコーになり層構造が不
　明瞭になる

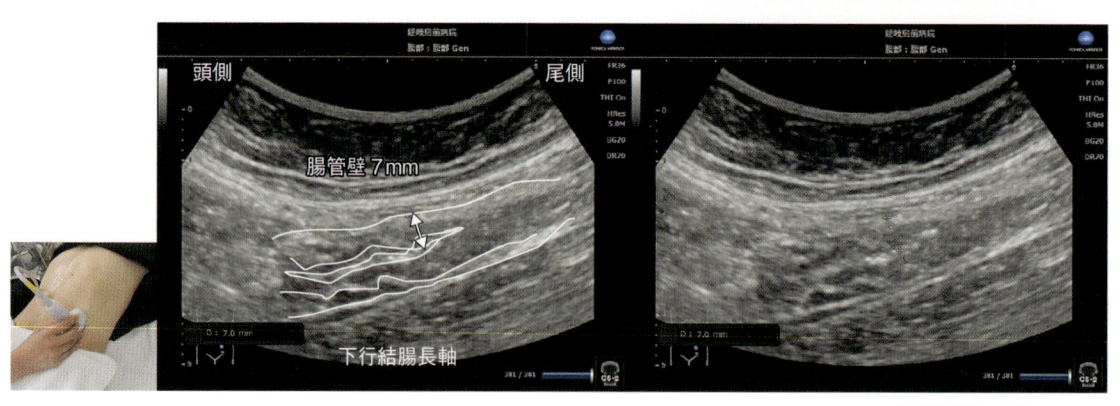

正常大腸壁≦4mm

図1.60　潰瘍性大腸炎　急性増悪

Chapter 2

胸 痛

Introduction 外来超音波診療ってなに？
1 腹痛
2 胸痛
3 頭頸部領域
4 末梢神経
5 関節

胸痛の鑑別診断もたくさんあります．Common なものから Critical なものまで，そして Acute な疾患から Chronic なものまで．特に胸痛の原因には時間に猶予のない命にかかわる病気がいくつも含まれているため（次ページ**図 2.1**），慎重にかつ素早く鑑別診断を考えなければなりません．まずは頻度が少なくても，重篤な疾患をルールアウト．**表 2.1** の 6 つの疾患（killer disease）です．中でも，頻度的にも重篤度的にも治療可能という意味でも，**虚血性心疾患**．特に**急性冠動脈症候群**．これはチェックする必要があります．多くは心電図検査で引っかかってきますが，必ずしも典型的な胸痛を訴えないことはよく知られています．あとは**胸部大動脈解離，肺塞栓，心タンポナーデ，緊張性気胸，特発性食道破裂**（Boerhaave 症候群）です．常にこの 6 つの Critical なものをルールアウトしたうえで，他の疾患を想起，鑑別していくことが重要です．

腹痛と同様，胸痛の 4 象限マトリクスでも，エコーが必須（■）の疾患，エコーが役に立つ（■）疾患を色分けしてみました．たくさんありますね．

日常診療における外来超音波診療ということで，まずは**肋骨骨折**から解説していきます．

表 2.1　胸痛における killer disease

①虚血性心疾患（特に急性冠症候群）
②胸部大動脈解離
③肺塞栓症
④心タンポナーデ
⑤緊張性気胸
⑥特発性食道破裂（Boerhaave 症候群）

● Column ── 胸痛 Acute/Chronic × Common/Critical の センターは？

年間 30 人くらいの医学生が，当院に見学，実習に訪れます．大学の授業の一環で来る学生もいれば，飛び込み系で休暇を使用して見学に来る学生もいます．2018 年に大阪大学から 3 人組の医学生が見学にやってきました．診療のフィードバックの中で，彼らに「胸痛の鑑別をこの 4 象限で考えてみて」とお題を出したところ，ホワイトボードにたくさん挙げてくれました．さすが大阪大学，と思ったのですが，Acute/Chronic × Common/Critical の 4 象限マトリクスの交点に書かれている疾患名を見て，目が点になりました．そこには「LOVE ♡」と書かれていたのです（図 2.1 の真ん中）．たしかに Acute であり Chronic，Common でありつつも時に Critical．絶妙な鑑別でした．これを書いてくれたのは当時 5 年生の新屋敷佳君です．そのセンスに敬意を表し，ここに紹介いたします．

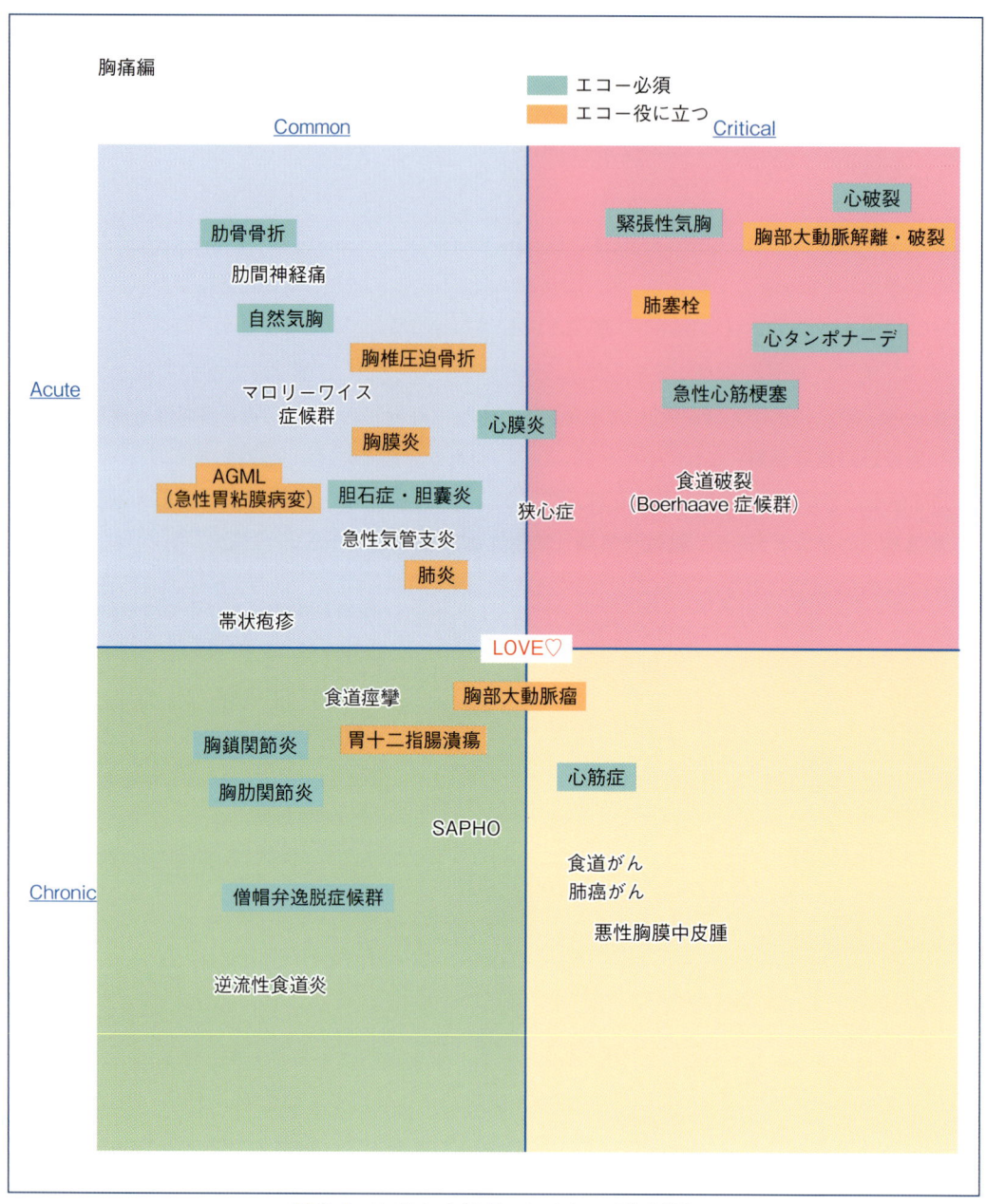

図 2.1　胸痛の 4 象限マトリクス（私家版）

2.1 肋骨骨折

今，肋骨骨折をエコーで診断している医師は増えてきましたね！

診療所のセッティングで日常診療を行っていて，胸痛で Acute×Common のナンバー 1 は肋骨骨折じゃないかと思います．人口 3,000 人のわが町でも年に 10 人前後の患者さんが来られます．その多くは高エネルギー事故ではなくて，転んだ，打った，ひねったなどのちょっとしたことで痛みが出たもの．打ってすぐに来る人もいれば，1 週間前に転んでそれから痛みが治まらないって来られる人もいます．

もちろん多発外傷，高エネルギー事故などではトラウマバイパス*を考慮しつつも，CT 必須ですが，ウォークインの肋骨骨折はちょい当てエコーでかなり対応できます．当然合併症である**気胸**や**血胸**などの**臓器損傷**も確認します．

じゃあ，X 線は不要？ エコーの弱点は，当たり前ですが，プローブを当てたところしか見えないということです．X 線は胸部を 1 枚撮れば，全部が映っています．そこが大きく違いますね．当然気胸もチェックできるし，関係のない肺病変や心拡大なども見つかることがあります．

ただ，感度という意味においては肋骨骨折に関しては X 線では数 mm のずれだと，かなり難しい．X 線での陽性率は 50％と高くありません[49]．特に診療所やうちのような小さな病院では，放射線技師さんがいないこともあり，なお難しい．

そういうことで，うちの病院では肋骨骨折を疑ったら，エコーファーストです．

肋骨骨折エコー描出のこつ

当院で行う肋骨エコーの診断手順を示します．まずは問診で肋骨骨折を疑います．次に患者さんに指一本で痛いところを指さしてもらいます（**図 2.2**）．その部分にプローブを肋骨に直交するように当て，肋骨の短軸を描出します（**図 2.3**）．弧型の肋骨の骨輪郭を描出しながら，その肋骨を近位，遠位にスライドしていきます．高エコーの骨輪郭の表層にある無エコー領域を見つけます．この時のポイントの1つは「ゼリーをたっぷり目」です．時としてスキャンする範囲が広いので，スムーズにスライド操作をするために，ゼリーたっぷりは必須です．

＊トラウマバイパス：高エネルギー事故などによる多発外傷では，不慣れな小病院でもたもたするより，多少遠くても複数科の専門医が同時に診断治療できる施設のほうがよいという判断から，救命センターなどへ直接運ぶこと

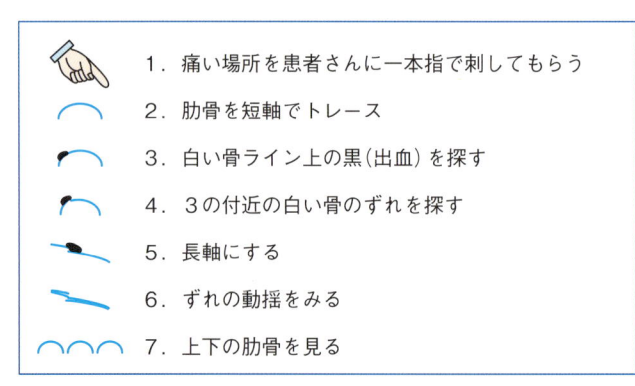

1. 痛い場所を患者さんに一本指で刺してもらう
2. 肋骨を短軸でトレース
3. 白い骨ライン上の黒（出血）を探す
4. 3の付近の白い骨のずれを探す
5. 長軸にする
6. ずれの動揺をみる
7. 上下の肋骨を見る

図2.2 肋骨骨折のエコーによる診断手順

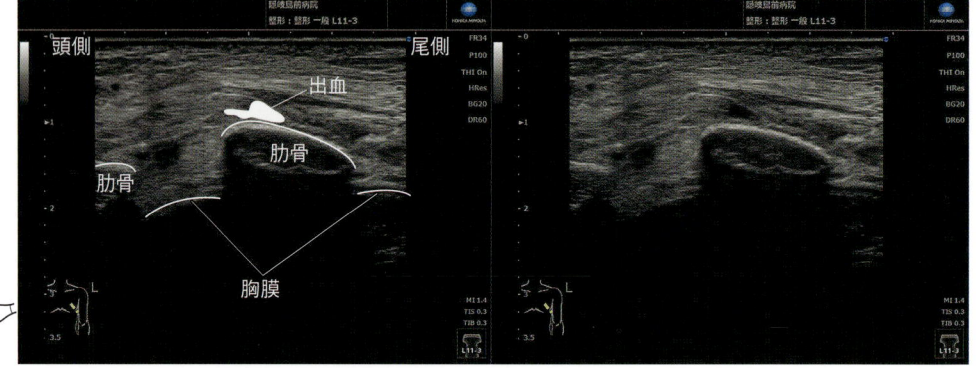

図2.3 肋骨骨折短軸像（肋骨上出血）

　肋骨の上この無エコーが骨折に伴う出血ですね．出血があればほぼ必発で「骨折あり」ですので，この周辺を丹念に探します（**図2.4**）．

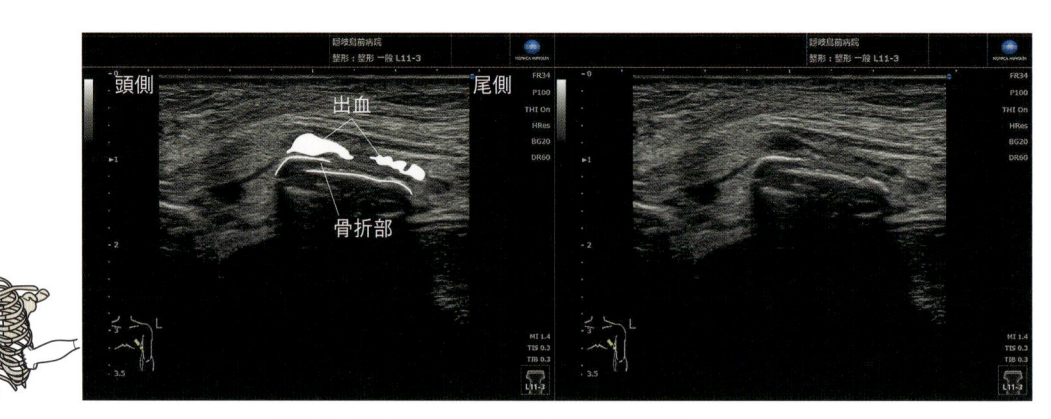

図2.4 肋骨骨折短軸像（骨折に伴う出血）

　高エコー骨輪郭の不連続性を見つけたら，長軸にして確認します（**図2.5**）．ここまでくると患者さんもエコーの画を見て納得です．骨輪郭のずれ，直上の出血があれば，確定診断です．新鮮骨折の時には，**深呼吸で骨折部で骨のずれの動きが認められることもあります**．

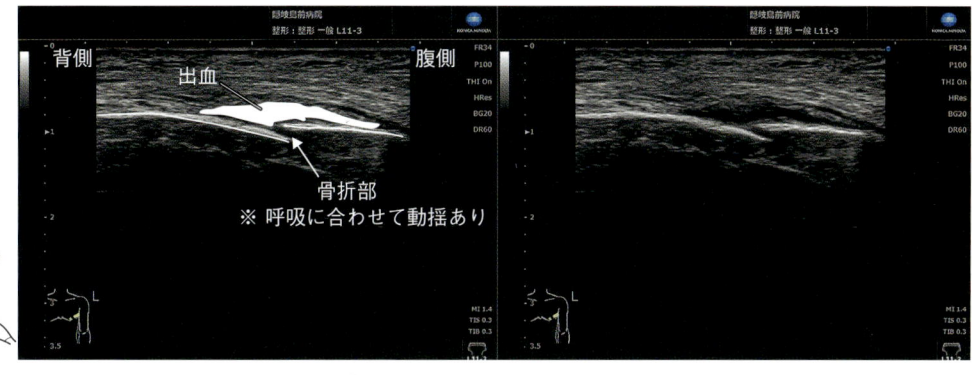

図2.5　肋骨骨折長軸像

　慣れれば，5秒で肋骨骨折の診断ができるようになります．

ちょっと待った！

　ここで安心してはいけません．肋骨骨折を1本見つけたら，**必ず，上下の肋骨もトレース**してみましょう（**図2.6**）．1本ではなく複数本折れているのはよくあることです．

　1つ注意点があります．慣れないと肋軟骨の部位を肋骨骨折と見間違えることがあるので，気をつけましょう．肋骨の部分は音響陰影で肋骨より深層は見えません．肋軟骨の部分は肋軟骨の内部が観察され，また肋軟骨を通して胸膜が観察されます．特に**肋骨と肋軟骨の境目は表面の高エコーが不整に見えるので要注意です**．ただ，損傷部位でなければプローブを当てていて痛みはないし，圧痛がないのでわかると思います．長軸にすると境目がよくわかります．

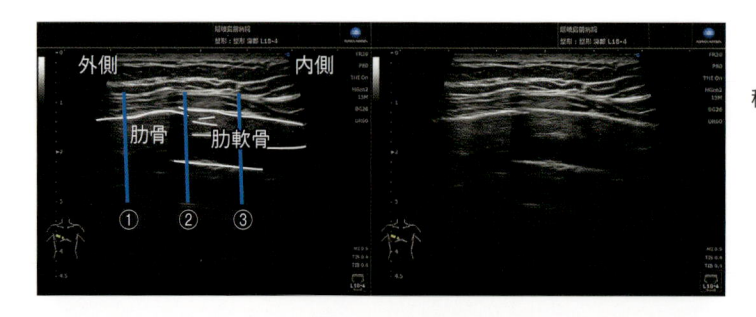
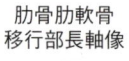
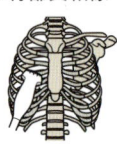

肋骨肋軟骨
移行部長軸像

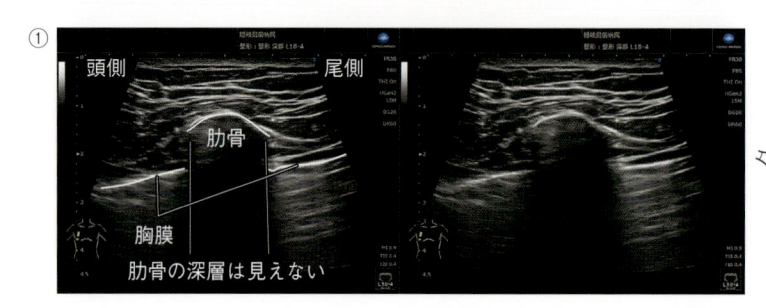
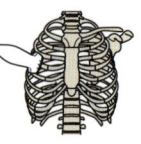

肋骨短軸像

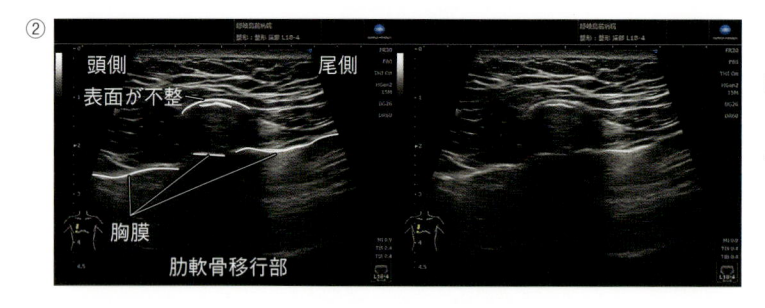
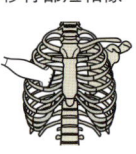

肋骨肋軟骨
移行部短軸像

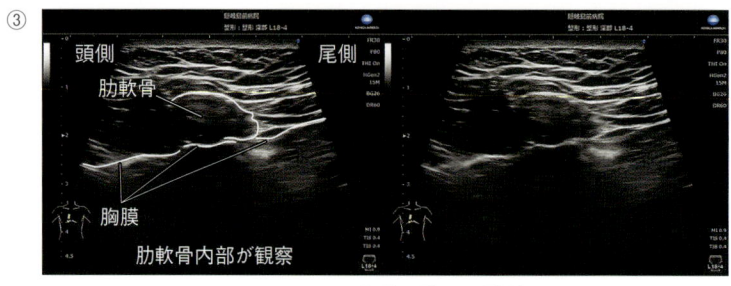
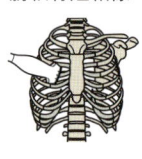

肋軟骨短軸像

肋骨 &
肋軟骨

図2.6　肋骨と肋軟骨

🔵 気胸チェック

そして，さらにもうひと手間．気胸，血胸の有無の確認です．通常**仰臥位なら第2第3肋間鎖骨中線上が一番高い場所**になります．空気は上方に溜まりますから，**ここにプローブを縦に当てます**．両脇に肋骨の映ったいわゆるバットサインを描出（**図2.7**）．

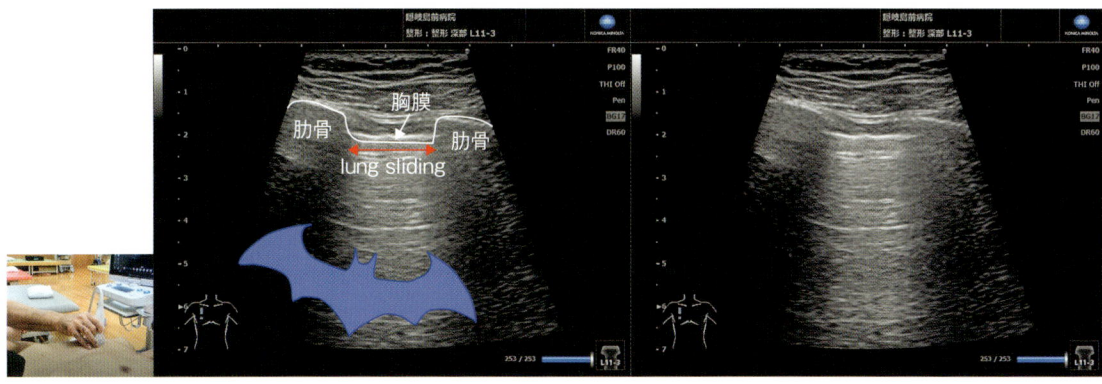

図2.7 肺エコーのバットサイン

ここで呼吸に合わせて胸膜が左右に動く lung sliding が認められれば，気胸はありません．胸膜面に短く垂直に伸びる高輝度な線状影を comet tail artifact と呼び，これも気胸では見られません．comet tail artifact は lung sliding とともに動く様子が観察されます（**図2.8**）．壁側胸膜，臓側胸膜間に空気が溜まる気胸では，この胸膜の動きが見られないのです．左右合わせて3秒で気胸の除外ができます．

lung sliding

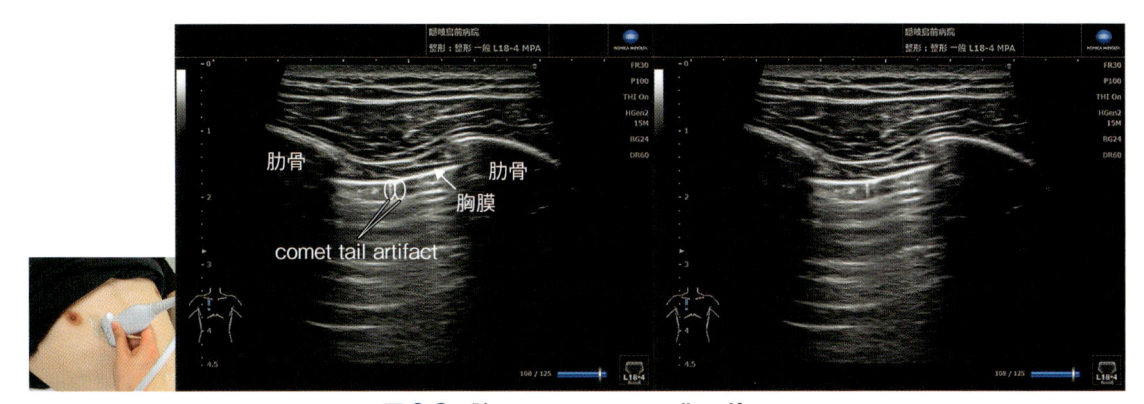

図2.8 肺エコーの comet tail artifact

心臓の拍動に合わせて胸膜面が小さく左右方向に動く現象を lung pulse と言い，これもまた肺実質があることを意味しており，気胸の否定となります．

気胸
lung point

　もし lung sliding が認められない時は気胸があるか，胸膜癒着があるかを考えます（**図2.9**）．lung sliding が認められない時にはプローブを縦から 90° 回転し，横操作にして肋間を外側にスライドしていきます．ここで，lung sliding しているところとしていないところのポイントが見つかれば，そこが lung point（**図2.10**）です．lung point が見つかれば，ほぼ 100% 気胸ということになります．

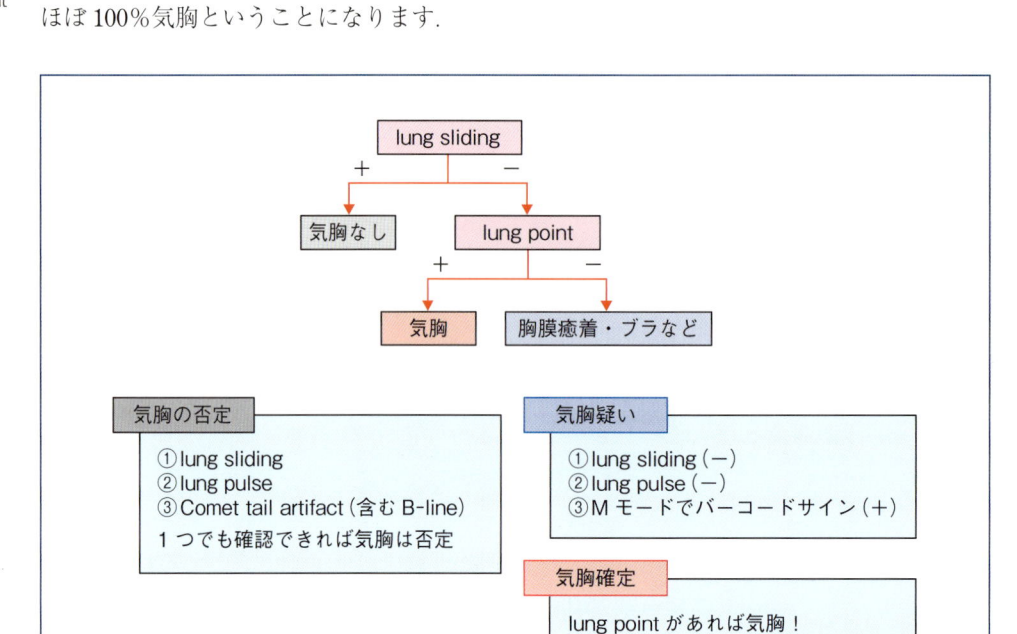

図2.9　気胸チェック

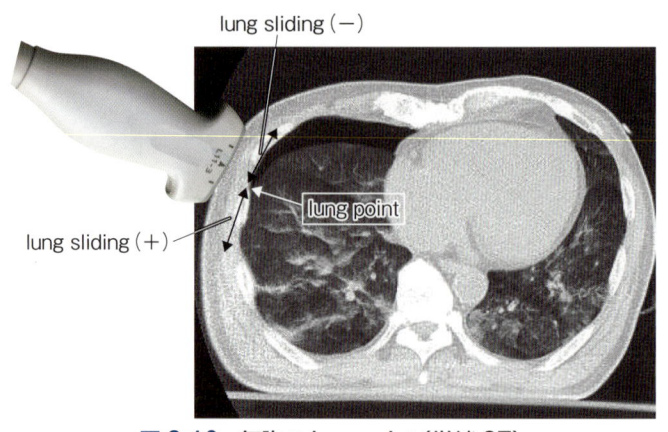

図2.10　気胸の lung point（単純 CT）

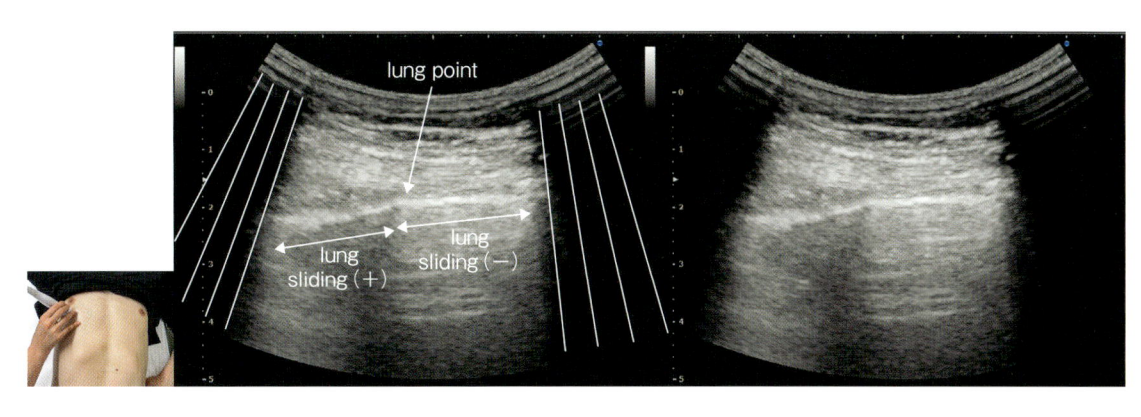

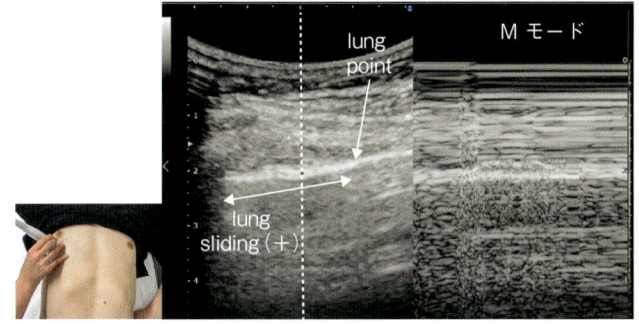
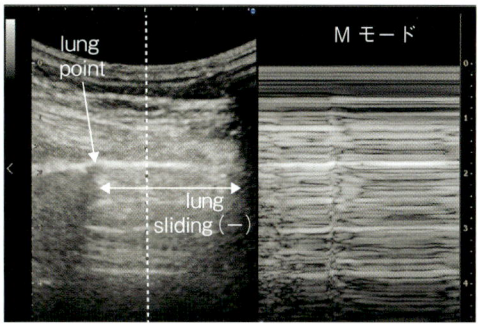

シーショアサイン
(sea shore sign)

stratosphere sign
(通称バーコードサイン)

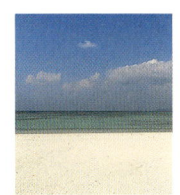

図 2.11 気胸の lung point

　そしてこの lung sliding のある場所，ない場所それぞれで M モードをとると，sea shore sign（シーショアサイン）と stratosphere sign（いわゆるバーコードサイン）と言われる画が観察されます（**図 2.11**）．

　シーショアサインは，皮膚から壁側胸膜までは呼吸でほとんど動かないため，筋膜などによって線状となり（海），臓側胸膜は呼吸により動くため砂状の画像となります．

　stratosphere sign は皮膚から壁側胸膜までは呼吸でほとんど動かず，その深層は空気で臓側胸膜の動きは観察されないために，全層にわたって線状の画像となります．なお stratosphere は成層圏という意味です．

　血胸は液体ですから臥位なら背側，座位なら背中尾側に観察されます．さらに，左なら脾周囲，右ならモリソン窩をチェックして，大きな腹腔内出血のないことを確認します．気胸，血胸，腹腔内出血のチェックができれば，肋骨骨折診療は X 線不要になります．

気胸の診断は，エコーでは感度90.0%，特異度98.2%，X線では感度50.2%，特異度99.4%となっています（**表2.2**）[50].

当院でも10年前までは，X線診断でした．X線で骨折が認められなくても，ピンポイントの圧痛に加えて，介達痛や深呼吸時の痛みで，「たぶん肋骨骨折ですね，バストバンドを巻いて3週間くらいで痛みがとれますよ」と説明していました．ただ「たぶん」と「3週間くらい」で，患者さんがどのくらい納得してくれているかは不明です．たとえしょぼくても骨折ですから，かなり痛い．医療機関へのアクセスのいい都会だったら，ドクターショッピングが起こるかもしれません．

しかしエコーを使えば，肋骨骨折の画を患者さんと目の前で共有することができます．患者さんも，プローブ当ててる時に「あーそこそこ．痛いところそこです」と，痛いのに満足度が高い．エコー画像を共有することで圧倒的な説明力，納得につながります．

表2.2　気胸診断の感度・特異度[50]

	感度	特異度
エコー	90.0%	98.2%
X線	50.2%	99.4%

(Alrajhi K et al. *Chest* 2012；141：703-8)

🔵 肋骨骨折，経過はどうなる？

1週間単位で無エコー部分に高エコースポットの出現，つまり仮骨化が認められます．3～4週すると骨にブリッジングするような形での仮骨が見られます（**図2.12**）.

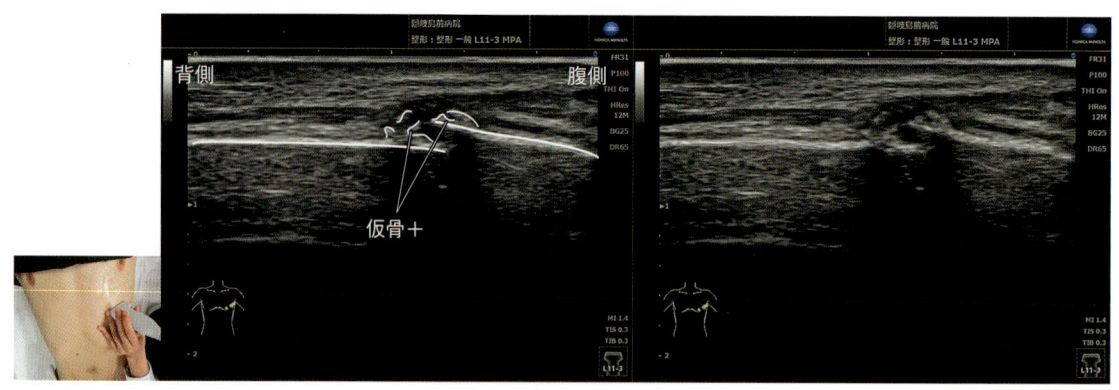

図2.12　肋骨骨折4週後
仮骨が認められる

2.2 ちょい当て心エコー FoCUS

　胸痛の Common だけど Critical な疾患が，狭心症や心筋梗塞系の急性冠動脈症候群です．心電図とともに心エコーは外せません．ただ，心エコーはカラードプラを入れたり，あちこちを計測する必要があります．どこかで習っていないと，とっつきにくくて，なんとなく苦手意識がある医師も多いのではないでしょうか．2011 年の Moore らの POCUS の論文[1] でも focused echocardiography として触れられていますが，2013 年には国際的なコンセンサスとして FoCUS (Focused Cardiac Ultrasound) が提唱され，非専門医，非エキスパートのための心エコーの手法が作られました[51][52]．計測はしないし，カラードプラも入れません．5 つの断面を描出するだけの手順が決められています．重篤な心疾患をルールイン，ルールアウトできるというエビデンスも出ています[53]．

　基本 5 断面は**図 2.13** のようになります．

FoCUS

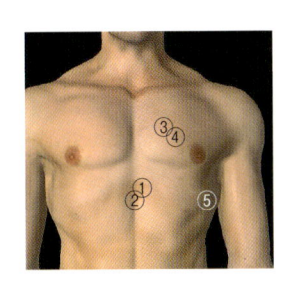

①肋弓下四腔像
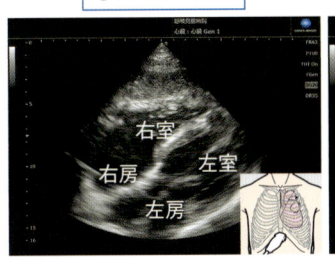

②下大静脈縦断像
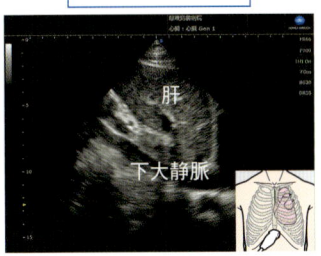

③傍胸骨左縁長軸断層像
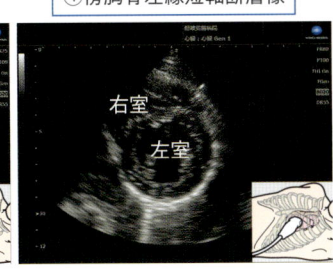

④傍胸骨左縁短軸断層像
⑤心尖部四腔像
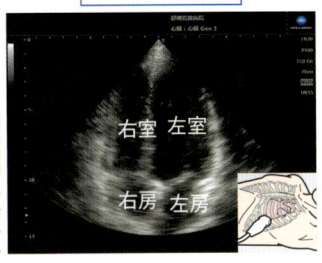

基本 5 断面	チェックする病態	観察項目
①肋弓下四腔像	(1) 高度循環血液量減少	(1) 基本構造
②下大静脈縦断像	(2) 左室不全	(2) 左室の大きさ・収縮能
③傍胸骨長軸像	(3) 右室不全	(3) 左室壁運動異常
④傍胸骨短軸像	(4) 心タンポナーデ	(4) 右室の大きさ・収縮能
⑤心尖部四腔像	(5) 心停止	(5) 心嚢液, 心タンポナーデ
		(6) 下大静脈径と呼吸性変動

図 2.13　FoCUS 基本 5 断面

[53] Via G et al. *J Am Soc Echocardiogr* 2014；27 (7)：683.e1-33.

Introduction 外来超音波診療ってなに？／1 腹痛／2 胸痛／3 頭頸部領域／4 末梢神経／5 関節

　チェックしたい病態は，**高度循環血液量減少**，**左心不全**，**右心不全**，**心タンポナーデ**や**心停止**です．

　まず基本の画像が①肋弓下四腔像です．これは肝臓を通して左の肩に向かうようにプローブを当てて，観察します．左室，右室の観察と，心嚢液のチェックをします．肝臓を通して見るために表示深度を深くする必要があります．次は②下大静脈描出です．季肋部に縦にプローブを当てると，肝臓の裏に下大静脈が観察できます．少し左側に振ると下大動脈になります．肝静脈が流入していることや右房につながっていることで確認できます．ここでは下大静脈と呼吸性変動の有無を評価します（**表2.3**）[54]．呼吸性変動があり吸気時にぺったんこになるか（脱水），拡張していて呼吸性変動がない（溢水）かを，見た目で判断します．FoCUSではMモードは必須とされていませんが，より正確に測る場合には，肝静脈の流入部から1〜2cm尾側でMモードで記録します．下大静脈径が21mmより大きく，鼻すすり呼吸（sniff）で呼吸性変動がなければ溢水を疑い，21mm以下で呼吸性変動があり，吸気時にぺったんこになるようなら脱水を考えます．

表2.3　下大静脈と呼吸性変動の有無の評価[54]

IVC	≦21 mm		>21 mm	
呼吸性変動	>50%	<50%	>50%	<50%
推定平均右房圧（mmHg）	3	8		15
	脱水	←	→	溢水

（Roy Beigel et al. J Am Soc Echocardiogr 2013：26：1033-42）

　続いて③傍胸骨長軸像です．胸骨左縁第3-4肋間の辺りから見ますが，肺がかぶって見えにくいようなら下位肋間から見ます．プローブマークが頭側に来るようにし，画面の右側に大動脈と左房が，左側に心尖部が映るように調整します．可能ならば中隔，後壁が体表から平行に描出できるとよいですね．ここで基本構造，左室の大きさや収縮能を判断します．検査室でのフルスクリーニングの時には，ここでMモードにしてEF（Ejection Fraction，駆出率）を計測しますが，FoCUSではEF計測はしません．見た目で勝負です．なんとなく指1本分くらい動いていればEF60％はあるなあ，全然動いてない時はEF<20％，指半分くらい動いていればEF40％くらいかなあ，といった感じで判断します．

　③のビューでプローブを時計回りに90°回すと，④傍胸骨短軸像になります．長軸像の中隔－後壁が画面の真ん中にある状態で回転するのがコツです．そうすると左室の真ん中辺りの輪切りの短軸像になるはずです．できるだけ正円に近いように調整してください．③の長軸像で中隔－後壁が体表から平行になっていればなっているほど，簡単に正円で描出されます．正円の短軸像が出たら，FoCUSでは乳頭筋レベルのビューでのみ評価します．もし，自身，患者さんともに余裕があれば，そこで安心せずに心尖部側にプローブを

振って心尖部の短軸像，少しずつ頭側に振って乳頭筋レベルの短軸像，僧帽弁口の短軸像，大動脈弁レベルの短軸像を観察していきます．ここで確認したいことは左室の壁運動異常と右室の大きさとの比率です．通常は左室：右室＝3：2くらいですが，肺塞栓などの右室負荷があると左室＜右室となることもあります．

　最後が⑤心尖部四腔像です．Apex 4 chamber view（エイ（ア）ペックスフォーチャンバービュー）と呼ばれる像です．これは先ほどの傍胸骨から心尖部にプローブをトレースしていってもよいし，手のひらで心尖拍動を触知して，その部位にプローブを当てても構いません．ビームは心尖部から右肩に向かうようなイメージです．通常プローブマークが患者の左側で画面の右側に左房左室，左側に右房右室が描出されるようにします．そこで左室，右室の全体像や大きさ，収縮能に加えて，心嚢液の有無もチェックします．時に肺がかぶって見にくい場合があり，可能なら呼気の息止めで観察します．傍胸骨からの観察，前に述べた心窩部からの観察のすべてで見やすいことは少なく，どちらかで観察し易ければ，別のビューでは観察しにくいといったことがあるので，どこかのビューできちんと見えるように努めましょう．

　2014年に *J Am Soc Echocardiogr* に Via らによって書かれた "International evidence-based recommendations for focused cardiac ultrasound"[53] では，前述のような手順でのFoCUSを推奨しています．ただ，臨床の現場では時間の余裕があればIVCのMモードも撮ればよいし，順番も自分の慣れたやり方でよいのではないかと思います．

　私自身は，①傍胸骨長軸像，②傍胸骨短軸像，③心尖部四腔像，④肋弓下四腔像，⑤下大静脈描出，⑥IVCのMモードで撮ることが多いように思います．

● 心エコーの理解のために

　心エコーの理解のために少し補足を．短軸と心尖部viewの関係は**図2.14**のようになっています．併せて冠動脈支配は**図2.15**のようになっていて，心電図のST変化と短軸や心尖部からの壁運動異常を照らし合わせて考えます．前壁中隔領域のV1，V2，V3のST上昇があり，前下行枝領域の壁運動異常があれば，納得，です．

Introduction 外来超音波診療ってなに？

1 腰痛

2 胸痛

3 頭頸部領域

4 末梢神経

5 関節

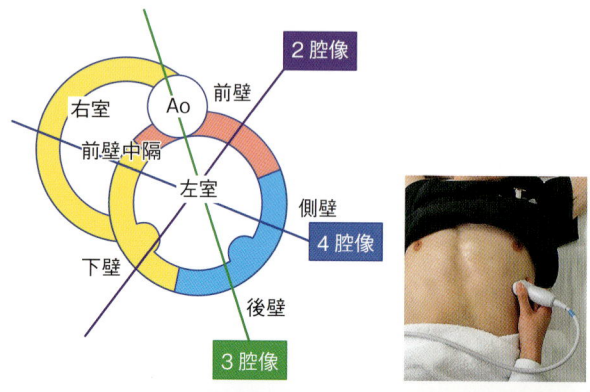

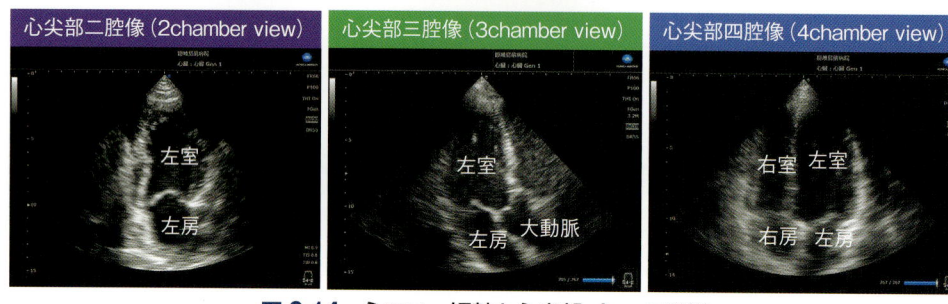

図 2.14　心エコー短軸と心尖部 view の関係

● Column──FOCUS, FCU, FoCUS の表記

　略語って同じ文字でも診療科によって中身が違っていたり，同じ意味でもいろいろな略語があったりと，難しいものですね．このちょい当て心エコーもいろいろな略語が使われています．そのうちにどれか 1 つに統一されていくのだと思いますが，今は過渡期でしょうか．

　ほんの一例ですが，2011 年の *NEJM* の Moore らの Point-of-Care Ultrasonography の論文[1] の中では，表に focused echocardiography とのみ記載されていて，略語はありません．2013 年の *Global Heart* で Phillip らのレビューには FOCUS と書かれています．*Journal of the American Society of Echocardiography*（アメリカ心エコー図学会）では Focused cardiac ultrasound は FOCUS（2010）→ FCU（2013）→ FoCUS（2014）と変遷しており，この書籍では 2014 年の *J Am Soc Echocardiogr* の Via G による focused cardiac ultrasound[53] を元に FoCUS と記載してあります．

　略し方は別として「フォーカス」という言葉の響きはいいと思いませんか？

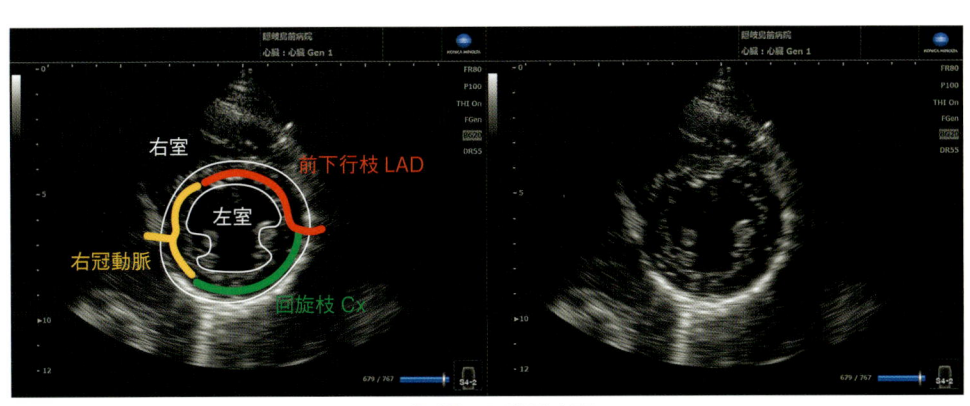

図 2.15 冠動脈支配

🔵 急性心筋梗塞

60歳代女性，肩こりがひどいという主訴で来院．いつも肩こりに悩まされている方ですが，でも**いつもの肩こりと違う**ということで**心電図**をとりました（**図2.16**）．V1～V4のST上昇が認められます．心エコーを当てると短軸で11時から3時方向の動きが悪い．4腔像でも中隔の動きが悪い．これはすぐにバイアスピリン®内服，点滴ラインをとって，モニターを付けてヘリコプター要請です．

ヘリコプター搬送ののち緊急カテーテル検査で＃6の完全閉塞と判明しました．ステントを留置して事なきを得ました．いつもと違う肩こり，いつもと違う歯が痛い，要注意ですね．

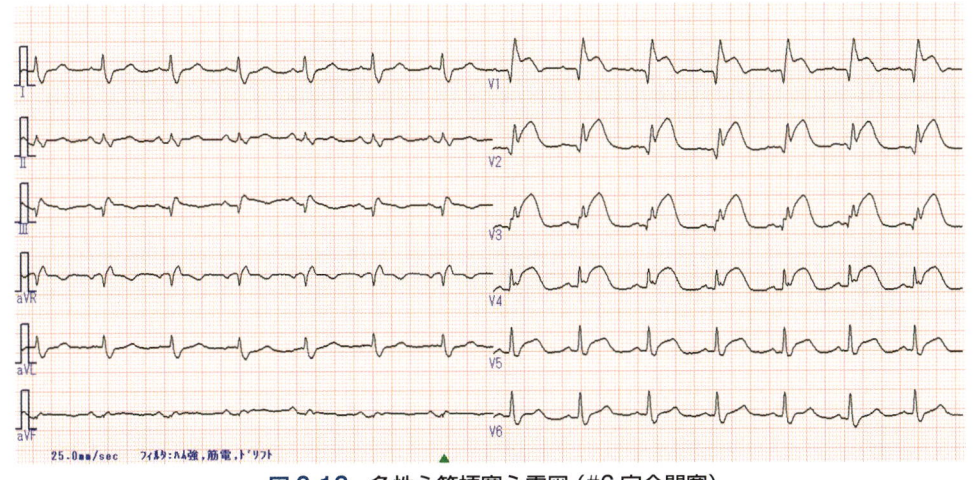

図 2.16 急性心筋梗塞心電図（#6 完全閉塞）

急性心筋
梗塞

肺血栓塞栓症

　こちらは 70 歳代の男性. 「昨日から息苦しい」と言って来院されました. 血圧 124/85, 脈 110 と頻脈. ルームエアーで SpO_2 86%, 酸素 5 リットルで SpO_2 96%. 呼吸数 30 回. 肺エコーでは気胸なし, B-line (☞ p.91) なし. 心エコーでは基本の傍胸骨左縁からの中隔後壁長軸像です (**図 2.17**). 右室の拡大があり. 通常 3：2 もしくは 2：1 程度の左室：右室比が, 明らかに左室＜右室となっています. **左室：右室＝1：1 以上　ならば右室負荷**あります.

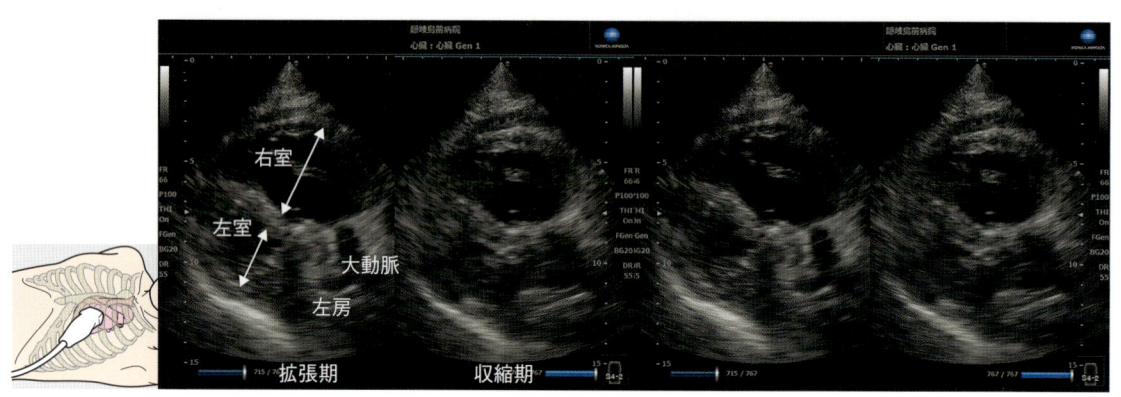

図 2.17　傍胸骨左縁長軸像 (肺血栓塞栓症)

　プローブを 90°時計回りに回転させると傍胸骨短軸像になります (**図 2.18**). 左室が右室に圧排されて正円に見えずに D 型に見える, いわゆる D-shape が観察されます. これもまた右室負荷所見です. 正常例を**図 2.19** に示します.

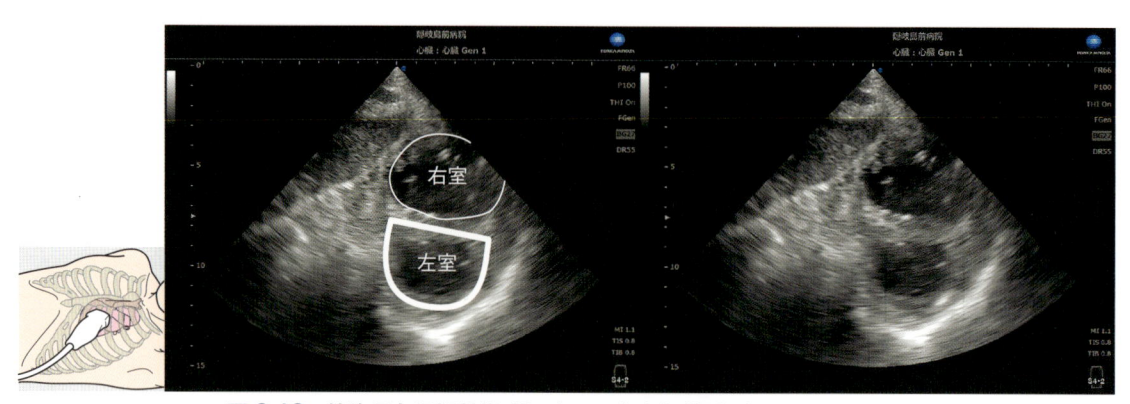

図 2.18　傍胸骨左縁短軸像 (D-shape 右室負荷所見)

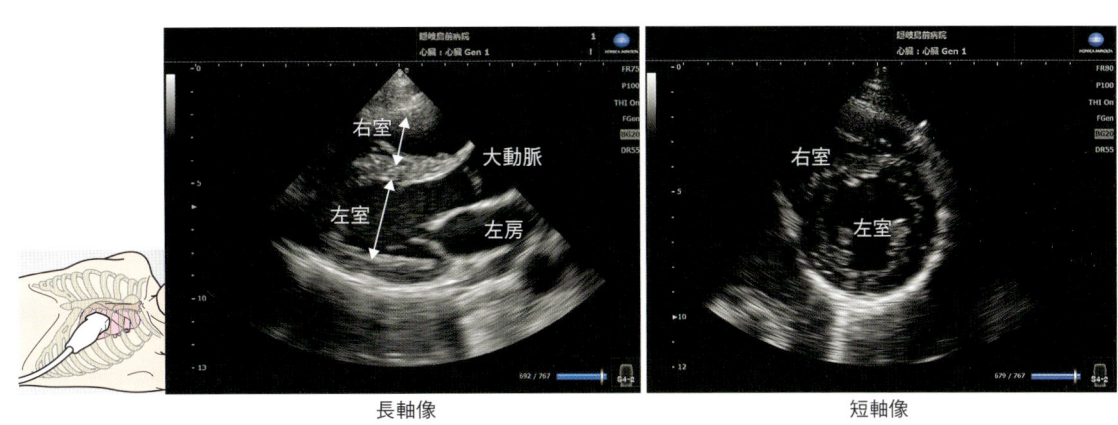

図 2.19 傍胸骨左縁長軸像（左）・短軸像（右）（正常例）

DVT（深部静脈血栓症）チェック

肺梗塞

　右室負荷があって，肺水腫なし，気胸なしということがわかりました．こうなると肺梗塞を疑って，次は下腿エコーで下肢静脈血栓検索ですね．まずは鼠径部での両大腿静脈，そして両膝窩静脈チェックです（**図 2.20**）．圧迫でつぶれるかどうかと，カラードプラで流れているかどうか．併せて D-dimmer 計測をします．

　案の定，左膝窩部で圧迫しても膝窩静脈はつぶれず，カラードプラでも血管辺縁にわずかにフローが流れるのみ．フローが確認できないときは下腿をもんだり，足関節を動かしてもらうとミルキングになり（**図 2.21**），血流を確認しやすくなります．それでも流れないのはやはり静脈血栓のためです．血栓があった場合は，さらなる塞栓化を誘発しないよう，慎重に圧迫法や血流誘発法を行う必要があります．間接所見からですが，エコー上は，肺血栓塞栓症の診断になります．ちなみに NT-proBNP 594（0-125）pg/mL，D-dimmer の値は 3,170（正常値 0〜599）ng/mL でした．

　この大腿と膝窩静脈の 2 point compression ultrasonography＋D-dimmer でのスクリーニングは，全下肢静脈エコーと遜色ないと言われており[55]，時間のない救急外来や外来超音波診療ではまさに有用だと思います．

　最終確定診断のために造影 CT（造影剤イオパミロン® 100 mL　2 mL/sec 静注後 35 秒）を撮影しました（**図 2.22**）．左右の肺動脈に多発血栓がありました．

　さて治療ですが，ヘパリンなどの抗凝固療法か t-PA（組織型プラスミノゲンアクチベータ）を使う血栓溶解療法かは，現在まだ議論が分かれるところです．血栓溶解療法は抗凝固療法に比べて迅速な血栓溶解作用や短期的な血行動態改善作用には明らかに優れるものの，今のところいずれの無作為試験においても予後改善効果は認めていないという結果になっています．ただし，重症例を対象とした研究はほとんど行われていないため，はっきりしたことが言えないようです．最近，右心機能不全では血圧が正常でも再発や死亡の危

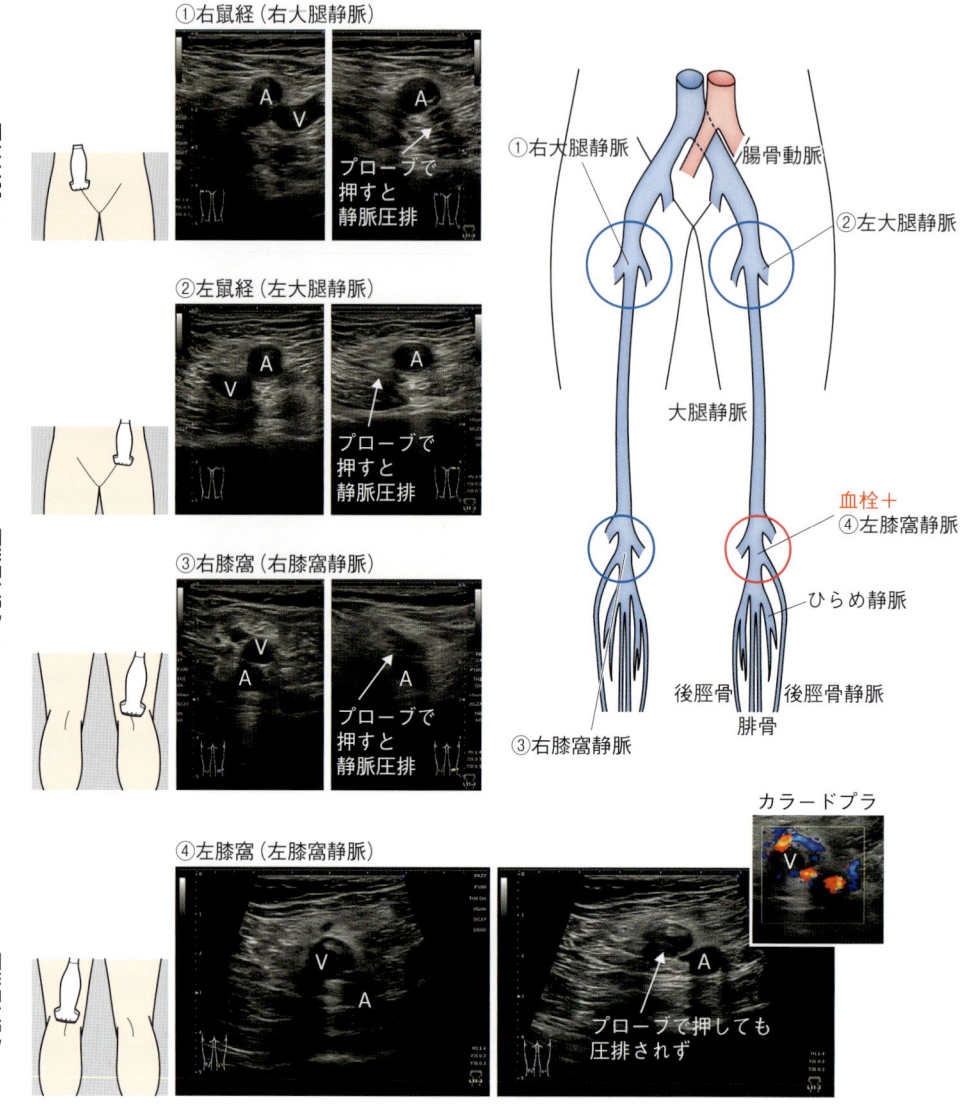

図 2.20　両大腿静脈と両膝窩静脈のチェック
A：動脈，V：静脈

険が高く，血栓溶解療法を施行すべきという報告も出ています．「肺血栓塞栓症および深部静脈血栓症の診断，治療，予防に関するガイドライン（2017 年改訂版）」[56] では，結論として**表 2.4** のように急性肺血栓塞栓症（PTE：pulmonary thromboembolism）の薬物治療の選択基準を挙げています．今回のケースではエコーでほぼ診断がついていますが，CT で確定診断します．病状としてはバイタルが崩れていて，右心負荷のある肺梗塞なので，t-PA の適応ですね．この患者さんはクリアクター®（モンテプラーゼ）80 万単位（13,750 IU/kg）静脈注射しました．3 時間後には呼吸が楽になり，SpO_2 改善，脈拍も 85

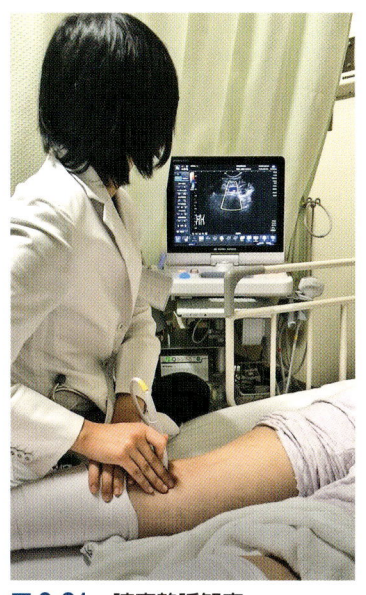

**図 2.21 膝窩静脈観察
（下腿ミルキング）**
膝窩静脈を観察しながら下腿をつまん
で静脈血流を観察

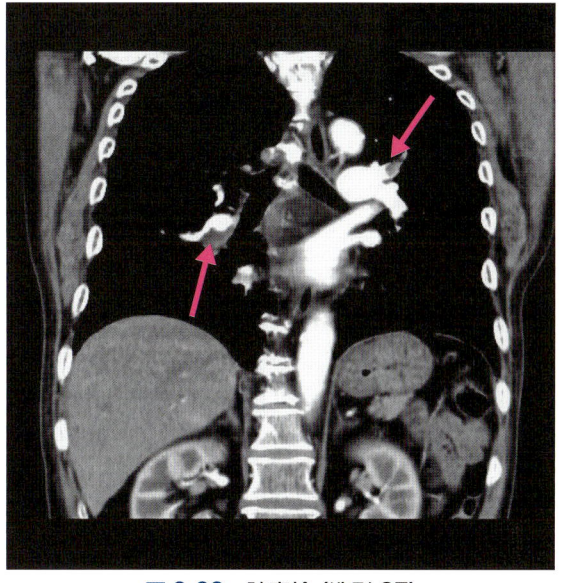

図 2.22 肺塞栓（造影 CT）
矢印の 2 カ所（左右）に肺動脈の多発血栓が認められる

と落ち着きました．入院の上，イグザレルト®（リバーロキサバン）15 mg を 1 日 2 回食後計 30 mg 内服，経過観察．退院時の 3 週間後から 15 mg，1 日 1 回食後としました．

Limited echocardiography

　非専門医による FoCUS について解説しましたが，心エコーのフルスクリーニングをする人は，時間の許す限り，ベッドサイドでも救急の現場でも，カラードプラでも計測でも連続波でも，使えばいいのです．FoCUS に対してこれを Limited echocardiography と言います．**できる人がちょい当てをする**ということですね．どこまで撮るかは，状況によって変わると思います．外来や救急外来のちょい当ての時でも，FoCUS に加えて，弁膜症で一番重要な **AS（Aortic Valve Stenosis：大動脈弁狭窄症）**，右心負荷を確認する意味で **TR（Tricuspid Regurgitation：三尖弁逆流症）**は見たいところです．心尖部からの 3 chamber view（3 チャンバービュー〈左室長軸像〉）あるいは 5 chamber view（5 チャンバービュー〈心尖四腔＋大動脈〉）で，カラードプラを入れ大動脈流出口にカーソルを合わせて，CW（連続波ドプラ法）で最高流速を測ります．波形をトレースすると平均圧較差が出ます．あとは短軸で弁口面積の実測です（**表 2.5**）[57].

　高度大動脈弁狭窄症は，症状が出現してからの予後は不良で，狭心症が出現してからの平均余命は 5 年，失神では 3 年，心不全では 2 年とされています．無症状であっても血行

表2.4 急性PTE（肺血栓塞栓症）の薬物治療に関する推奨とエビデンスレベル[56]

	推奨クラス	エビデンスレベル
急性PTEの初期治療期. 維持治療期に非経口抗凝固薬とワルファリンを投与して，非経口抗凝固薬はワルファリンの効果が安定するまで継続する.	I	B
急性PTEの血行動態が安定している例に，初期治療期，維持治療期に非経口抗凝固薬あるいはDOACを投与する. エドキサバンは非経口抗凝固薬による適切な初期治療後に投与する. リバーロキサバンおよびアピキサバンは，一定期間の高用量による初期治療後に常用量にて投与する.	I	A
急性PTEの抗凝固療法は，可逆的な危険因子がある場合には3カ月間，誘因のないVTEでは少なくとも3カ月間の投与を行う.	I	A
急性PTEの抗凝固療法は，再発をきたした患者ではより長期の投与を行う	I	B
急性PTEの抗凝固療法の3カ月以上の延長治療を行う場合には，リスクとベネフィットを定期的に十分に検討する.	I	C
急性PTEで，ショックや低血圧が遷延する血行動態が不安定な例に対しては，血栓溶解療法を施行する.	I	B
急性PTEの治療におけるワルファリンは，プロトロンビン時間国際標準比（PT-INR）が1.5～2.5となるように調節投与する.	IIa	C
急性PTEの抗凝固療法は，癌患者では癌が治癒しない限り，より長期間の投与を行う.	IIa	B
急性PTEで，正常血圧であるが右室機能不全と心臓バイオマーカー陽性がともに認められる症例に対しては，非経口薬による抗凝固療法を第一選択とし，循環動態の悪化徴候を見逃さないようにモニタリング下にて管理する. 循環動態の悪化徴候がみられた場合には，血栓溶解療法を考慮する.	IIa	B
誘因のないPTEの抗凝固療法中止後に，抗凝固療法の延長治療を希望しない，あるいは可能でない場合に，PTEの再発予防にアスピリンを投与する.	IIb	B

推奨クラス分類
クラスI　　検査法・手技や治療が有用・有効であるというエビデンスがあるか，あるいは見解が広く一致している
クラスIIa　データ・見解から有用・有効である可能性が高い
クラスIIb　データ・見解により有用性・有効性がそれほど確立されていない
クラスIII　検査法・手技や治療が有用・有効ではなく，時に有害となる可能性が証明されているか，あるいは有害との見解が広く一致している
エビデンスレベル
レベルA　　複数のランダム化比較試験，またはメタ解析で実証されたデータ
レベルB　　単一のランダム化比較試験，または非ランダム化比較試験で実証されたデータ
レベルC　　専門家の意見が一致しているもの，または標準的治療

(http://www.j-circ.or.jp/guideline/pdf/JCS2017_ito_h.pdf より一部改変)

表2.5 大動脈弁狭窄症の重症度[57]

	軽度	中等度	高度
連続波ドプラ法による最高血流速度（m/s）	<3.0	3.0～4.0	≧4.0
簡易ベルヌーイ式による収縮期平均圧較差（mmHg）	<25	25～40	≧40
弁口面積（cm²）	>1.5	1.0～1.5	≦1.0
弁口面積係数（cm²/m²）	—	—	<0.6

(Bonow RO et al. *J Am Coll Cardiol* 2006；48（3）：e1-148)

動態的に高度大動脈弁狭窄症（最高血流速度 4.0 m/s 以上）であれば，2 年以内に心事故を発生することが多いと言われています[58]. 症状が出る前に見つけることが重要ですね.

こんなことがありました. 80 歳代後半の再生不良性貧血のおばあちゃん.

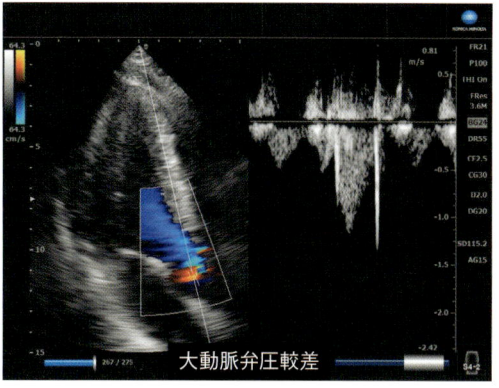

図 2.23　大動脈弁圧較差

動悸, 息切れ, 胸部不快感で入院しました. Hb 値 6 台と貧血もひどく, 輸血施行. 輸血後も収縮期血圧が 60～70 程度です. 研修医が FoCUS 施行し「壁運動はいいです. 左室の拡張もありません」と報告がありました. 診察をしてみると駆出性の収縮期雑音があり, 大動脈弁で連続波で計ってみると圧較差が 70 mmHg です. 弁口面積のトレースも重症大動脈弁狭窄症です. こうなると実際, 大動脈弁置換, TAVI（Transcatheter Aortic Valve Implantation）などを行う以外に根治療法はありません. ただ年齢や余病, 本人の ADL などから考えると, 適応は難しいところです. それでも高度大動脈弁狭窄症があるかどうかで, 本人や家族にするお話の内容が変わってきます.

心尖部ビューが描出できれば, あとはカーソルを大動脈弁に持っていくだけなので, 比較的技量に左右されません. FoCUS に大動脈弁口での連続波血流計測を加えると, この情報が得られるので, ぜひ計測したいですね.

三尖弁逆流（TR） は, 心尖部からの 4 chamber view（4 チャンバービュー）でカラードプラを入れて, 三尖弁の逆流を観察します（**図 2.23**）. 弁輪中央部分（三尖弁にできるだけ近い位置）に CW のカーソルを合わせて, 最も速い流速になるところを探して計測します. 簡易ベルヌーイの式で圧較差（PG：Pressure Gradient）を求めると

圧較差（mmHg）＝ $[$流速（m/s）$]^2 \times 4$

となります. 圧較差に推定右房圧（5～10 mmHg）を足して, 推定収縮期肺動脈圧とします. 推定収縮期肺動脈圧が 30 mmHg 以上となるようなら, 右心負荷としてケアするようにしています. 4 チャンバービューで TR が見えにくい場合は, 傍胸骨左縁の中隔後壁エコーの長軸像から胸骨の裏を覗き込むようにプローブをチルトしていくと見える場合があります.

今どきのエコーはいろいろな機能がついているので, 時間さえあればあれこれ見たくなりますね. 比較的時間がある場合に私がとるバージョンを記しておきます（**図 2.24**）.

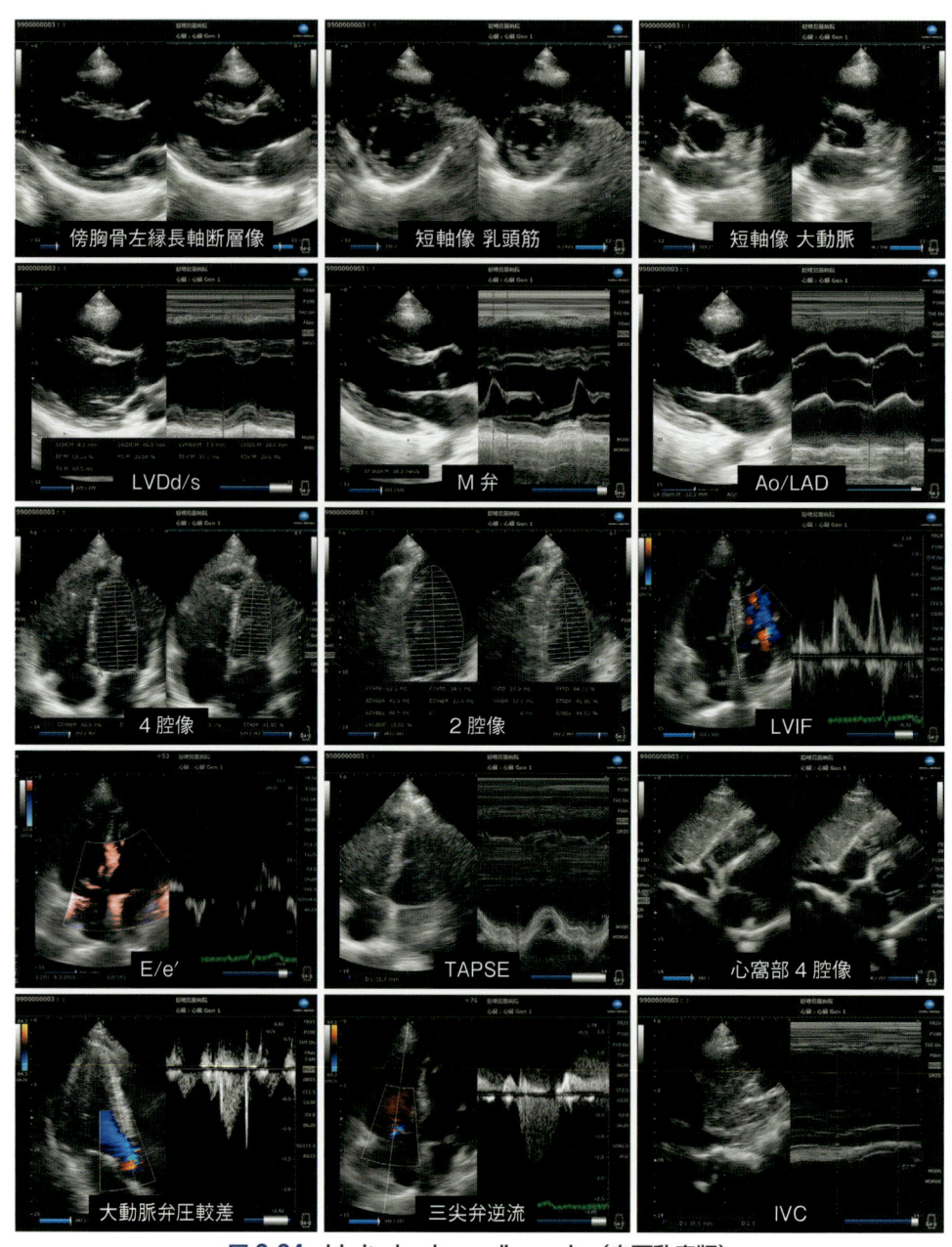

図2.24　Limited echocardiography（白石私家版）

LVDd/s：Left Ventricular Dimension（diastole/systole）：左室拡張/左室収縮末期径
M弁：僧帽弁
Ao/LAD：Aortic dimension/Left Atrial Dimension：大動脈径/左房径
LVIF：Left Ventricular Inflow：左室流入血流速度波形
　　　　E波：左室急速流入血流速度（最初に心室が拡張することで左室流入する血流）
　　　　A波：心房収縮期流入血流速度（次に心房が収縮することで左室流入する血流）
E：左室急速流入血流速度
e′：僧帽弁輪部の拡張早期最大速度
TAPSE：tricuspid annular plane systolic excursion：三尖弁輪収縮期移動距離
IVC：Inferior Vena Cava：下大静脈

🔵 救命救急でのエコー —— CASA

　1990 年代に日本でも ACLS (Advanced Cardiovascular Life Support) が始まり，2000 年代には ICLS (Immediate Cardiac Life Support) が広まって，現在はどこの病院でもガイドラインに従った救命処置が行われていると思います．そんな時にもエコーが活躍できます．もちろん CPR (Cardio Pulmonary Resuscitation) や除細動を最優先させることは言うまでもありませんが，人手があり，蘇生の邪魔にならなければ，エコーを当てることでいろいろなことがわかります．これを CASA (Cardiac Arrest Sonographic Assesment) と言います．

　蘇生のサイクルの中で，モニター，脈の確認のタイミングがありますが，心窩部から心臓描出ができれば，胸骨圧迫中でも蘇生の邪魔になることなく，脈をとらずに sinus rhythm に戻ったかどうかがわかります．心窩部アプローチで描出すれば，心タンポナーデかどうか，右心負荷があるかどうかなどもわかります．次節で述べる肺エコーで気胸があるかどうかの判断もできます．1 分 1 秒を争う救急の現場で情報が早くわかるに越したことはありません．もちろんきわめて限られた時間で，描出困難なケースもあるでしょうし，今のところ蘇生中のエコーで予後が改善したというエビデンスはありません[59]．蘇生中にエコーで PEA (pulseless electric activity：無脈性電気活動) かどうかの判断は難しいという報告もあります[60]．しかし触知できるかどうかの脈を探り探り見ているよりは，エコーのほうが情報量が多いことは間違いありません．

　80 代男性．CPA (Cardiopulmonary arrest) 状態で，救急車にて CPR を受けながら来院．救急隊から引き継いで，蘇生を継続しながらエコーを当てました（**図 2.25**）．脈チェックの時に心臓にエコーを当てると，心筋自体に収縮の動きがないことが確認されました．モニターからも PEA ですね．また，胸骨圧迫を続けながら腹部にエコーを当てると，腹部大動脈瘤の解離が確認できました．蘇生しながらも原因検索ができるのです．こうなると残念ながら蘇生が功を奏することは難しいという判断になりますが．

腹部大動脈
解離

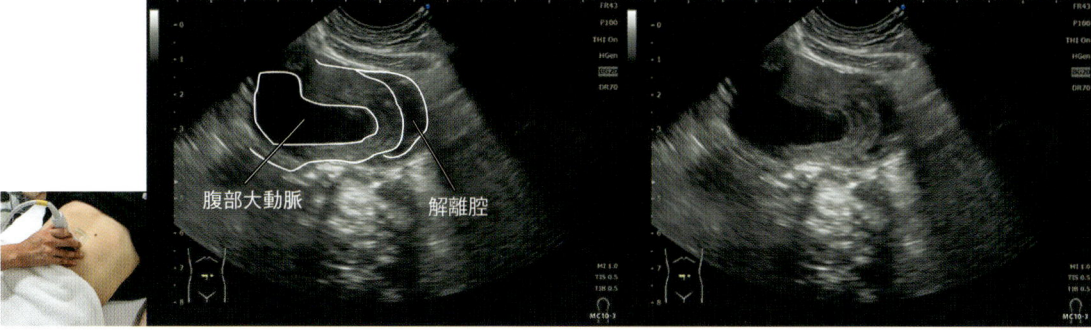

腹部大動脈　　　　解離腔

図 2.25　腹部大動脈解離 (CPA)
胸骨圧迫中のため腹部大動脈は圧排

大動脈弓の観察

　救急ついでに，胸痛の killer disease の1つである胸部大動脈解離．救急外来でのちょい当て大動脈弓観察のコツを紹介しておきます（図2.26）．

　まず，プローブは狭い場所から当てるのでセクタプローブが適しています．胸骨切痕から心臓の方向を見るのですが，よくわからないことも多いと思います．

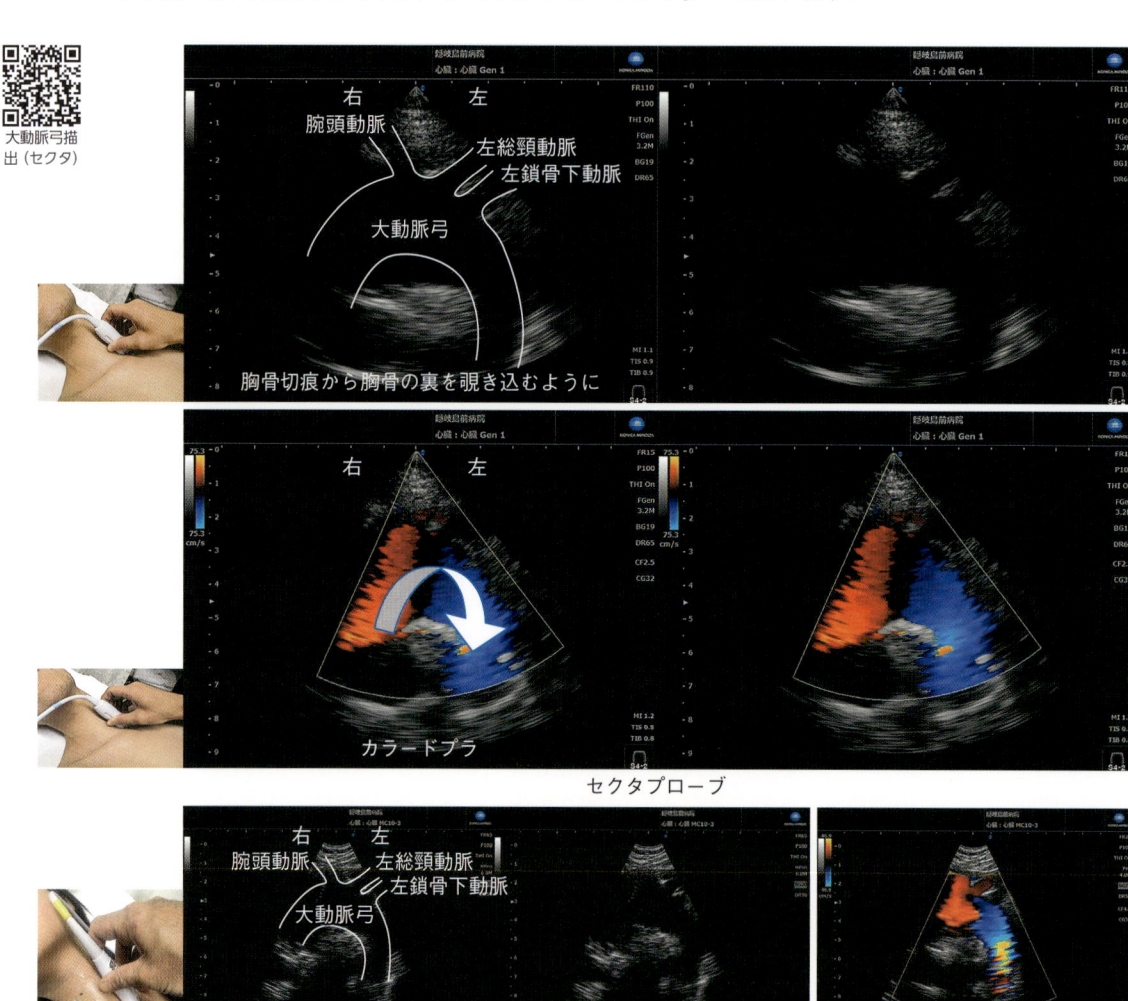

大動脈弓描出（セクタ）

大動脈弓描出（マイクロコンベックス）

図 2.26　大動脈弓描出（セクタプローブとマイクロコンベックスプローブ）

　可能ならば枕をはずして，患者さんに少し左側を向いてもらいます（向きすぎると胸鎖乳突筋が収縮するのでわずかでよい）．4 cm 程度の浅めの深度設定で，右の甲状腺/右総頸動脈/右内頸静脈が映るビューを出します．そこから尾側にスライドさせ，右総頸動脈と右鎖骨下動脈が合わさって腕頭動脈になることを確認します．さらに尾側にプローブを

スライドさせ，深度表示を7〜9 cm くらいの深めにして，腕頭動脈が大動脈弓へつなが
るところを描出していきます．そこで，胸骨の裏側を覗き込むくらいの感じでプローブを
ほとんど寝かせます．腹側から上行し，背側に下行する大動脈弓に合わせてプローブをや
や反時計回りに回転させるのがポイントです．あとはカラードプラを入れて，上行大動脈
の向かってくる赤いフロー，下行大動脈の遠ざかる青いフローを確認します．

　通常はセクタプローブを使用しますが，Introduction（☞ p.6）で述べたように，マイ
クロコンベックスプローブがあるとこんな時に便利です．通常セクタプローブに比べると
やや高めの周波数寄りにつくられていることが多く，表層の頸動脈からやや深めの大動脈
弓までまんべんなく描出可能です．それでいてセクタプローブと同じように頭が小さく，
胸骨切痕から覗き込みやすいんです．

2.3 肺エコー

● A-line と B-line

　2008 年に Lichtenstein が雑誌 *Chest* に The BLUE Protocol（Bedside Lung Ultrasound in
Emergency Protocol）[61] を発表してから，世界中で爆発的に広がっている肺エコーについ
ても紹介しておきます．すでに気胸のルールアウトのための lung sliding，確定診断のた
めの lung point については述べました（☞ p.74）．

　使用するプローブはセクタ，コンベックス，リニアどれでも可．胸膜や胸壁の評価をす
るときには 7.5〜11 MHz 程度のリニアプローブが有効です．

　基本となるのが **A-line** と **B-line** です（**図 2.27**）．A-line の A は air（空気）の A．B-line

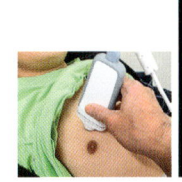
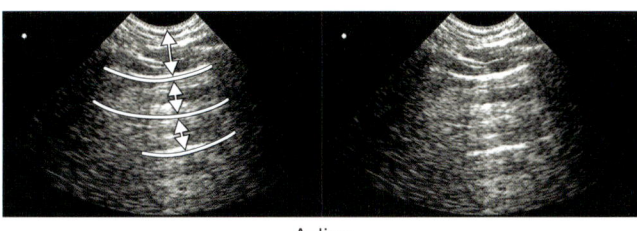
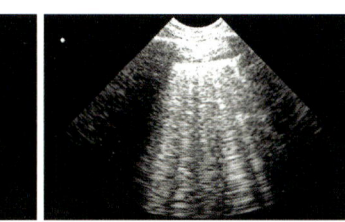

A-line　　　　　　　　　　　　　　　　　　　　　　　B-line

図 2.27 A-line/B-line（ポケットエコー，SONIMAGE P3）
A-line：胸膜面での多重反射
　　　　水平方向の線状のアーチファクト
　　　　皮膚表面から胸膜の距離と等間隔に複数認められる
　　　＝肺がドライ（正常肺・気管支喘息発作時・肺気腫・気胸など）
B-line：胸膜面から始まり画面の端まで減衰せず
　　　　A-line を消して伸びる高輝度のアーチファクト
　　　　1 肋間に 3 本以上あると異常
　　　＝肺がウエット

A-line &
B-line

の B は Beam の B と覚えてください.

　まずは A-line から. A-line は空気がある時に見られる所見です. 皮膚から胸膜面への
エコーの多重反射です. 皮膚−胸膜の距離と等間隔に複数見られます. 空気がある時, つ
まり**正常肺でも出ますし, 気胸, 肺気腫など空気が多ければ多いほどよく見られます**. 逆
に心不全などでうっ血肺の状態や胸水がある時には見られません.

　うっ血肺で肺がウエットな状態の時に見えるのが, B-line です. 肺の間質の水分量を示
唆すると言われています. 特徴は, 胸膜からレーザービームのように深層まで伸びる高エ
コーです. 途中にある A-line を消して伸び, 呼吸に合わせて lung sliding とともに動きま
す. 正常肺でも見られることはありますが, **一肋間に 3 つ以上あれば異常所見ととらえ
B-line＋とします**. やはり仰臥位では背側, 座位では尾側に多く見られます.

　A-line, B-line はもともとエコーのアーチファクトを見ており, 高性能のエコーでなく
ても, 比較的簡単に見ることができます. むしろ高機能装置では, アーチファクトを消し
て画像をよく見えるようにする THI (tissue harmonic imaging) は off にしたほうがよくわ
かります. 図 2.28 に示すように, ポケットエコーでも簡単に判別可能です. ベッドサイ
ドで, あるいは在宅で, **低酸素を来した患者さんで肺が水浸し (ウエット) なのか, ドラ
イなのかを判別**するのに, エコーは非常に有用です. なおかつポケットエコーが活躍する
場面でもあります.

　すでに肋骨骨折合併症チェックとして, 気胸の診断について述べましたが (☞ p.73),
少し追加します. 気胸のエコー診断は 2005 に Lichtenstein が発表しています (**表 2.6**)[62].
そこで述べられているのが, 大事なことなので繰り返します. lung sliding があれば, 気
胸はなし (感度 100％). Lung sliding がなくて, A-line があって, lung point があれば,
気胸確定 (特異度 100％) です.

　ただし重症外傷のときには皮膚や皮下が挫滅, 腫脹していることも多く, その場合は超
音波の通りが悪くなるため, 感度が落ちることがあるということを認識しておいてくださ
い.

表 2.6　気胸のエコー診断の感度・特異度[62]

エコー所見	感度 (％)	特異度 (％)
lung sliding (−)	100％	78％
lung sliding (−) ＋A line	95％	94％
lung sliding (−) ＋A line＋lung point	79％	100％

Lichtenstein DA et al. *Crit Care Med* 2005 : 33 (6) : 1231-8.

🌀 胸水

通常の立位胸部X線（PA撮影）で，胸水の貯留が前方第4肋骨を超えると1,000 mL溜まっており[63]，肋骨横隔膜角の鈍化があれば200 mL，側面で後部肋骨横隔膜角の鈍化があれば50 mLと言われています[64]．エコーで見た場合には，仰臥位で肺底部にて評価して深さが50 mm以上であれば，胸水量は500 mL以上[65]．もう少し詳細な推定胸水量の報告として，人工呼吸管理中の81名でprospective studyがあります．仰臥位もしくは15° head-upで肺底部，後腋窩線上で胸郭に垂直にプローブを当てて，吸気終末の壁側胸膜から胸水中に浮かぶ肺までの距離，つまり壁側胸膜−臓側胸膜間距離の最大値を計ります（図2.28）．そこでは推定胸水量＝距離（cm）×20 mLとなっています[66]．ただし人工呼吸で肺が膨らむ場合に使える方法でしょうか．少ない量の場合は，エコーでは10〜20 mLあれば胸腔内の液体を感知できるとの報告があります[67]．また胸水の穿刺は，エコーガイド下で行うことで，合併症を減らし，確実に検体を採取できるとされています[68][69]．2008年には，英国のNHS（National Health Service）の特別保健機関であるThe National Patient Safety Agencyからも「胸腔穿刺の安全な手技のためにはエコーガイド下の穿刺を強く勧める」という見解が出されました[70]．人工呼吸器管理中の胸腔穿刺は気胸合併症のハイリスク要因ですが，エコーガイド下で行うことによって安全に行え，壁側胸膜−臓側胸膜間にある胸水が15 mm以上あり，3肋間以上で確認される時には，合併症なく胸腔穿刺が行えるという報告もあります[71]．

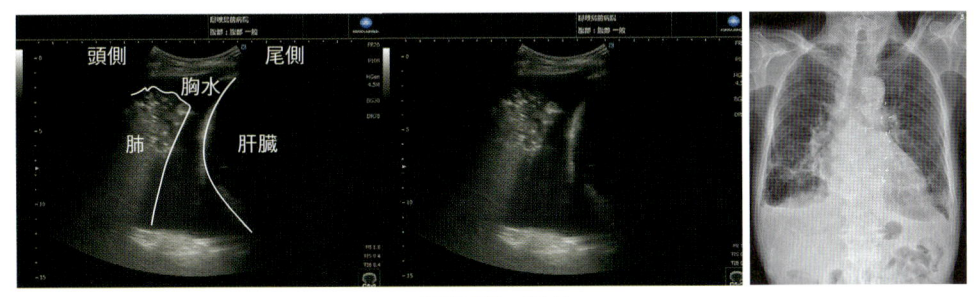

図2.28　胸水

🌀 肺炎

肺炎の画像診断はもちろん胸部X線ファーストですね．でもエコーでも見えるのは知っていますか？ すべての肺炎が見えるわけではありませんが，胸膜に近い病変はかなり見えます．胸膜炎は最たるものです．気胸（☞ p.73）と同様，胸膜炎の場合も，通常は呼吸で見られる壁側胸膜と，臓側胸膜がきれいにスライドするlung slidingが，見られなくなります．臓側胸膜が不整になったり胸水が溜まったり，癒着性胸膜炎の場合にはlung slidingは消失します．このlung slidingの変化はポケットエコーでも充分見えます．胸痛や採

血での炎症反応などから胸膜炎を疑って，lung sliding がなければほぼビンゴでしょうかね．

　さて，肺炎です．胸膜付近でしっかりした浸潤影をつくるものは，かなりはっきりとわかります．1つ症例を紹介します．70歳の女性で，細菌性肺炎ではなく好酸球性肺炎のケースです．好酸球性肺炎は一般に原因不明ですが，咳や熱とともに数日で肺炎が完成することもあり，このケースでも抗生剤に反応せず，数日で浸潤影が拡大していきました．入院加療では毎日X線を撮ることも不可能ではありませんが，ベッドサイドで超音波評価ができるとかなり診断治療に役立ちます．健側ではバットサインを描出すると正常のlung sliding が観察されます．患側では少しの胸水と高エコーがちりばめられた，実質臓器のような画像で肺炎像が描出されています（図 2.29）．

　治療はステロイドで，肺炎がよくなっていく様子も観察できます．

　X線画像は肺炎の治癒変化を画像的に表すのにタイムラグができますが，エコー画像はより早く治癒変化を確認できることが多いように思います．

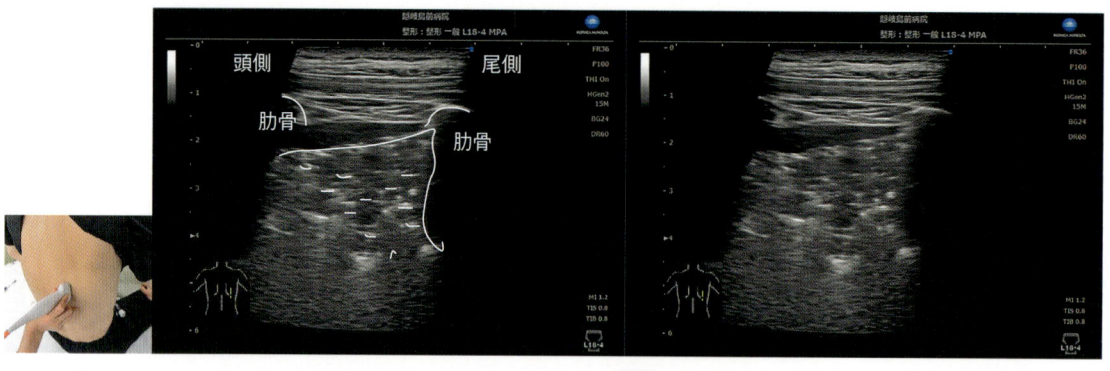

患側

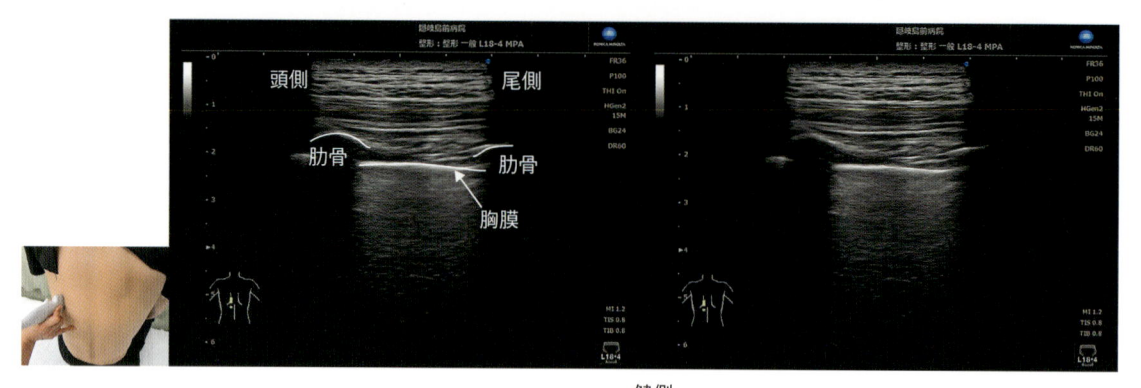

健側

図 2.29　好酸球性肺炎

肺炎

エコーの弱点はプローブを当てたところしかわからないことです．一方でX線やCTは全体を映すことができます（**図2.30**）．肺のどこに病変があるかをエコーで探すためには腹側背側，左右，頭側尾側とすべての部分にプローブを当てる必要があり，速やかに検査をするためには患者さんを上半身裸にする必要があるなど，手間を考えるとなかなかハードルが高い．私は，聴診をして**ラ音**が聞こえるところにプローブを当てる，健側と比較するといった使い方をしています．一方でX線やCTで病変部位が特定できている場合には，**治療**

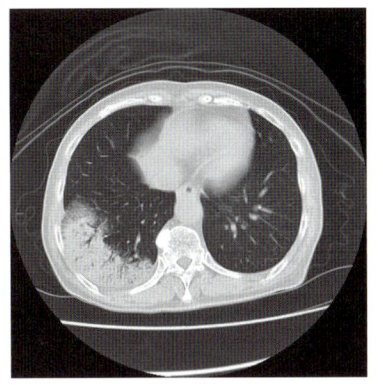

図2.30　好酸球性肺炎の単純CT
（図2.29と同一患者）

の反応性や治癒過程を観察するのにエコーはかなり有用です．別の場所に新しい病変が出てくることもないわけではないので，臨床症状や採血結果などを合わせて鑑みて，適切にX線やCT撮影を追加する必要があることは言うまでもありません．

2.4 圧迫骨折もエコーで！

図2.1（☞ p.68）の Acute/Chronic×Common/Critical の4象限マトリクスの左上 Acute×Common 象限に胸椎圧迫骨折があり，「エコー役に立つ」となっているのに気づいた方はおられるでしょうか．「胸椎圧迫骨折にエコーが役立つ」と言われても「圧迫骨折でエコー？　そもそも見えないんじゃないの？」と思う方が多いんじゃないかと思います．それが，見える場合があるのです．

これも実際にあったケースです．すっきりしない腰背部痛の70歳代女性．他院で「特に異常なし．神経痛？　筋肉痛？」と言われたけれども，痛みが続くということで来院されました．背部で正中の脊椎の圧痛や叩打痛もはっきりしません．Critical なものを見落としてはいけないと思い，さっそく外来超音波診療です．

見落としてはいけない胸腹部大動脈瘤のチェックをしている時に，腹部大動脈越しに発見しました．椎体前面の減高です．エコーでも圧迫骨折が見えるのです（**図2.31**）．とくに腹部大動脈をウインドウにして，大動脈越しに見るとよく見えます．基本的には縦操作で大動脈の長軸越しに観察します．難しいのは椎体の同定ですが，ヤコビ線をL4として数えていくしかありません．胸椎がよく見える方なら，Th12椎体の短軸観察で，椎体から横に伸びる肋骨が確認できるかもしれません．このケースではL2とTh12の椎体前面の減高が認められます．

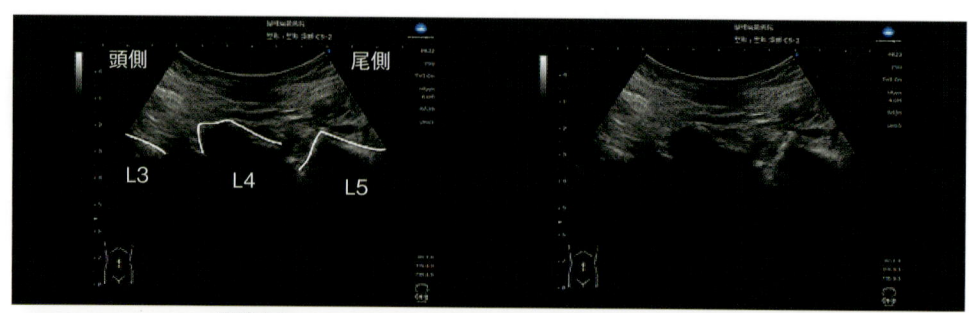

圧潰なし

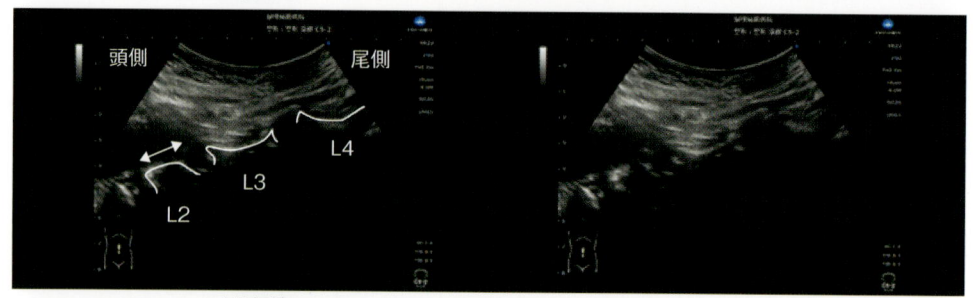

L2 圧潰

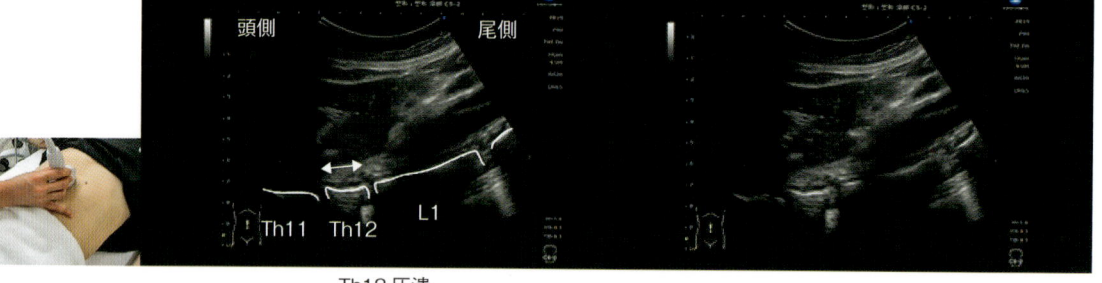

Th12 圧潰

図 2.31　圧迫骨折のエコー

　CT をとって確認をしました（**図 2.32**）．確かに Th12 と L2 が圧潰しています．CT 所見からは今回の新規病変は L2 のようです．

　おそらく前医の時にはまだ椎体の減高はなく，X 線で診断がつかず，その後徐々に圧潰してきたのでしょう．そうはいっても，今の段階で圧迫骨折の診断はエコーファーストにはならないと思いますが，こんな例もあるということで紹介させてもらいました．通常の腹部スクリーニング時などに，椎体にもちょっと目を配ってみませんか．何か新しい発見があるかもしれません．

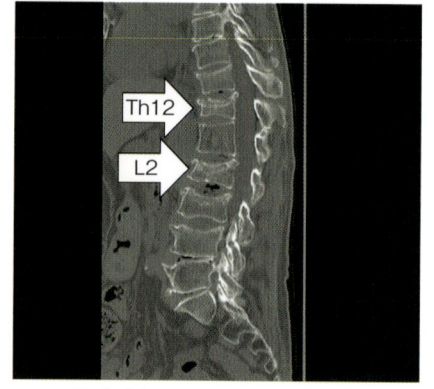

図 2.32　圧迫骨折の単純 CT

圧迫骨折

Chapter 3

頭頸部領域

3.1 眼底チェック

　p.81 で登場した 60 歳女性の心筋梗塞．既往症は高血圧のみ．降圧剤も定期的に飲んでいてコントロール良好．心電図と心エコーで心筋梗塞を疑って，採血も CPK 747（＜244）IU/L，H-FABP 34.4（＜5）ng/mL．それでも高血圧の内服中だけの 60 歳女性でほんとに心筋梗塞を起こすのかなあと思い，ヘリコプター要請し，待っている間に頸動脈ちょい当てをしました．そうすると右頸動脈洞に立派なプラークあり．この動脈硬化なら心筋梗塞も起こり得るかと合点がいきます．

　例えば LDL コレステロールの高い閉経後の女性．タバコや血圧，糖尿病といったいわゆる他の動脈硬化因子なし．家族性高コレステロール血症でもなさそう．そういう時に，コレステロールの薬を飲むかどうかの判断に苦しむことはありませんか．今の抗コレステロール薬は優秀ですから，飲めば下がることはわかっています．それでも薬の副作用のこと，費用のこと，通院の手間のことなど考えると本当に飲むべきかどうかは迷います．もちろん本人の医療に対する考え方なども考慮しなければなりません．この場合の一次予防が有効かどうかのエビデンスはまだ出ていません．その時の 1 つの判断材料が頸動脈エコーではないかと考えています．動脈硬化も太さによって機序が違うと言われており，まずは**細動脈チェックのために眼底をチェック**します（次ページ**図 3.1**．VersaCam® で撮影）．

　ここで少しだけ「すぐれもの VersaCam®」の紹介．本体に様々なアタッチメントがつくことで眼底だけではなく，ブルーライトの出る前眼部の観察用，ダーモスコピー，耳鏡，内視鏡用のアタッチメント，汎用レンズとあります（**図 3.2** 左）．汎用レンズは口腔内などの暗い場所でも明るく，ピントも合わせやすくて重宝しています（図 3.2 右）．

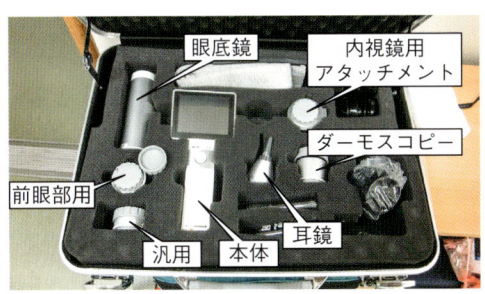 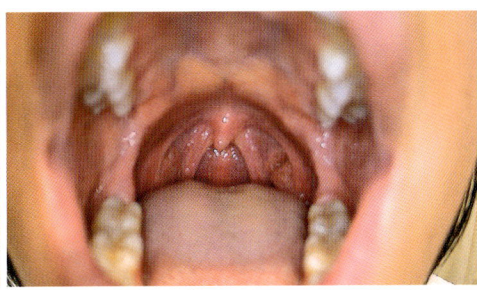

図 3.2　VersaCam® フルセット（左）と口腔内撮影像（正常）

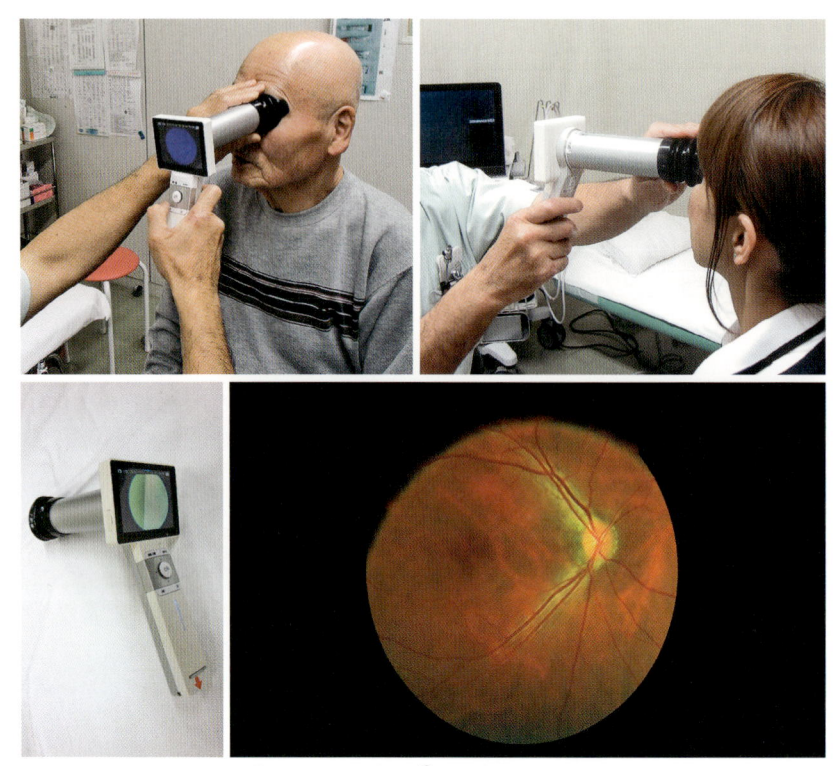

図 3.1　VersaCam®眼底撮影（正常例）

　図 3.3 は耳鏡で滲出性中耳炎の例ですが，このようにクリアに見えます．また動画も記録できます．患者さんに鼻をつまんで耳抜きをしてもらうと，中耳内に貯留した液体の中に耳管から来た空気が入ってくるのが見えます．

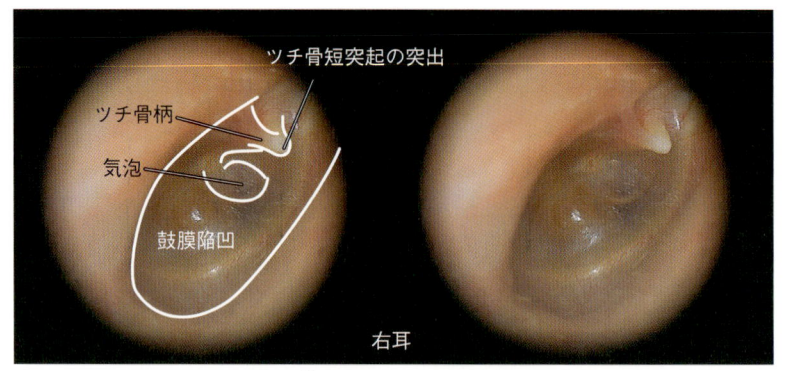

図 3.3　VersaCam®で撮影した滲出性中耳炎（液体貯留）

滲出性中耳炎
耳抜き

● Column ── 眼科エコー

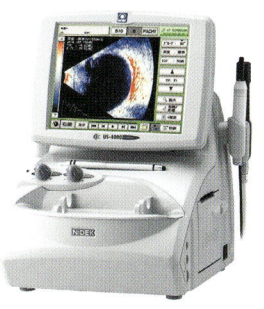
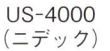
US-4000
（ニデック）

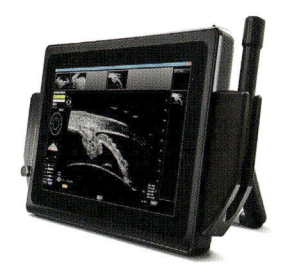
VuPad
（ニコンヘルスケアジャパン）

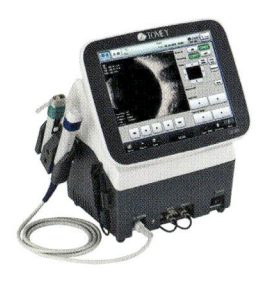
UD-800
（トーメーコーポレーション）

眼科には眼科専用エコーというものがあります．日本では現在，いわゆる汎用機ではほとんどの機種で眼球エコーは禁忌となっています．

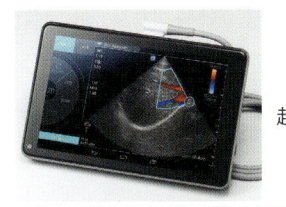
富士フイルム
タブレット型
超音波画像診断装置
SonoSite iViz

使用可能なエコーは thermal index（TI）<1.0, mechanical index（MI）<0.23 が1つの基準です．『ABCD sonography』[72] には「ティッシュ一枚，マイおにーさん」と覚えましょうと書かれています．

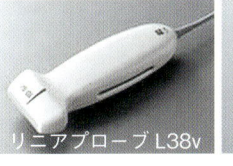
リニアプローブ L38v

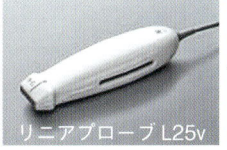
リニアプローブ L25v

実際表層のぶどう膜炎などは前眼部にカラードプラでフローが乗るし，眼球は水なので，その奥の網膜剥離は非常によく見える．しかし眼科医的には，エコーで見えるほど網膜が剥離して硝子体手術が必要となる前に，光凝固で止められるくらいの初期段階で発見したいところでしょう．なので，エコーで確定診断ができるより前に，突然起こった飛蚊症，悪くなっていく飛蚊症は網膜要チェックです．

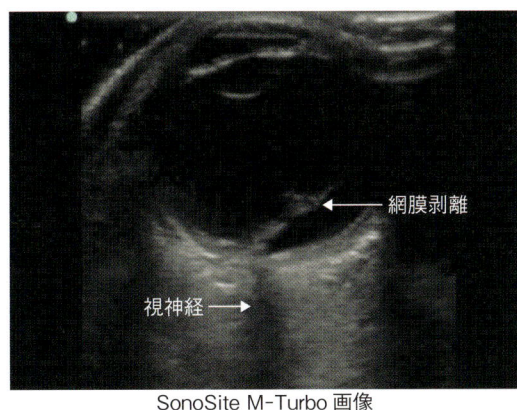
網膜剥離
視神経 →
SonoSite M-Turbo 画像

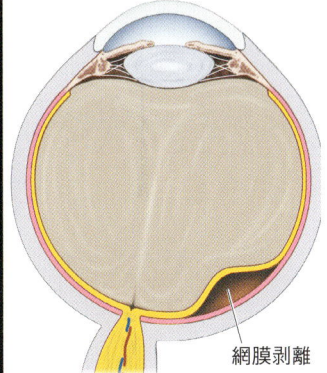
網膜剥離

3.2 頸動脈

　次に太い血管として頸動脈（**図 3.4**）のエコー検査を行います．プラークがなければ，「もう少し様子を見ましょうか」と相談ができるかもしれません．あるいは立派なプラークがあるようなら，やはり高コレステロール薬を服用したほうがいいかもしれません．

　頸動脈エコーについては，日本超音波医学会で 2017 年に松尾汎先生が頸動脈超音波診断ガイドライン小委員会委員長として**「超音波による頸動脈病変の標準的評価法 2017」**をまとめられました．ネット上で公開されていて，詳しくかつわかりやすく書かれていますので，一読をお勧めします[73]．

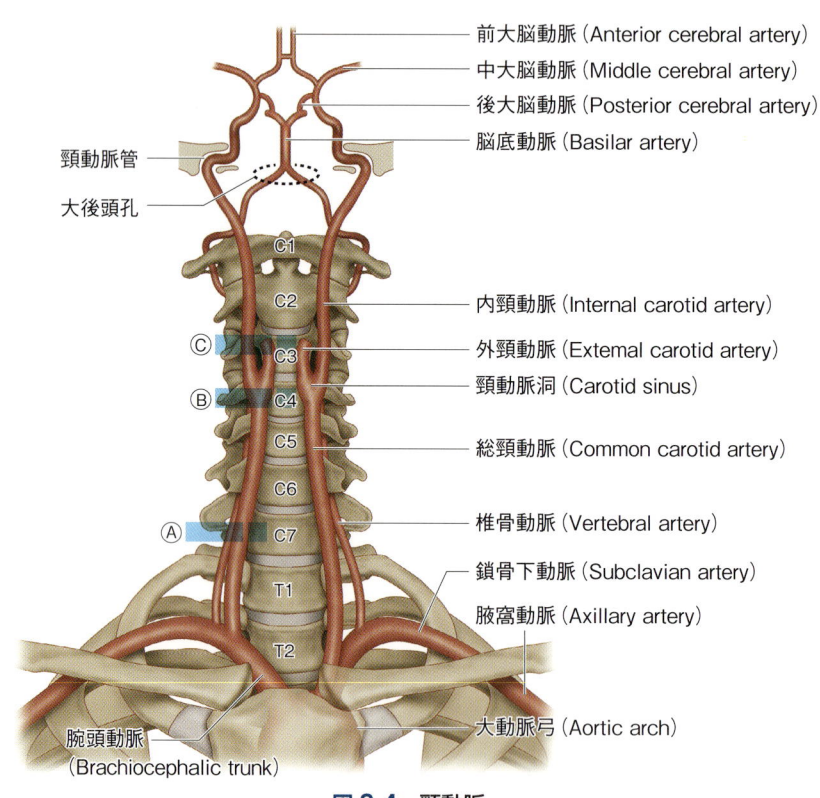

図 3.4　頸動脈

● 頸動脈エコーの基本ルール

頸動脈エコーの取り方を解説していきます.

最初に描出方法の基本ルールです（**図 3.5**）. プローブは基本的に 7〜11 MHz くらいのリニアプローブを使用します. 短軸では画面の右側が患者の左側, つまり尾側から覗き込んだ像になります. CT と同じですね. 一方長軸はどちらでもよいことになっています. 画面の右側が患者の尾側になる場合もあれば, 右側が患者の頭側になることもあるということです. 「超音波による頸動脈病変の標準的評価法 2017」では, 「長軸断面の表示方法は, 本評価法では規定しない. **施設内で統一し, 他施設での画像閲覧を考慮して記録画像にコメントやボディマークなどを表示する**」（太字は筆者）と書かれています[73]. 当院では甲状腺や腕神経, 嚥下評価など他の部位にも同様にエコーを使用するため, 画面の右側が患者さんの尾側を基本としています.

── 頸動脈エコー基本画像 ──

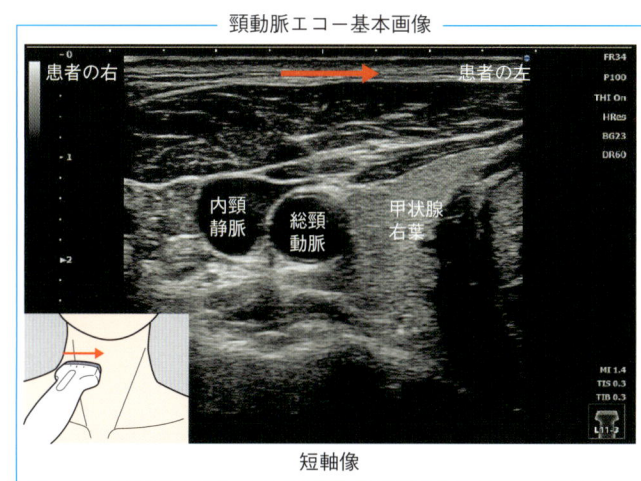

短軸像

プローブ
　基本的には 7〜11 MHz の
　リニアプローブを使用

表示方法
　短軸：画面の右が患者の左
　（尾側から覗き込んだ像）
　長軸：画面の右が患者の尾
　側（患者の右側から見た像）
　　もしくは
　　画面の右が患者の頭
　　側（患者の左側から見
　　た像）
　※ボディマークをつける

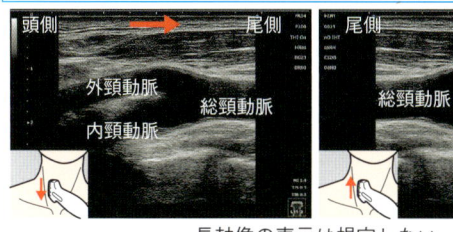

診たいもの
　Max IMT
　プラークの有無
　血流波形

長軸像の表示は規定しない
※ボディマークを入れるとよい

図 3.5　頸動脈エコーの取り方（基本ルール）

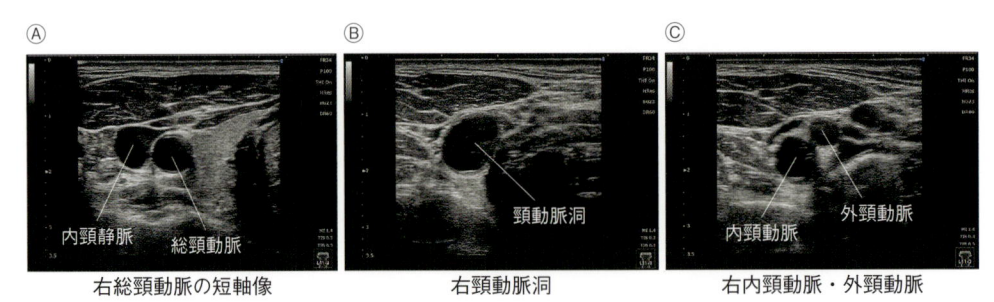

ⓐ　　　　　　　　　　ⓑ　　　　　　　　　　ⓒ

内頸静脈　総頸動脈　　　　　　頸動脈洞　　　　　内頸動脈　外頸動脈

右総頸動脈の短軸像　　　　　　右頸動脈洞　　　　　右内頸動脈・外頸動脈

図3.6　頸動脈エコー描出方法①総頸動脈－頸動脈洞－内頸動脈・外頸動脈分岐

プローブの当て方　まずは基本画像：甲状腺の部位で総頸動脈の短軸
短軸で頭側へ平行移動

　それではいよいよ始めます．まず，すこし顎を突き出して観察する側の反対側に頭部を30°程度傾けます（**図3.6**）．傾けすぎると胸鎖乳突筋の緊張が強くなり観察しにくくなるので，要注意．体位がとれたら頸部の観察部位にプローブを横向きに置きます．メルクマールになるのは甲状腺とその脇にある総頸動脈，その外側にある内頸静脈です．頸動脈エコーのすべての基本はここにあると言ってもよいでしょう．わからなくなったらこのビュー（頸動脈エコー基本画像）に戻りましょう．

　描出の方向は「患者さんの左側がエコー画像の右側」がルールです．プローブを尾側にスライドしながら総頸動脈を追いかけていくと，右では総頸動脈＋鎖骨下動脈→腕頭動脈→大動脈弓，左では直接大動脈弓へ合流するところが見えます．頭側にスライドしていくといったん頸動脈が太くなる頸動脈洞があり（ⓑ），その後内頸動脈と外頸動脈に分かれます（ⓒ）．一般的には内側にあるやや細いのが外頸動脈，外側にあるやや太いのが内頸動脈です（内と外が逆なのはややこしい）．短軸の観察で大切なことが1つあります．エコーのビームは直交するものはよく反射するので，動脈の前壁，後壁はよく見えるのですが，側壁は苦手です．そこでひと工夫．プローブをぐっと外側に振って，胸鎖乳突筋の裏側から見るのです（**図3.7**）．先ほど前面から見ていた血管を90°横から見るイメージです．こうして側壁をよく見て，プラークなど病変を見落とさないようにしましょう（**図3.8**）．そしてカラードプラを入れながら，同じように短軸で大動脈弓に合流するところから見える範囲で内頸外頸動脈を観察します．

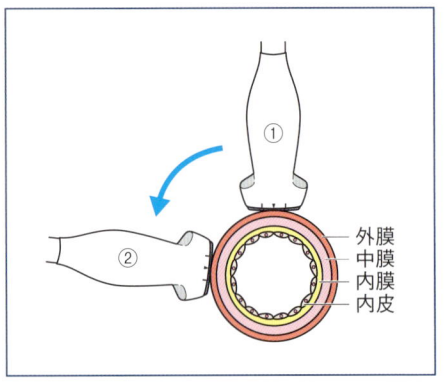

外膜
中膜
内膜
内皮

図3.7　頸動脈の側壁を見るためにプローブを外側に振る

① ②

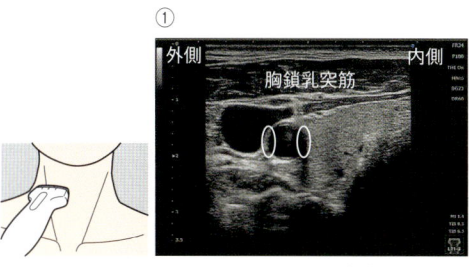
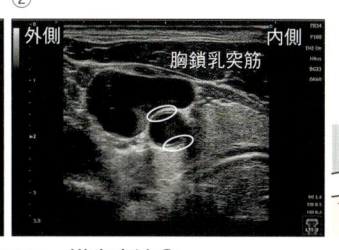
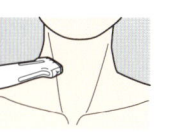

図3.8　頸動脈エコー描出方法②
図3.6に続いてそのまま外側へ平行移動し，胸鎖乳突筋の背側から短軸で（観察が難しい側面の壁を）観察

　次は基本画像の短軸からプローブを時計回りに90°回して長軸像を描出します（**図3.9**）．そうすると総頸動脈，頭側に向かうと頸動脈洞，さらに内頸動脈，外頸動脈を長軸で観察できます．この時に先ほど短軸像で描出した胸鎖乳突筋を裏側から長軸で追いかけると，下顎角の後方から耳の下の辺りまでプローブを動かせるので，前面からではプローブが顎に当たってそれ以上観察できなかった内頸動脈が，かなり奥に入っていく様子まで観察できます．

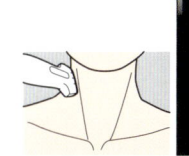
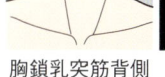
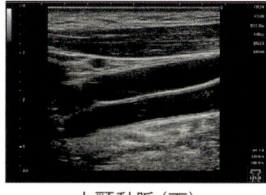
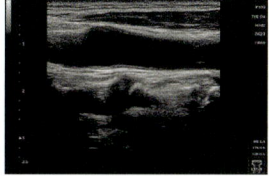
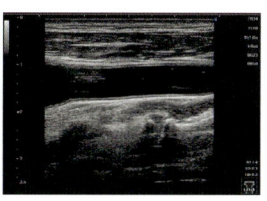

胸鎖乳突筋背側　　　内頸動脈（下）　　　　　　頸動脈洞　　　　　　　　総頸動脈
　　　　　　　　　※上は内頸静脈

図3.9　頸動脈エコー描出方法③内頸動脈−頸動脈洞−総頸動脈
　　　図3.6，図3.8を基本画像の部位でプローブを時計回りに回して短軸→長軸
　　　胸鎖乳突筋の背側より内頸動脈を頭部のほうへできる限り描出
　　　※背側より見ることでかなり頭部側まで観察が可能

　続いてIMT（内中膜厚，intima-media thickness）計測です．エコーのビームが血管壁に垂直に当たるように，できるだけ平行に描出します．フリーズをして計測を行いますが，最近の多くのエコーには自動計測機能が搭載されています（オプションの場合もあるので要確認です）．評価する数値としてはmax IMTとmean IMTがあります．max IMTは総頸動脈−頸動脈洞−内頸動脈のなかで最も厚いIMC（内中膜複合体 intima-media complex）を計測します（**図3.10**）．現在の脳梗塞リスク評価の助けになり，全身の動脈硬化の度合いをある程度反映します．今のエビデンスでは，maxIMTは冠動脈や下肢動脈の評価としては使えません[74]．mean IMTは治療効果の判定などに利用できます．

　実際IMTを測る部位はプローブから遠位の血管壁のhigh−low−highになっているhighの手前から次のhighの手前までです（**図3.11**）．この間が内膜と中膜の複合体厚です．血管

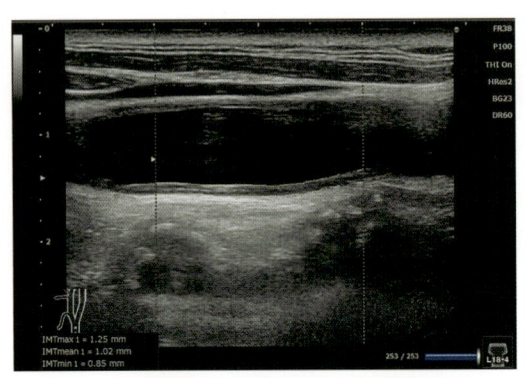

図 3.10　総頸動脈ー頸動脈洞ー内頸動脈で max IMT 計測

の近位側では中膜と外膜の境が明瞭でないため，max IMT を計測するときには，完全に正確ではないのですが近位の high の下縁と遠位の high の下縁で代用します．基本的には IMT は遠位側で計測しますが，近位側が明らかに厚い場合は近位で計測します．年齢により正常値は厚くなりますが，IMT は 1.1 mm 未満が正常とされています．また，プラークとは 1.1 mm 以上の限局した隆起性病変です．**実際は IMT が 1.5 mm 以上あれば要チェックとして，動脈硬化要因の検索や年に 1 回程度のフォローが勧められます（図 3.12）**．

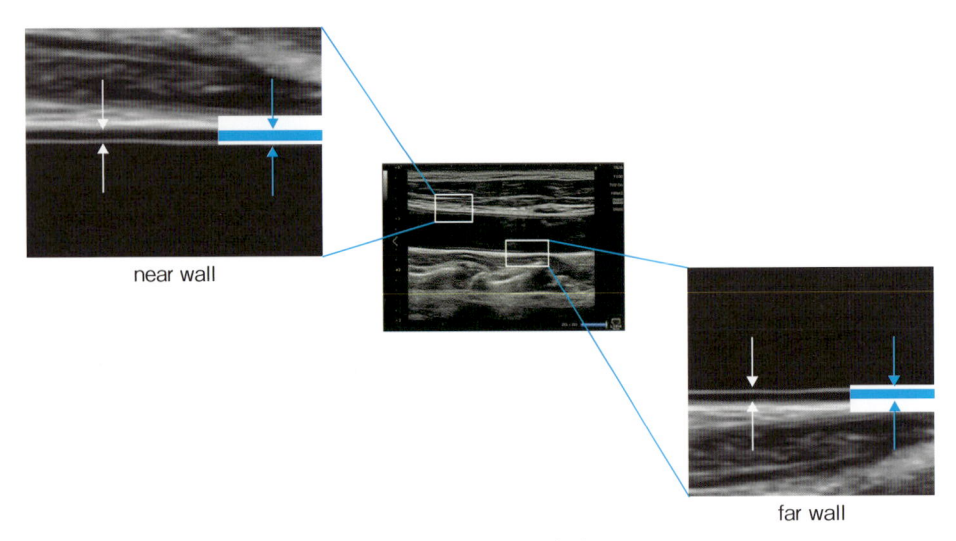

near wall

far wall

図 3.11　IMT の計測

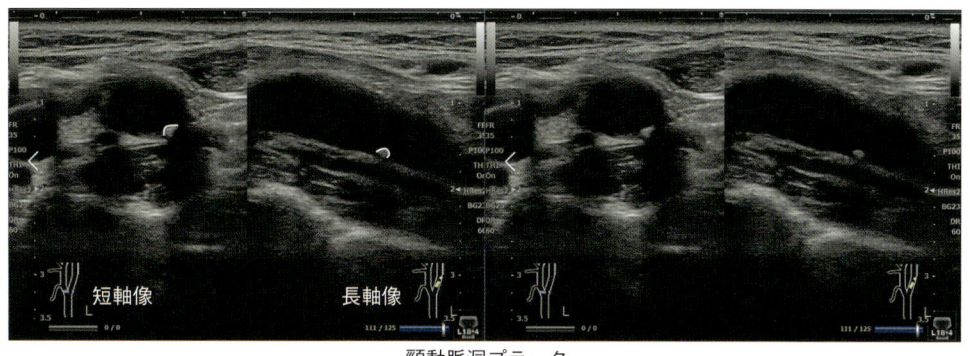

頸動脈洞プラーク

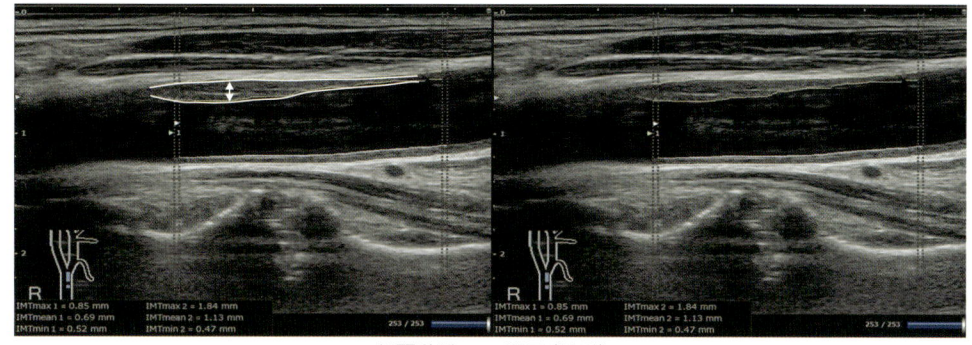

総頸動脈 IMC 肥厚（前壁）

注意すべきプラーク 　可動性プラーク 　低輝度プラーク 　潰瘍形成を認めるプラーク	基本は後壁で計測 近位が明らかに厚い場合は近位で計測

図 3.12　プラーク：1.1 mm 以上の限局した隆起性病変

　プラークも高エコーないわゆるハードプラークと言われるものは脳梗塞などの危険度は比較的低く，可動性のあるプラークや低輝度プラーク，潰瘍形成しているプラーク（☞ p.3「総頸動脈プラーク潰瘍」画像）が脳梗塞の危険度が高いといわれています．

● 血流測定

　最後に血流測定です．血流測定にもいくつかコツがあります（**図 3.13**）．

　まずは角度．IMT 計測の時には長軸像が皮膚に対して平行になるように描出しましたが，血流計測の時にはプローブを傾けて斜めに描出します．部位によって右斜めでも左斜めでも，傾けやすい方向で構いません．要はアングルバーを合わせたときに 60° 以下のドプラ角になればいいのです（**図 3.14**）[73]．カラードプラはプローブに向かって来る血流，離れていく血流を表記するために，ドプラ入射角が小さいほど正確に測れるのです．逆に水平だとこちらに向かうのか，離れていくのかが判定しづらくなります．60° 以下が許容

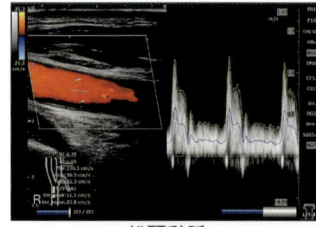 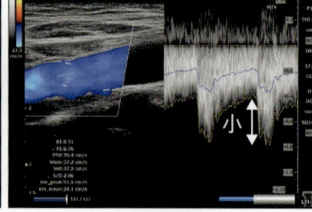 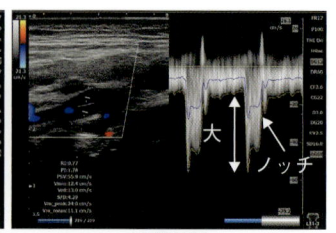

総頸動脈　　　　　　　　　　　　内頸動脈　　　　　　　　　　　　外頸動脈

	内頸動脈	外頸動脈
解剖	外側後方へ走行 太い 分枝血管がない	内側前方へ走行 細い 分枝血管がある
血流波形	拡張期の血流が速い	拡張期の血流が遅い

血流波形計測　プローブの端を押し付けて画面上で動脈が斜めに映るようにする
　　　　　　　カラードプラの ROI の角度補正
　　　　　　　サンプルボリュームを血管内へ
　　　　　　　ゲート幅を $\frac{1}{2}$ ～ $\frac{2}{3}$ へ
　　　　　　　アングルバーを血管走行に平行に

図 3.13　総頸動脈・内頸動脈・外頸動脈で血流波形を計測

範囲とされており，多くの装置で 60°以上になると「うまく測れていませんよ」というアラートのために，角度の数字がハイライトしたり，白黒反転するようになっています（**図 3.15**）．ただし押しすぎると患者さんは苦しいので，注意が必要です．

　次にカラードプラ表示の ROI（関心領域：Region of Interest）を設定します．ROI の面積を大きくすればいいように思われますが，大きくするとフレームレートが落ちるので，場合によると画像がカクカクとコマ送りのようになってしまうことがあります．特に横方向に広げるとフレームレートが落ちやすくなります．そのような理由から，カラードプラは必要な範囲で表示させます．血管の傾きに合わせてスラント（傾斜）をかけます．そこでパルスドプラ（PW：pulsed wave Doppler）*を入れ，ドプラ入射角が血流と平行になるようにアングルバーを調整します．そしてゲート幅を調整します．ゲートはもちろん血管の中心に配置しますが，広げすぎると周りのアーチファクトも拾ってしまい，狭めすぎると血管の中心の早い血流だけ拾うことになります．血管径の $\frac{1}{2}$ ～ $\frac{2}{3}$ 程度としましょう．透析のシャント血流量など血流量を計測する時は，血管全体を覆います．そこでパルスドプラ血流波形を記録します．

　この時に重要なことが，流速レンジの調整です．流速レンジが高すぎると低い血流が拾

＊ Doppler の D は大文字．1842 年に Christian Doppler が発見したことに由来します．同じく MRI の磁力の単位 Tesla も Nikola Tesla に由来し大文字です．

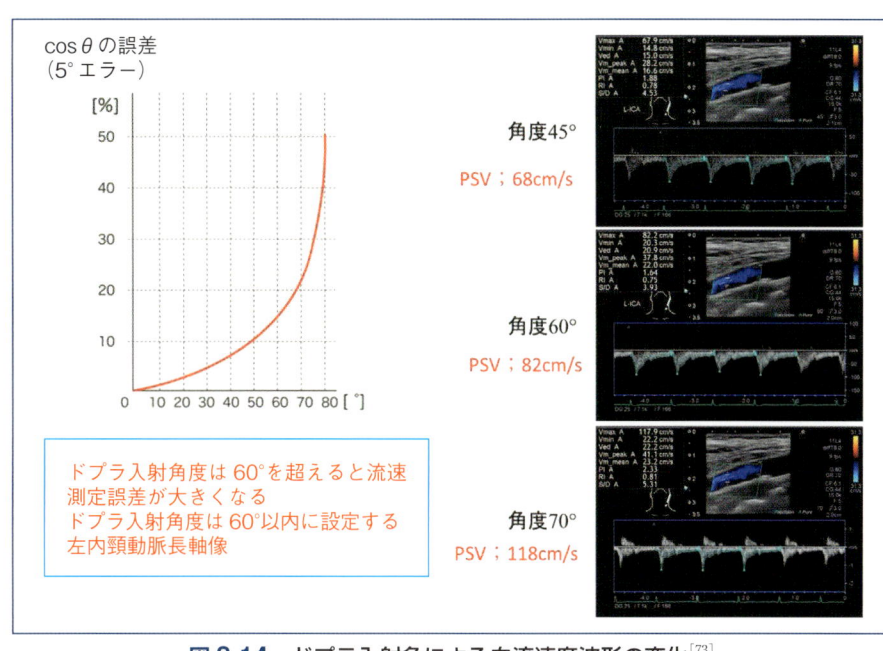

図3.14　ドプラ入射角による血流速度波形の変化[73]
入射角度は 60°以内に設定する

（日本超音波医学会用語・診断基準委員会ほか．超音波による頸動脈病変の標準的評価法 2017.　より一部改変作成　https://www.jsum.or.jp/committee/diagnostic/pdf/jsum0515_guideline.pdf より）

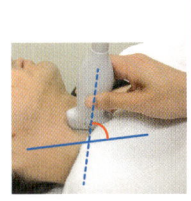
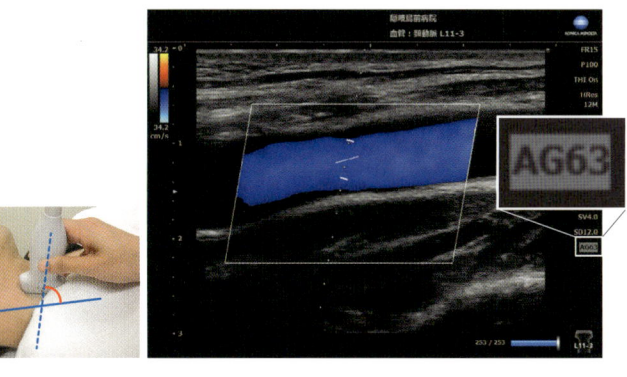

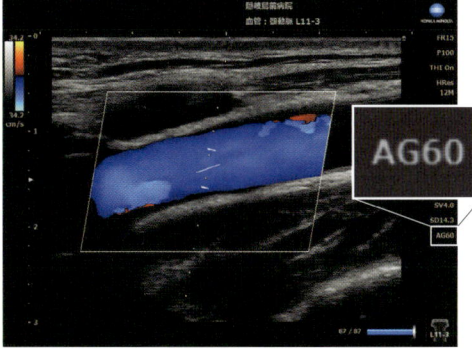
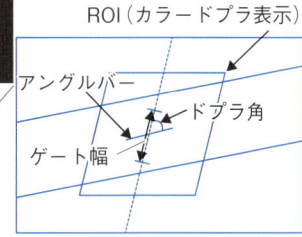

図3.15　ドプラ角 60°以上のときのアラート

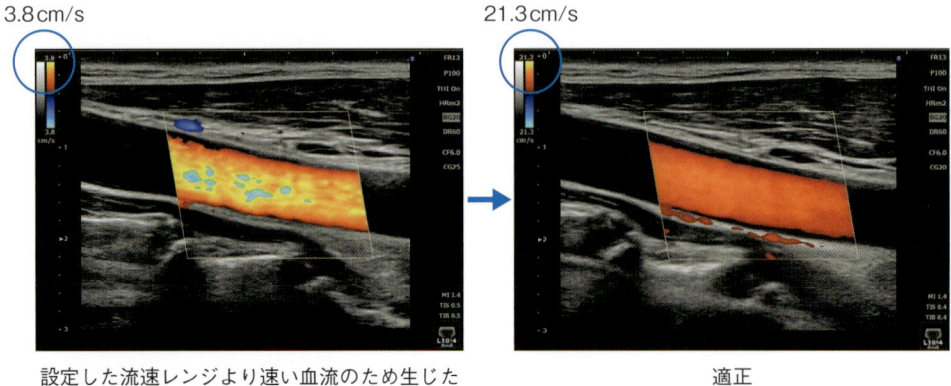

3.8cm/s　　　　　　　　　　　　　21.3cm/s

設定した流速レンジより速い血流のため生じた　　　　適正
折り返し現象（モザイクパターン）

図 3.16　流速レンジの調整

えなくなり，逆に流速レンジが低すぎるとカラードプラの折り返し現象でカラーがモザイ
ク状に示されます．私は総頸動脈では 25〜30 cm/sec，椎骨動脈では 15〜20 cm/sec で計
測を開始し，その後カラーののり具合で微調整しています（**図 3.16**）．

🔵 椎骨動脈

　椎骨動脈は基本画像で総頸動脈の背外側に短軸で観察され，尾側では鎖骨下動脈から分
岐する起始部が観察され，頭側にトレースすると通常は C6 横突起の中へ入っていきます
（**図 3.17**）．長軸では，総頸動脈を描出し，総頸動脈の深層の椎体を見ながら外側へプ
ローブを向けていくと見えてくる音響陰影を伴った白い線状エコー像が，椎体→横突起と
なります．横突起と横突起の間には，椎骨動静脈が確認できます．通常は浅層に椎骨静脈
があり，深層に椎骨動脈があります．椎骨動脈は C7 レベルでは横突起の表層側にあり，
頭側に向かうと C6 横突起の中へ潜り込んでいく様子が観察されます．カラードプラを入
れて頭側に向かって血流が流れている様子を確認しましょう（**図 3.18**）．血流波形の記録
方法は前述したとおりです．

専門医に相談するとき

　私は，①注意すべきプラーク＊を見つけた時，②50％以上の狭窄を見つけた時，③狭窄
部位で流速が 200 cm/sec 以上の時，④椎骨動脈の血流の方向が逆向きの時（鎖骨下動脈

＊注意すべきプラーク
　　可動性プラーク
　　低輝度プラーク
　　潰瘍形成を認めるプラーク

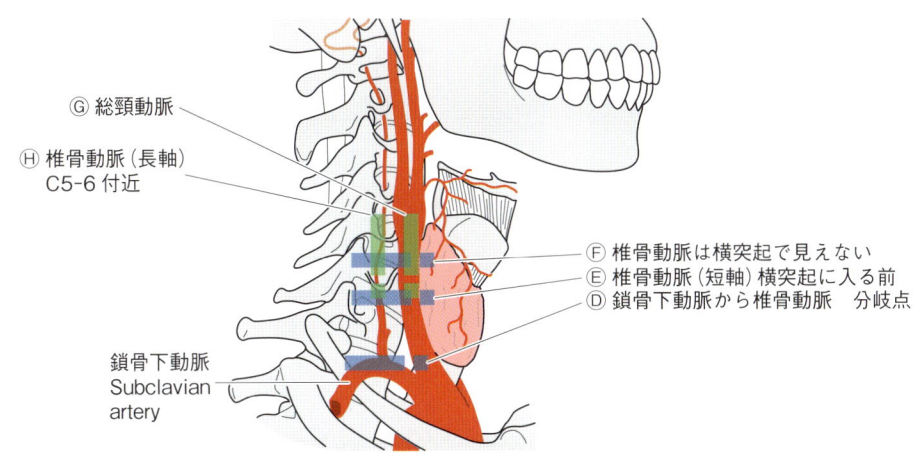

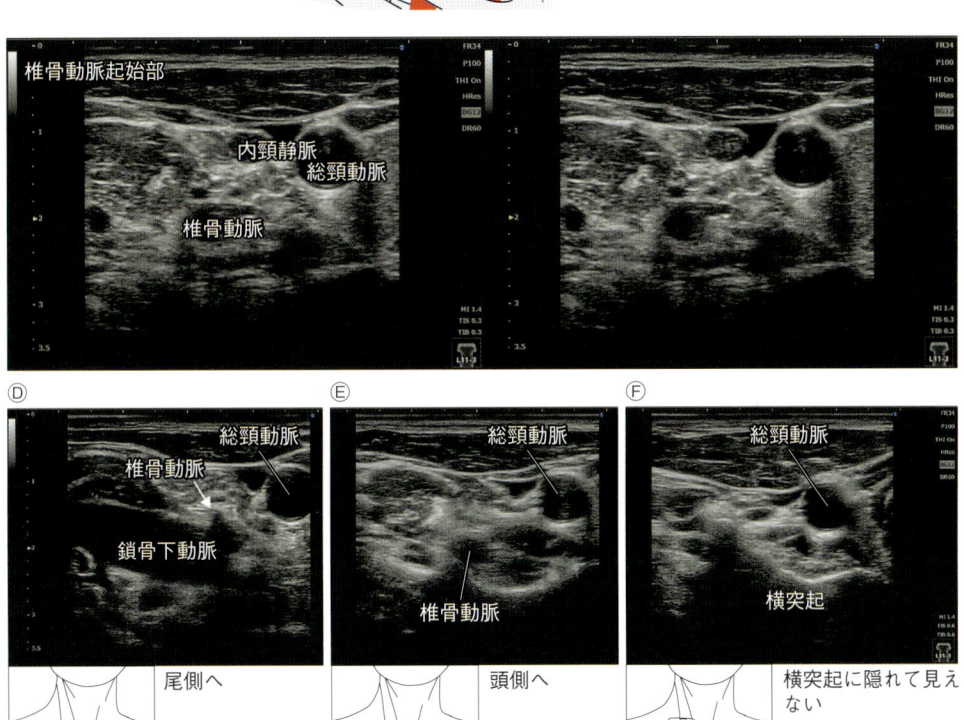

図3.17　椎骨動脈の観察

基本画像の総頸動脈の背外側に椎骨動脈が短軸で観察される
尾側で鎖骨下動脈から出る起始部，頭側で横突起間に見える部位を頭側へ観察

盗血症候群）のいずれか1つでもあった際には，MRAや血管造影を考慮するため専門医に相談することにしています．

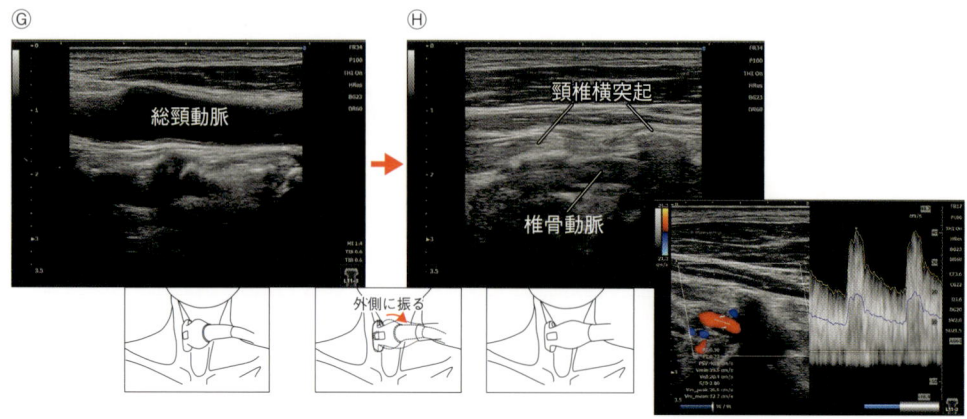

ⓖ ⓗ

椎骨動脈
血流計測

図 3.18　椎骨動脈の血流波形を計測

総頸動脈の長軸を描出し，外側へプローブを傾けていくと横突起とその間の椎骨動脈が描出できる
通常は椎骨静脈の深層に椎骨動脈が存在する

🔵 腎動脈

　頸動脈の血流測定の基本やコツがわかると，そのほかの血流計測もできます．例えば，腎動脈（**図 3.19**）．高血圧の初診患者が来た際には，動脈硬化評価としての頸動脈プラークチェックに合わせて，腎動脈狭窄チェックしておきたいところですね．慣れれば，短時間で簡単に測れます．観察は普通のコンベックスプローブを使います．腎動脈血流計測時はカラードプラの流速レンジを 30〜50 cm/sec に設定して，適宜調整します（**図 3.20**）．動脈硬化性の腎動脈狭窄は，腹大動脈の分岐から 2 cm くらいまでのところがほとんどです．腎動脈血流が 200 cm/sec を超えると腎動脈狭窄があると言われています．

　また非造影 CT で，腹部大動脈の石灰化の程度は心血管イベントの強力な予測因子となるとされています[75]．将来，超音波検査でも同じように腹部大動脈の石灰化などから，心血管イベントのリスク予測ができるようになるかもしれませんね（**図 3.21**）．

　頸動脈エコーの意義[73]と画像調整方法を**表 3.1** と**図 3.22** に示します．

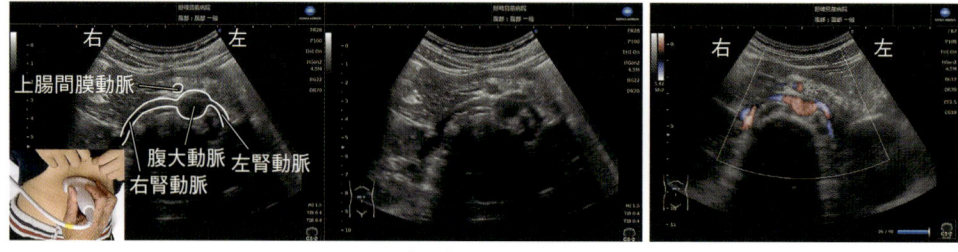

図 3.19　腎動脈描出

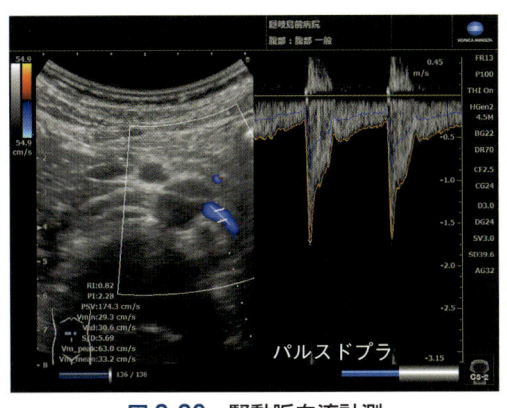

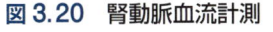
図 3.20 腎動脈血流計測

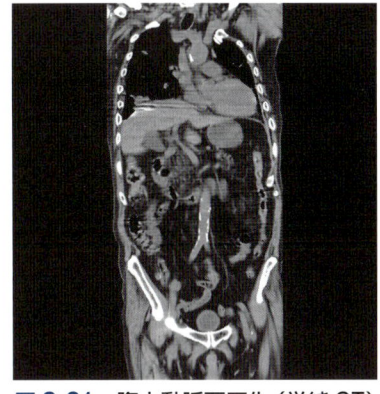

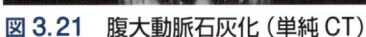
図 3.21 腹大動脈石灰化（単純 CT）

腎動脈血流
計測

表 3.1 頸動脈検査の意義（推奨度現状）[73]

			グレード	レベル
1. 頸動脈超音波の意義	生活習慣病には，頸動脈超音波検査が勧められる		A	Ⅰ
2. 超音波所見と病理所見	両者の対比は良好である		B	Ⅲ
3. IMT 評価の意義	1) max IMT 生活習慣病例では肥厚する	検討のあるもの：年齢，喫煙，高血圧，糖尿病，脂質異常，肥満	B	Ⅱ
	2) mean IMT 加療により，進行度が抑制される	血糖降下薬，脂質改善薬，降圧薬，抗血小板薬，運動	B	Ⅱ
	3) IMT は予後指標の surrogate marker である	一般住民	C2	Ⅰ
		動脈硬化性疾患	C1	Ⅳ
	4) 総頸動脈のびまん性 IMT	肥厚所見は，高安動脈炎を強く示唆する	B	Ⅲ
4. プラーク診断の意義	注意すべきプラークとして，表面性状では潰瘍型，輝度では低輝度型，および可動性のあるプラークが挙げられる		C1	Ⅳ
5. 狭窄病変の診断	ドプラ法による評価が用いられる		B	Ⅲ
	狭窄率による評価が可能である		C1	Ⅳ
	狭窄率は，内頸動脈での血管造影所見との一致率は低い		C1	Ⅳ
6. 動脈硬化疾患における頸動脈狭窄合併	全身に動脈硬化を合併することから	頸動脈の IMC 肥厚は，	冠動脈疾患危険度 15%/0.1 mm 肥厚	B	Ⅰ
			脳動脈疾患危険度 18%/0.1 mm 肥厚	
		頸動脈 IMC 肥厚群，プラーク群，狭窄群の順に，冠疾患合併が増加		B	Ⅲ

グレード＝有効性による分類（推奨度）
A　強く勧められる
B　勧められる
C1 勧められるだけの根拠が明確でない
C2 根拠がないので勧められない
D　行わないよう勧められる

レベル＝研究デザインによる分類（エビデンスレベル）
Ⅰ 系統的レビュー・メタアナリシス
Ⅱ ランダム化比較試験
Ⅲ 非ランダム化比較試験
Ⅳ 準実験的・分析疫学研究（コホート，症例対照，横断研究など）
Ⅴ 記述研究（症例報告，ケースシリーズ）
Ⅵ 専門家委員会や権威者の意見（患者データに基づかない）

（日本超音波医学会用語・診断基準委員会ほか，超音波による頸動脈病変の標準的評価法 2017，より一部改変作成　https://www.jsum.or.jp/committee/diagnostic/pdf/jsum0515_guideline.pdf）

- 表示深度 (通常は 3〜4cm)
- フォーカスの位置
- ゲインを高めにして遠位の内中膜複合体 (IMC：intima-media complex) が描出されるように
- ドプラ角は 60° 以内
- ゲート幅は $\frac{1}{2}$〜$\frac{2}{3}$ へ
- カラードプラ表示より良好なドプラ角を得るために傾斜をかける (スラントあるいはオブリーク)
  ただし，角度が大きくなると，感度は低下する

○カラーがのらない時に
　角度をつける
　流速レンジ (PRF パルス繰り返し周波数と表示されていることもある) を下げる
　カラーゲインを上げる
　周波数を下げる

○血流シグナルがモザイク，中心に反対向きのシグナルが表示 (折り返し現象)
　→流速レンジを上げる

図 3.22　頸動脈エコー画像調整方法

● Column —— 画面上の文字の意味はこんなこと

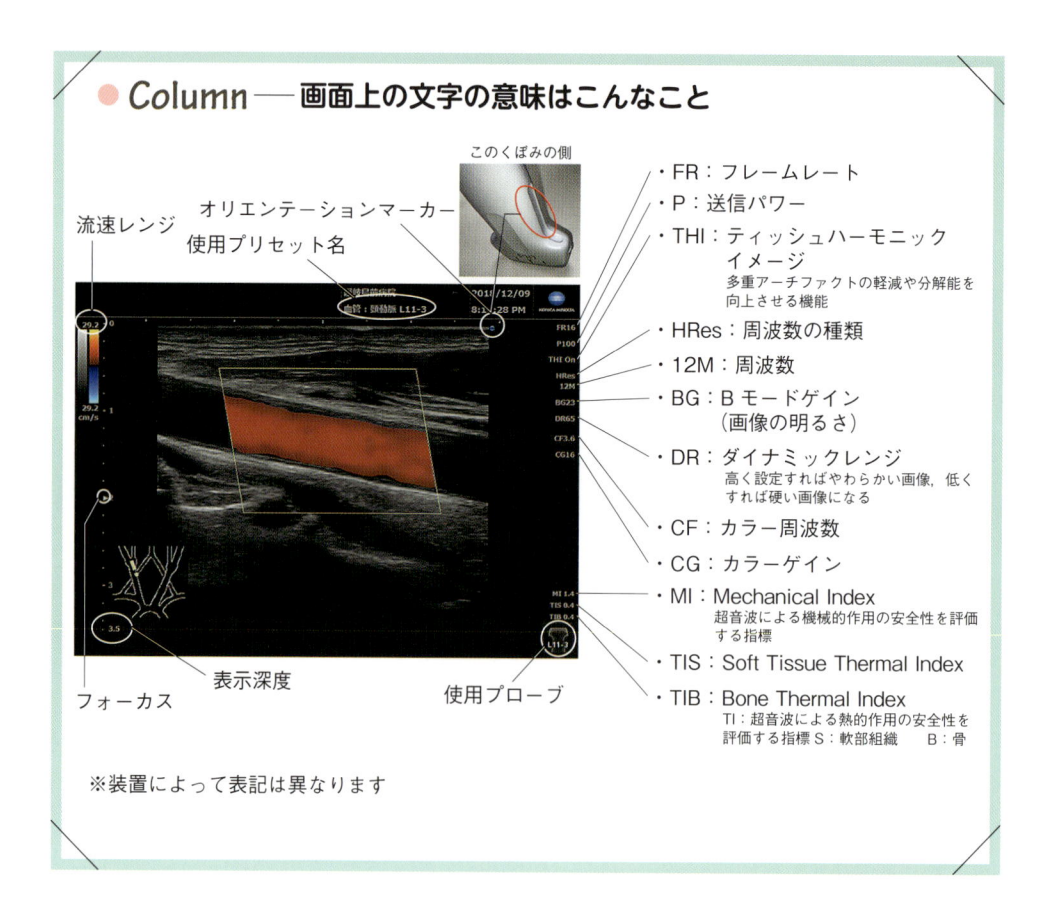

- FR：フレームレート
- P：送信パワー
- THI：ティッシュハーモニックイメージ
  多重アーチファクトの軽減や分解能を向上させる機能
- HRes：周波数の種類
- 12M：周波数
- BG：B モードゲイン
  （画像の明るさ）
- DR：ダイナミックレンジ
  高く設定すればやわらかい画像，低くすれば硬い画像になる
- CF：カラー周波数
- CG：カラーゲイン
- MI：Mechanical Index
  超音波による機械的作用の安全性を評価する指標
- TIS：Soft Tissue Thermal Index
- TIB：Bone Thermal Index
  TI：超音波による熱的作用の安全性を評価する指標 S：軟部組織　B：骨

流速レンジ　オリエンテーションマーカー　このくぼみの側　使用プリセット名

フォーカス　表示深度　使用プローブ

※装置によって表記は異なります

3.3 首まわり

エコーのリニアプローブの性能がよくなり，表層の組織が非常によく見えるようになりました．その一番の恩恵を受けているのは頭頸部領域，そして末梢神経描出ではないでしょうか．

頭頸部領域で従来よく見るのは，甲状腺，頸動脈，中心静脈穿刺のための内頸静脈などだと思います．現在は頸神経として C4〜C8 は一つひとつきれいに見えるし，C4 の枝としての横隔神経や C5C6 が合わさった後の上神経幹から分かれていく肩甲上神経も見えます．見えやすい細身の方なら，肩甲上神経が棘上筋の深層に潜り込んで肩甲切痕に入っていくところまで，そのまま追いかけていくことができます．総頸動脈と内頸静脈の間には迷走神経も見えます．また，唾液腺やリンパ節，摂食嚥下機能評価としての舌や咽頭喉頭の観察も可能です．

まずは，唾液腺から見ていきましょう（**図 3.23**）．唾液腺は耳下腺，顎下腺，舌下腺の 3 つの大唾液腺と，口腔粘膜に分布する唇腺，頬腺，臼後腺，口蓋腺，舌腺の小唾液腺があります．正常では耳下腺，顎下腺は描出が容易です．

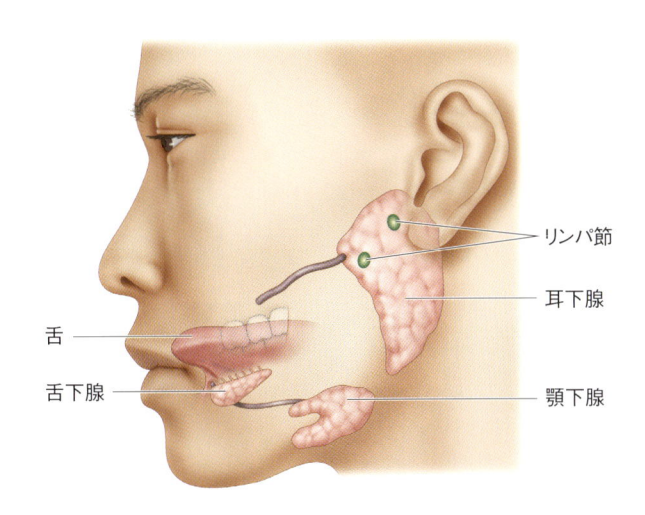

図 3.23　唾液腺の解剖図

🔵 耳下腺

　それでは耳下腺の描出です．下顎角に水平にプローブを当てると，耳下腺が描出されます．下顎角を中心に，下顎角の裏から外耳道の前方まで広がる耳下腺を描出していきます．下顎骨の高エコーが斜めに見える部位で，後方にやや高エコーの耳下腺があります（**図3.24**）．一般に，前後径 3～3.5 cm，上下径 4～5 cm，厚さ 2～2.5 cm と，縦に長い構造になっています．

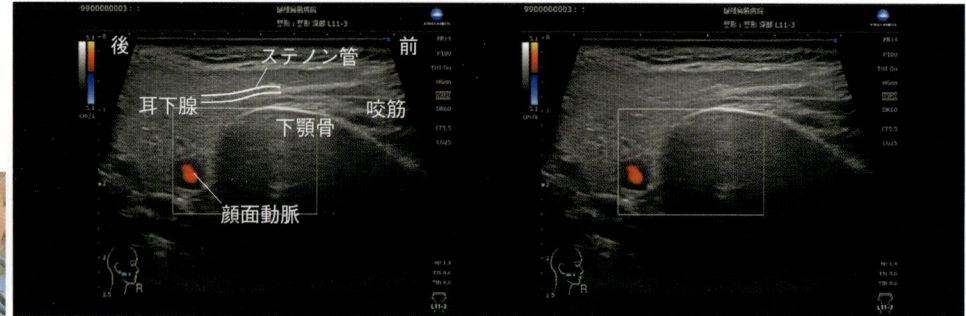

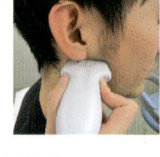

図3.24　右耳下腺（正常）

　下顎骨の前方には咬筋があり，奥歯を噛みしめてもらうと収縮して筋腹が厚くなるのが観察できます．下顎骨の背側深層にある顔面動脈は，カラードプラで血流を確認できます．下顎骨を乗り越えるところで耳下腺内に水平にステノン管が描出されます．

　プライマリ・ケアのセッティングでは時折お目に掛かる耳下腺炎の時には，耳下腺全体が腫脹し，カラードプラでびまん性に血流が確認されます（**図3.25**）．

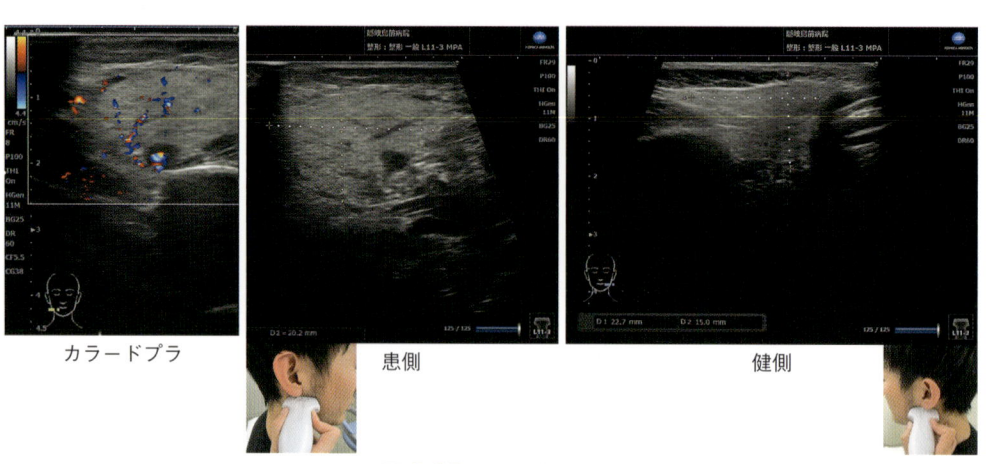

カラードプラ　　　　　　患側　　　　　　　　健側

図3.25　耳下腺炎

顎下腺

次は顎下腺です．可能であれば，顎を上げ頸部を充分に進展します．顎の先から正中を下がりながら喉の方に向かってスライドしてくると，まず骨のラインからグレムリンのギズモ（**右絵**）のような画が出てきます．ギズモの耳が顎二腹筋の前腹になります．舌骨に板状に付着し口腔底を形づくる顎舌骨筋の深層，舌側にオトガイ舌骨筋があります（**図3.26**）．さ

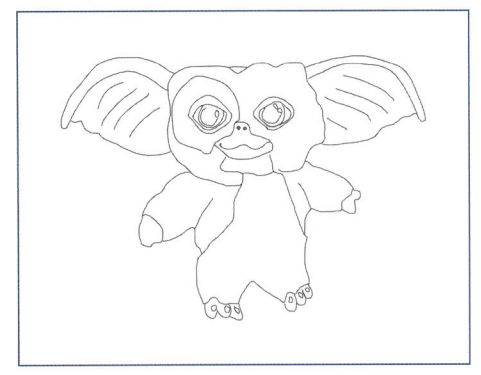

映画「グレムリン」のギズモ（筆者画）

顎下腺

らに喉に向かうと舌骨に近づき顎二腹筋前腹が小さくなり，その位置で外側へプローブを平行移動します．するとややエコーレベルの高い実質臓器としての顎下腺が確認できます（**図3.27**）．平べったい楕円形で長さ

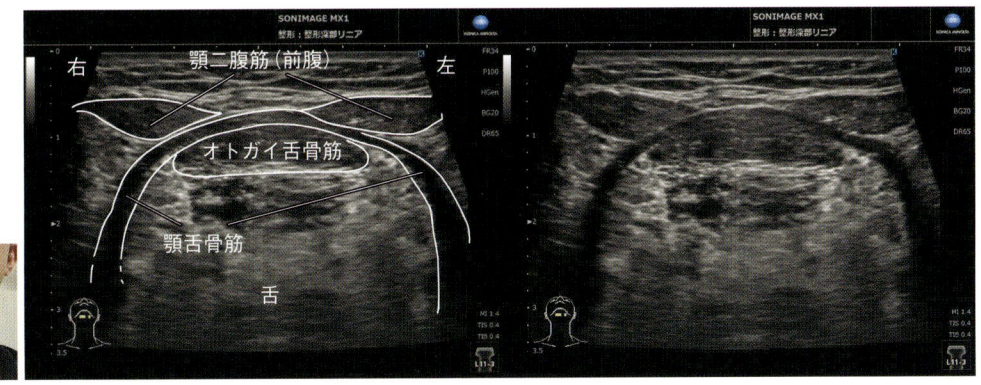
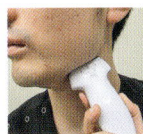

図3.26 オトガイ正中画像（顎二腹筋・顎舌骨筋・オトガイ舌骨筋）
顎二腹筋の前腹はギズモの耳のような形をしている

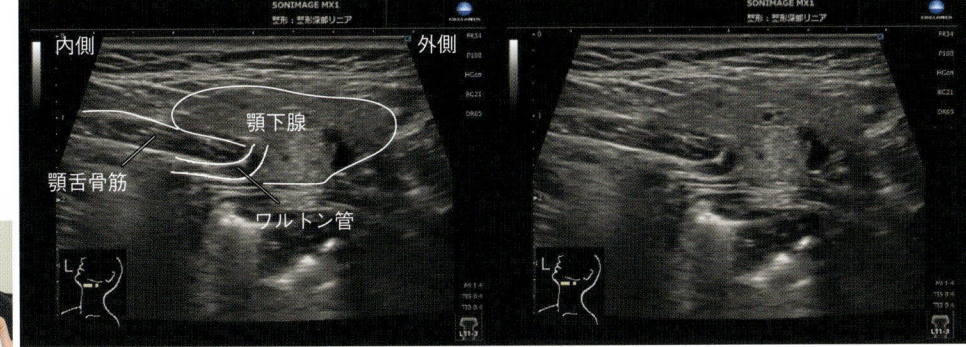

図3.27 左顎下腺

2.5〜3.5 cm，厚さ約 1.5 cm です．顎舌骨筋の表層にあり，顎二腹筋の前腹と後腹に挟まれるように存在しています．

　顎二腹筋の後腹を長軸に描出し，下顎骨の内側を覗き込むようにプローブをチルト操作すると，ワルトン管が見えます．さらに下顎骨内側を覗き込むようにすると，蛇行して走行する顔面動脈が確認できます（**図 3.28**）．

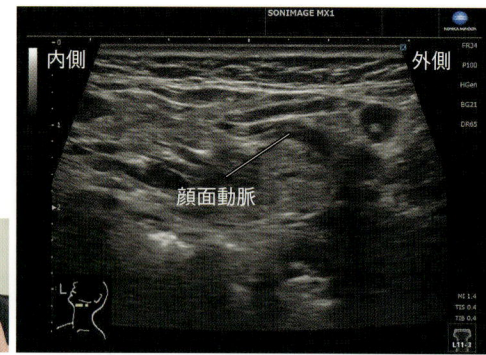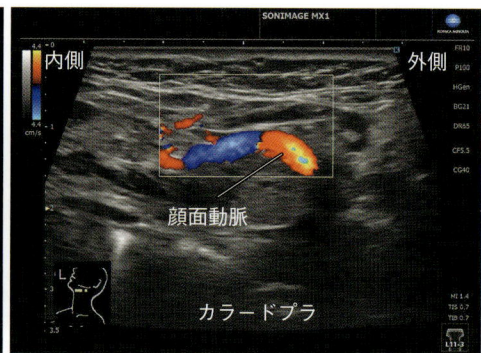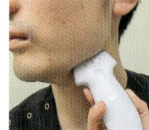

図 3.28　左顔面動脈

🌐 舌下腺

　正常の舌下腺（**図 3.29**）は，横断走査ではオトガイ舌筋の両側に，左右の舌下腺がエコーレベルの高い充実性臓器として描出されます．縦走査では下顎骨内側に沿った「ハ」の字の走査で，顎舌骨筋の深部に舌下腺が三角形に描出されます．口腔内に水を含んでもらうと口腔底が明瞭になり，舌下腺の輪郭も明瞭になりわかりやすくなります（**図 3.30**）．

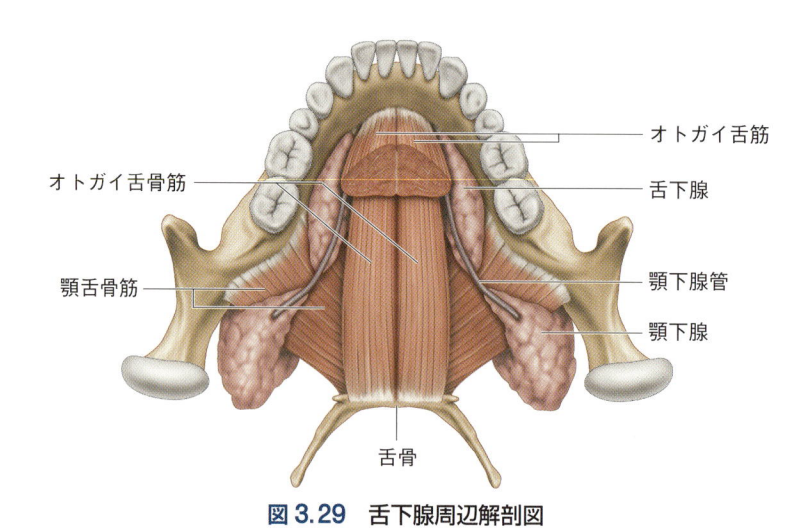

図 3.29　舌下腺周辺解剖図

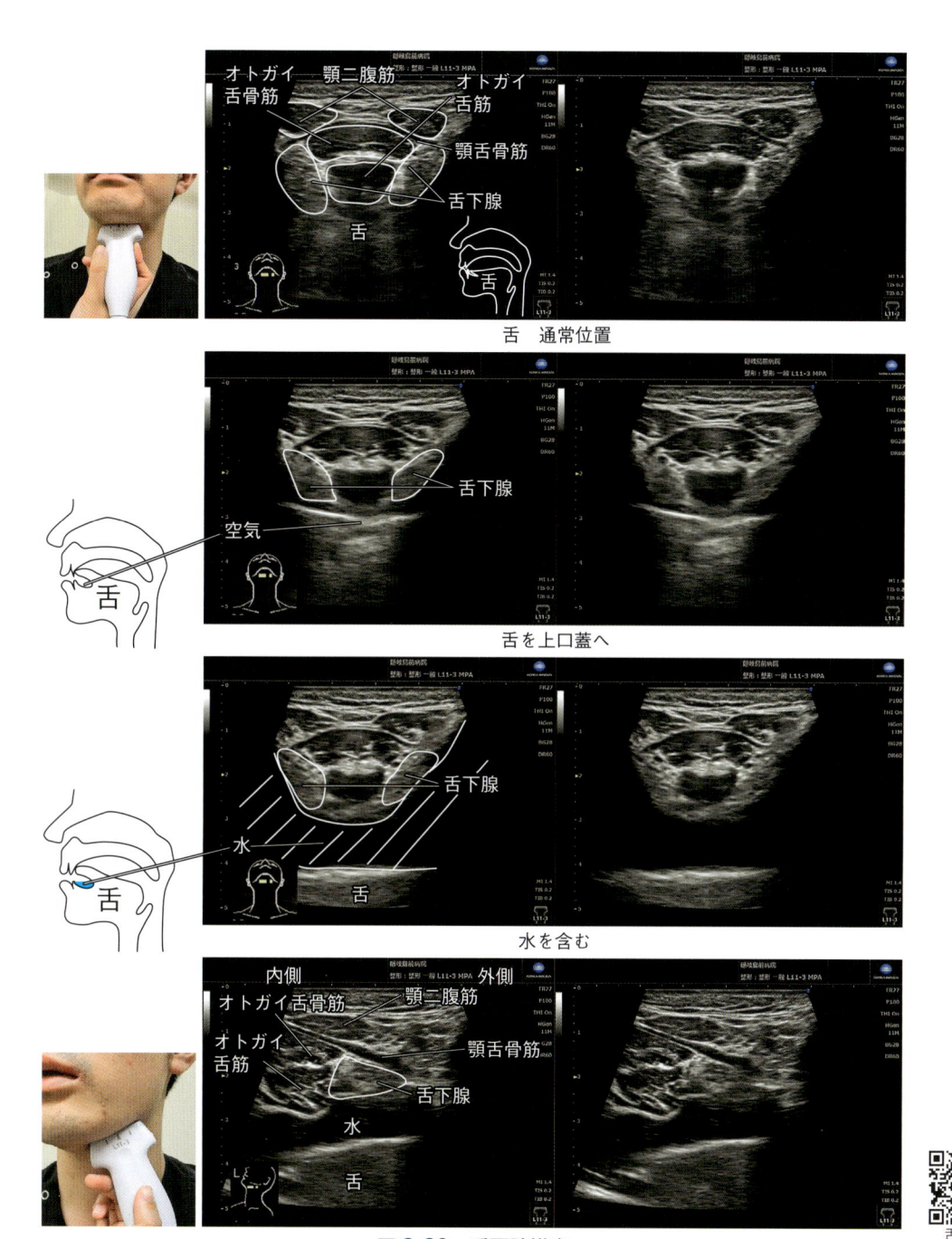

図 3.30 舌下腺描出

唾石症

外来診療で時折見かける唾石症の多くは，耳下腺のステノン管や顎下腺のワルトン管内に音響陰影を伴った高エコーの結石を認めます（**図 3.31**）．

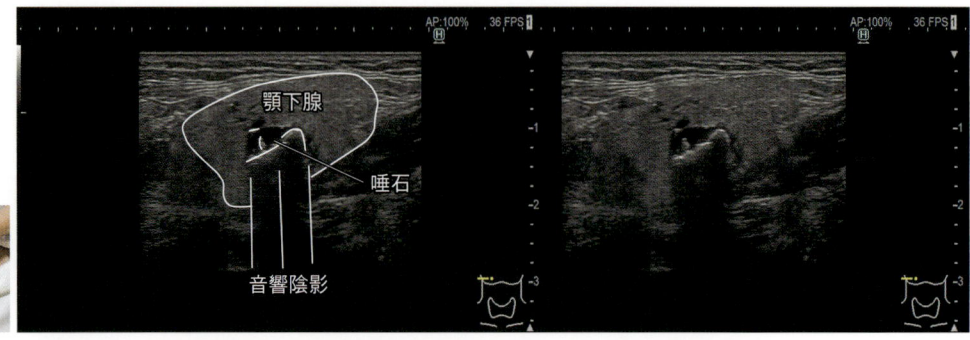

図 3.31　顎下腺唾石症（神奈川県立がんセンター　古川まどか先生提供）

3.4 嚥下機能

嚥下機能評価

現在日本は未曽有の急激な高齢化率上昇を迎えていることは，皆さんも日常診療のなかで実感されているのではないでしょうか．小規模離島の 44 床の当院でも，20 年前と比較すると入院患者さんの内訳の変化を感じます．20 年前は高齢化率 38％でしたが，現在は 43％となっています．現在，病棟には常に腰椎圧迫骨折の患者さん数名（フォルテオ®注射の導入になることが多い），大腿骨近位部骨折術後の患者さん数名（当院では手術は行っていないので，他院で手術後のリハビリ）がいらっしゃいます．さらに誤嚥性肺炎の患者さんも常に何人か入院しています．

この入院患者さんの内訳は 20 年前と比べて大きく変わってきています．誤嚥性肺炎に関しては，予防活動として国が定期接種とする以前から肺炎球菌ワクチン接種，地域の医療・福祉施設を巻き込んだ形での口腔ケアやフードコード[76]を利用した食形態の勉強会なども行っていますが，一向に減りません．看護，栄養，リハ部門と協働して嚥下機能評価，食支援を行っています．嚥下造影検査や嚥下内視鏡検査も行っています．とは言っても嚥下造影は透視室に行かないといけないし，立てた硬い透視台に座らないといけません．嚥下内視鏡に関しては，鼻からになってかなり細くなったとはいえ，それなりに侵襲のある検査です．

そこでエコーを使っての評価も試みています．摂食嚥下のステージ（**表 3.2**）初期の舌による送り込みの部分に関しては，エコーによる舌運動の評価報告が多数出ています[77]-[79]．また，嚥下筋の筋量の計測も報告されています[80]．一方で最終的に誤嚥するかどうかは，非常に大事な評価項目です．ポイントは嚥下の確認と，喉頭蓋周囲や梨状窩残留物の評価になります（**図 3.32**）[81]．

表 3.2　摂食嚥下ステージ 5 期

	期	状態
1	先行期（認知期）	視覚，聴覚，嗅覚を使って食物を認知
2	口腔準備期（咀嚼期）	食物を口腔内に取り込み咀嚼して食塊を形成する
3	口腔送り込み期	舌により食塊を咽頭に送り込む
4	咽頭期	嚥下反射により食塊を咽頭から食道入口部に送り込む
5	食道期	蠕動運動と重力により食道から胃に移送

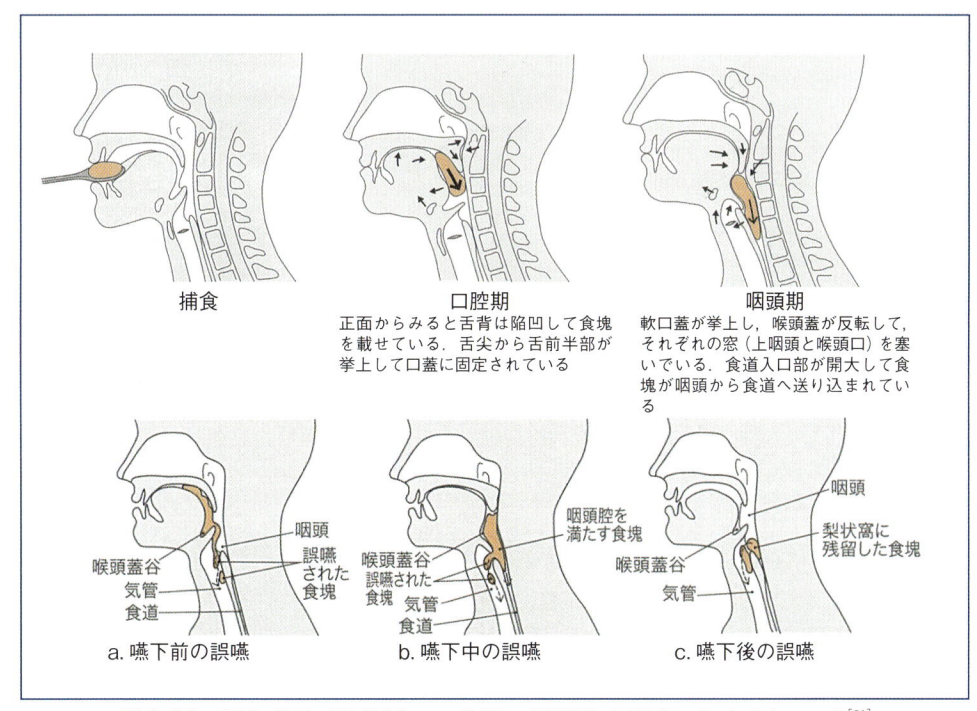

図 3.32　摂食嚥下の期（捕食，口腔期，咽頭期）と誤嚥のタイプ（a.～c.）[81]

（藤島一郎ほか：脳卒中の摂食嚥下障害　第 3 版，医歯薬出版：2017）

そのためには頭頸部のエコー解剖を理解する必要があります（**図 3.33**）．摂食・嚥下は舌，舌骨，喉頭蓋，そして様々な筋肉によって複雑な要素が絡み合って行われています．

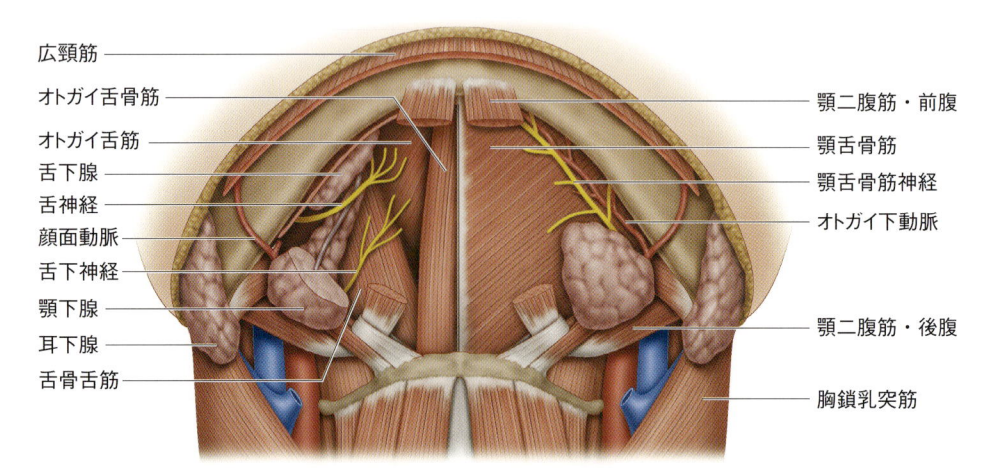

広頸筋
オトガイ舌骨筋
オトガイ舌筋
舌下腺
舌神経
顔面動脈
舌下神経
顎下腺
耳下腺
舌骨舌筋

顎二腹筋・前腹
顎舌骨筋
顎舌骨筋神経
オトガイ下動脈

顎二腹筋・後腹

胸鎖乳突筋

図 3.33　顎下三角の展開

　まず舌の動きです．舌の観察は比較的容易で，オトガイにコンベックスプローブを縦に当てます．可能ならエコーの画像表示を 180°上下反転させると認識しやすくなりますね．表示深度は 8 cm 程度．摂食嚥下の観察では第 2 期「口腔準備期」，第 3 期「口腔送り込み期」の舌の動きを見ることができます（**図 3.34**）．舌があり，舌表面は高エコーで観察されていますね．食塊が舌と上口蓋に挟まれながら咽頭へ送り込まれる様子が観察できます．

　水平にプローブを当てると，舌の動きの左右差を見ることができ，脳梗塞後などの片麻痺の評価に役立ちます．

　次に第 4 期「咽頭期」，第 5 期「食道期」の観察です．まずは嚥下のための前頸部の筋肉を簡単に説明します（**図 3.35～図 3.37**）．理解のはじめとして，前頸部の筋肉は舌骨よ

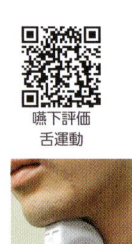

嚥下評価
舌運動

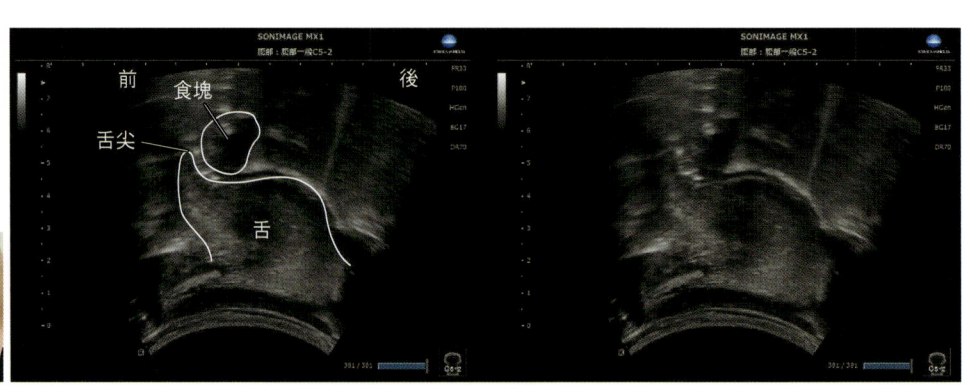

図 3.34　嚥下評価（舌運動）

り上の舌骨上筋と舌骨より下の舌骨下筋に分かれます．それぞれ**表3.3**のような神経支配になっています．

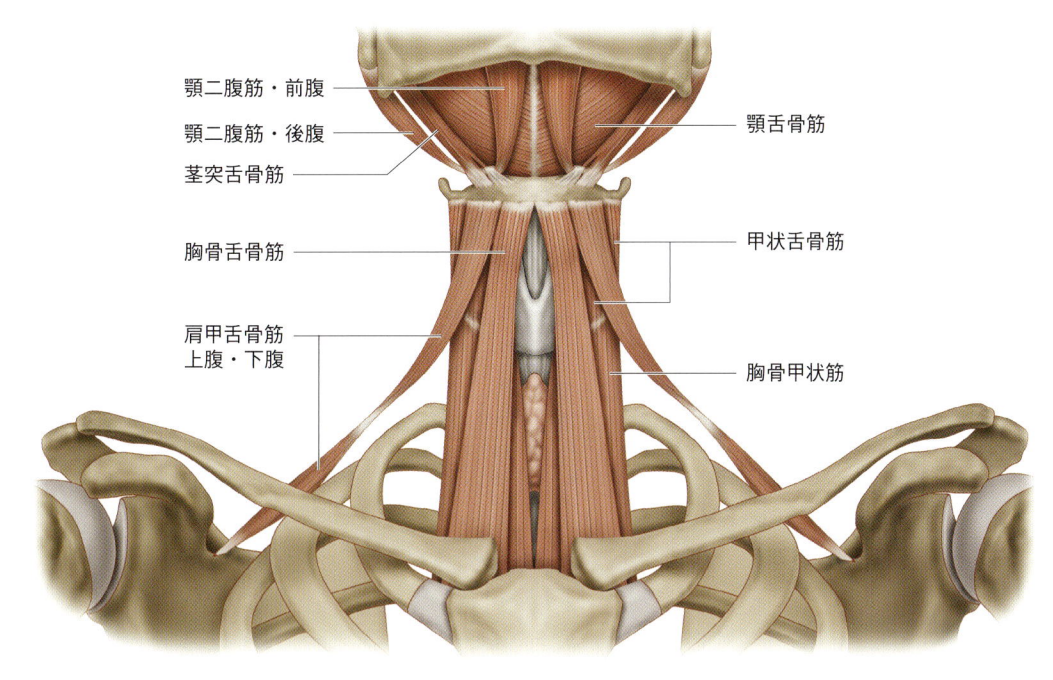

図3.35　舌骨上の筋と舌骨下の筋　前面

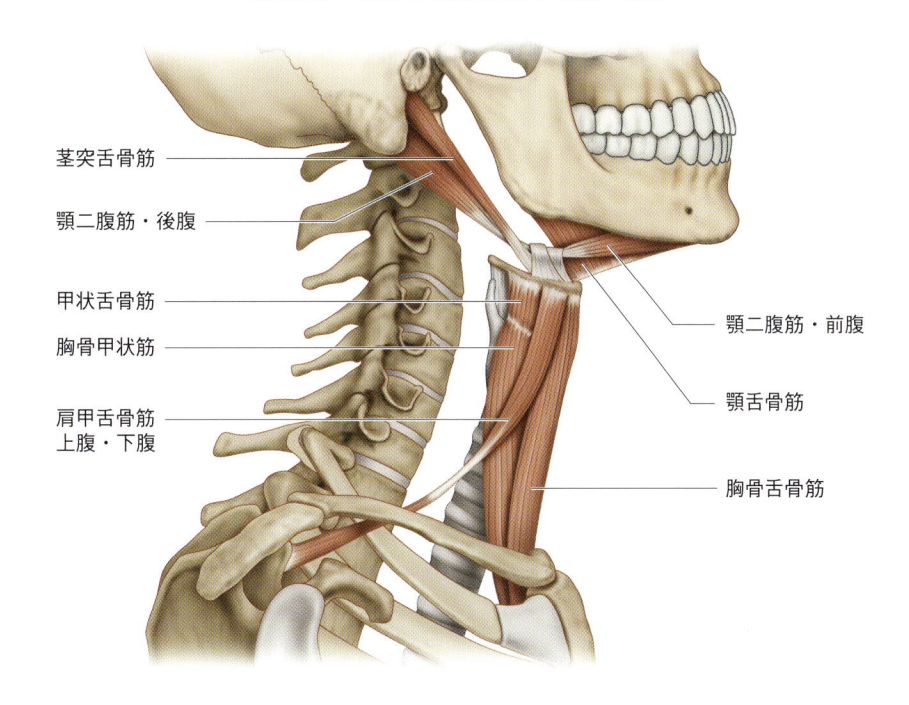

図3.36　舌骨上の筋と舌骨下の筋　右外側面

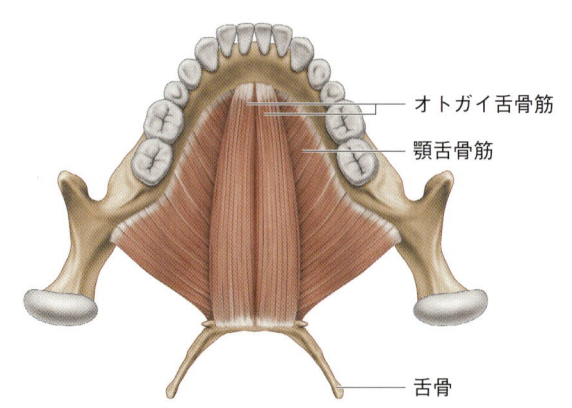

図 3.37　舌骨上の筋　後上面

オトガイ舌骨筋
顎舌骨筋
舌骨

表 3.3　舌骨下筋と舌骨上筋の起始・停止と神経支配

		起始	停止	神経支配	作用
舌骨下の筋	甲状舌骨筋	甲状軟骨	舌骨	舌下神経を経由する第一頸神経の前枝	・舌骨を押し下げて固定 ・嚥下時に喉頭を引き上げる
	胸骨舌骨筋	胸骨柄（後面）と胸鎖関節	舌骨	頸神経叢の頸神経ワナ（C1〜C3）	・舌骨を押し下げる（固定する） ・発声や嚥下の最終段階で喉頭と舌骨を押し下げる
	肩甲舌骨筋	肩甲骨（肩甲切痕より内側の上縁）	舌骨	頸神経叢の頸神経ワナ（C1〜C3）	・舌骨を引き下げる（固定する） ・発声や嚥下の最終段階で喉頭と舌骨を引き下げる
	胸骨甲状筋	胸骨柄（後面）	甲状軟骨	頸神経叢の頸神経ワナ（C1〜C3）	・喉頭と舌骨を押し下げる（固定する） ・発声や嚥下の最終段階で喉頭と舌骨を押し下げる
舌骨上の筋	オトガイ舌骨筋	下顎骨（下オトガイ棘）	舌骨	舌下神経を経由する第一頸神経の前枝	・嚥下時に舌骨を前方へ牽引 ・開口の補助
	顎舌骨筋	下顎骨（顎舌骨筋線）	舌骨	顎舌骨筋神経（下顎神経の枝）	・嚥下時に舌骨を前方へ牽引 ・咀嚼時に開口と側方運動の補助 ・口腔底の緊張と挙上
	顎二腹筋	前腹：下顎骨（二腹筋線） 後腹：乳様突起の内側	舌骨	前腹：顎舌骨筋神経（下顎神経の枝） 後腹：顔面神経	・嚥下時に舌骨を挙上 ・開口の補助
	茎突舌骨筋	側頭骨（茎状突起）	舌骨	顔面神経	・嚥下時に舌骨を挙上 ・開口の補助

　舌骨上の筋は嚥下の咽頭期に舌骨・喉頭を前上方へ挙上し，食道入口部を開大させ食塊を食道へ円滑に移動させることに関与しています．

　舌骨下筋群は脳神経ではなく，頸神経ワナ C1〜C3 の神経支配を受けているため，脳卒中により運動麻痺が生じることはほとんどありません．ただし，加齢，努力性呼吸時，不良座位姿勢において短縮を生じやすくなります．特に肩甲舌骨筋は肩甲骨と舌骨を結んでいますから，円背などの姿勢変化が嚥下に影響することは容易に想像がつくでしょう．肩甲舌骨筋のエコー画は，**図 3.38** のように見ることができます．

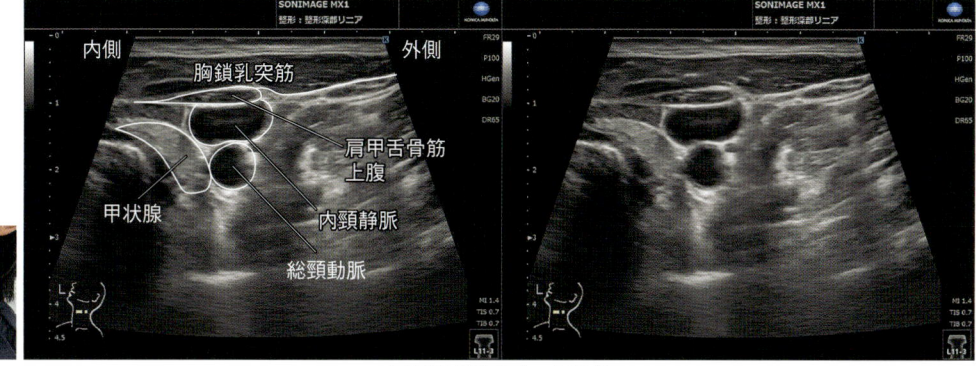

肩甲舌骨筋上腹　短軸像

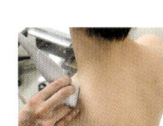

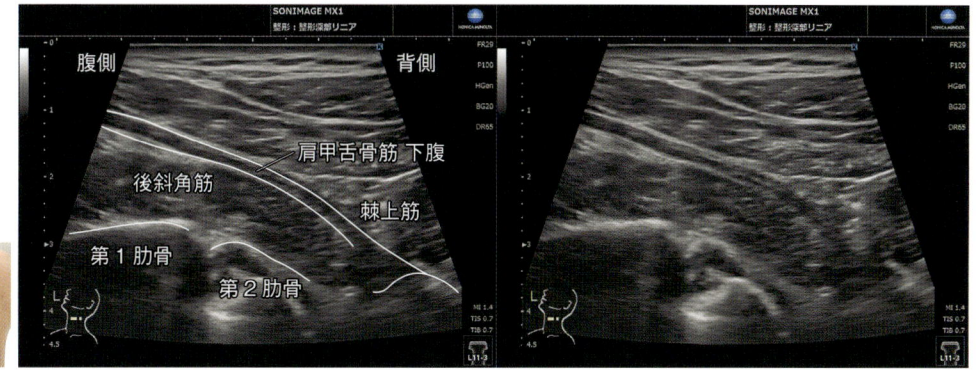

肩甲舌骨筋下腹　長軸像

図 3.38　肩甲舌骨筋

🔵 嚥下機能評価のための頸部解剖

　嚥下後の残留，誤嚥評価のための頸部解剖について説明します．

　まずは前頸部に水平にプローブを当て甲状軟骨を描出します（**図 3.39** ①）．この図が基本画像になります．甲状軟骨を描出したら甲状軟骨を描出しながらプローブを時計回りに 90° 回転させます．線状高エコーの甲状軟骨の尾側に輪状軟骨が見えます（同②）．甲状軟骨と輪状軟骨の間が輪状甲状靱帯です．挿管困難例などで緊急事態の時にミニトラックやトラヘルパーで穿刺する場所です．さらに尾側にスライドすると，輪状軟骨よりも薄い気管軟骨が連なっているのが観察されます（同③）．輪状軟骨や甲状軟骨が気管表面の裏側に鏡面像のように映って見えるのは，鏡面反射（ミラーイメージ）というアーチファク

トです．この甲状軟骨が映った縦のビューで，誤嚥を評価するという論文がいくつかあります[82][83]．嚥下評価の時にこの気管前面の裏側に高エコーのものが通っていくと誤嚥とされています．

それでは再度基本画像の甲状軟骨の短軸像に戻ります．今度は水平に当てたプローブをそのまま尾側へ移動します．気管をぐるっと取り囲むような輪状軟骨が観察されます（**図3.40**④）．さらに尾側に移動すると甲状腺が見え，甲状腺左葉の深層に食道の短軸像が観察されます．

甲状軟骨から頭側にプローブを平行移動すると，内部に線状の高エコーを含む喉頭蓋が観察されます（同⑤）．甲状軟骨の部位に戻って，仮声帯を観察します．発語をしてもらうと開いたり閉じたりするのが観察できます．反回神経麻痺では麻痺側の仮声帯の動きがないことで診断がつきます．声帯は仮声帯の内側にあり，完全に描出するのは難しいですが，「エ ── 」と発語すると振動する声帯が観察されます（同⑥）．その振動を見ながら今度はプローブを外側に平行移動していくと，甲状軟骨，仮声帯がプローブに平行に描出されます（同⑦）．外側には披裂軟骨を含む披裂部が観察され，そのさらに外側が梨状窩（**図3.41**）になります．

声帯

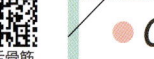
肩甲舌骨筋
マクロ動画
付き

● Column ── 肩甲舌骨筋発見秘話

肩こりの発痛源としての No.1 はおそらく肩甲挙筋です．実際，日常的に肩甲挙筋への Hydrorelease を行っています．注射をする時に，発痛源は痛みの閾値が下がっていて，針が届いただけで，「ああ，そこそこ」とか「ずーんと重い」などと表現してくれます．基本的には，エコー下で肩甲挙筋の表層，深層の筋外膜へ Hydroreleaseを行うのですが，できれば，真の発痛源に打ちたいところです．そのために患者さんに「ここどう？ ここは？ こっちは？」と訊きながら針先を動かしていきます．

ある時，いつものように患者さんに訊きながら注射をしていると，肩甲挙筋の近くで動くものがありました．最初は動脈の拍動かなぁって思ってたのですが，話しかけるのをやめると動きが止まるんです．あれって思って，患者さんにしゃべってもらうと動く，黙ると止まるということを発見しました．Hydrorelease そっちのけで（ちゃんと打ったあとですよ），その動くものをたどっていきました．そうすると前の鎖骨の方に向かったかと思ったら，そこから今度は首の上の方に上がっていくんです．結局舌骨にたどり着きました．はい，そうです．肩甲舌骨筋でした．その後嚥下や発声などで重要な筋であること学びました．確かによくしゃべる人の甲状舌骨筋は太いのです．私のもかなり太めです．

運動器診療を始めた頃のお話です．

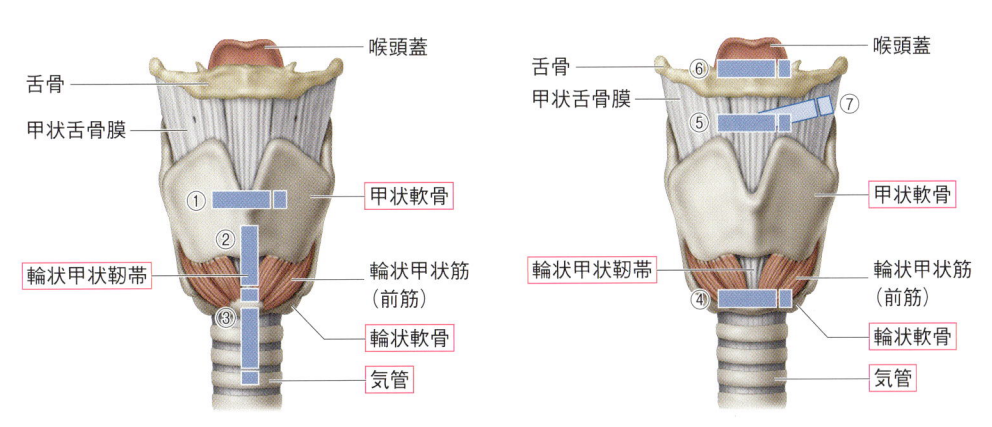

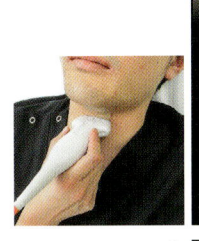
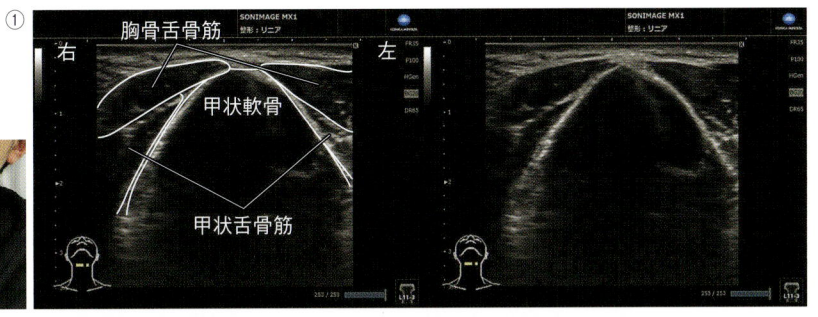

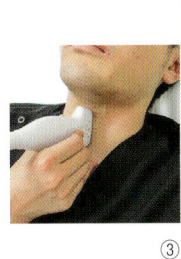
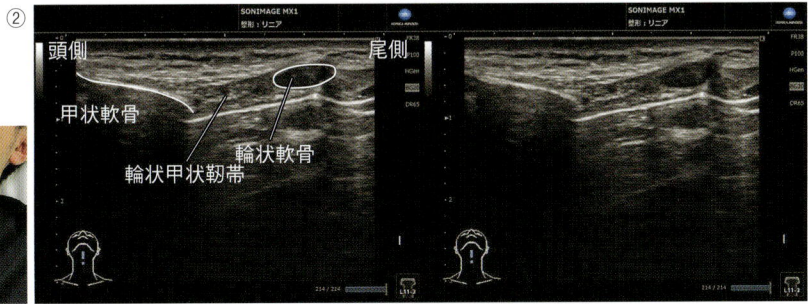

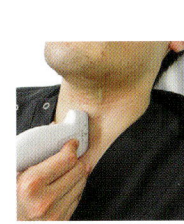
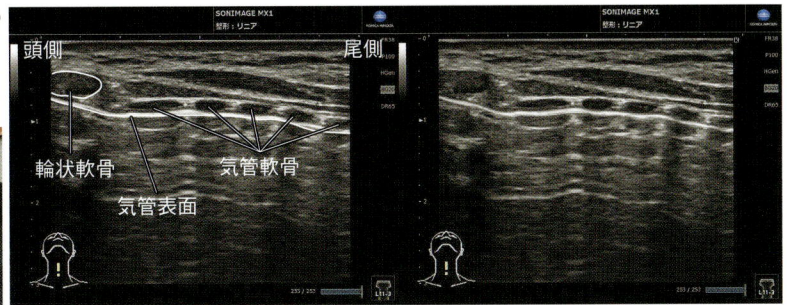

図 3.39　嚥下機能評価のための頸部エコー解剖（その 1）

①前頸部に水平にプローブを当てます．
　三角形の甲状軟骨（横断像）が描出されます．
②前頸部に縦にプローブを当てます．
　甲状軟骨（縦断像），輪状甲状靱帯，輪状軟骨が描出されます．
③尾側に移動すると気管軟骨が見えます．

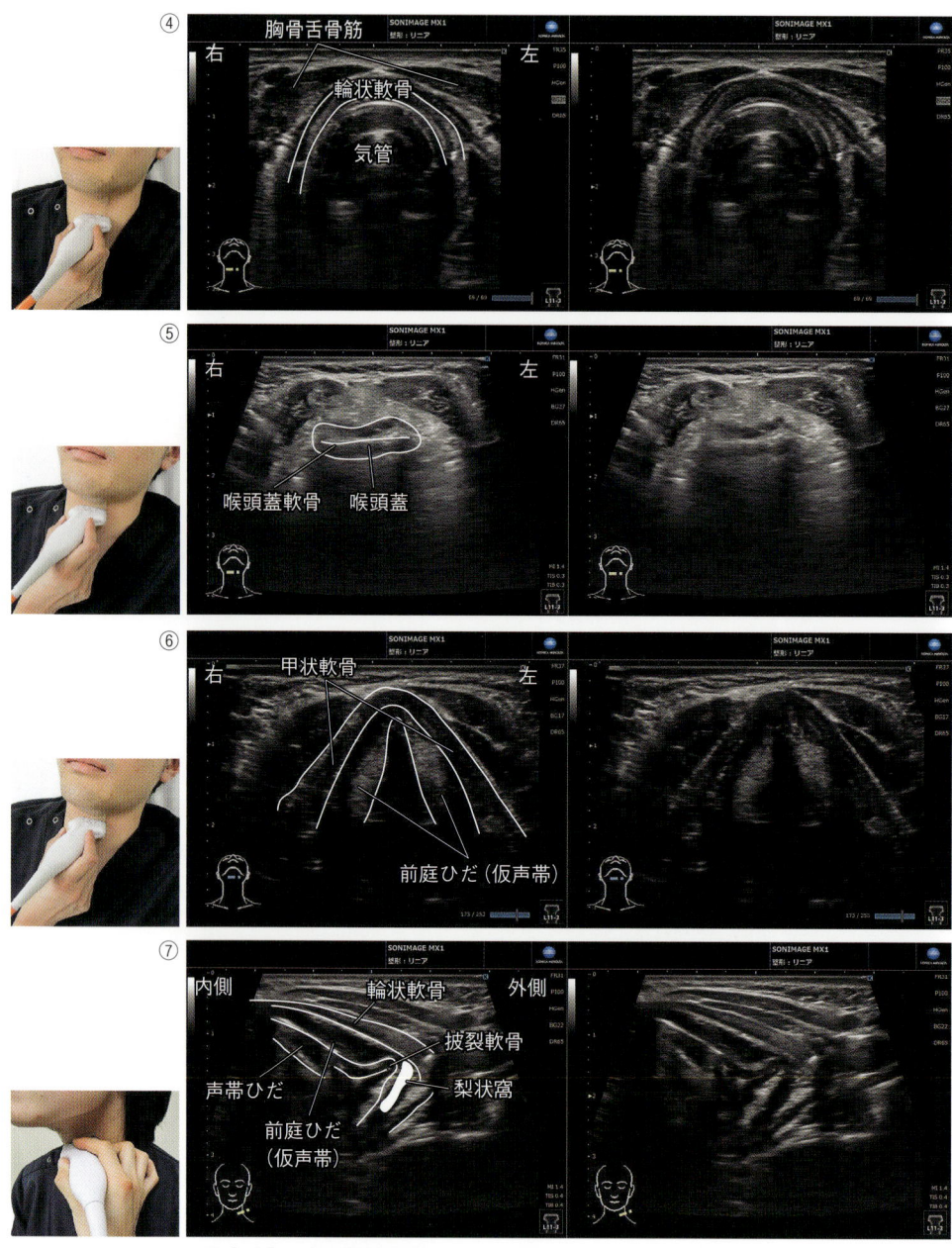

図 3.40　嚥下機能評価のための頸部エコー解剖（その 2）

④前頸部に水平にプローブを当てます.
　甲状軟骨（横断像）を尾側に移動すると輪状軟骨が描出されます.
⑤頭側に移動すると喉頭蓋が観察できます.
⑥さらに頭側に移動すると前庭ひだ（仮声帯）が見えます.
　「エ ―――」と声を出すと前庭ひだの内側にある声帯ひだがふるえる様子が見えます.
⑦プローブを外側に移動し, 声帯を水平に描出します.
　披裂軟骨が確認でき, さらに外側に梨状窩が確認できます.

嚥下機能評
価のための
頸部エコー
解剖

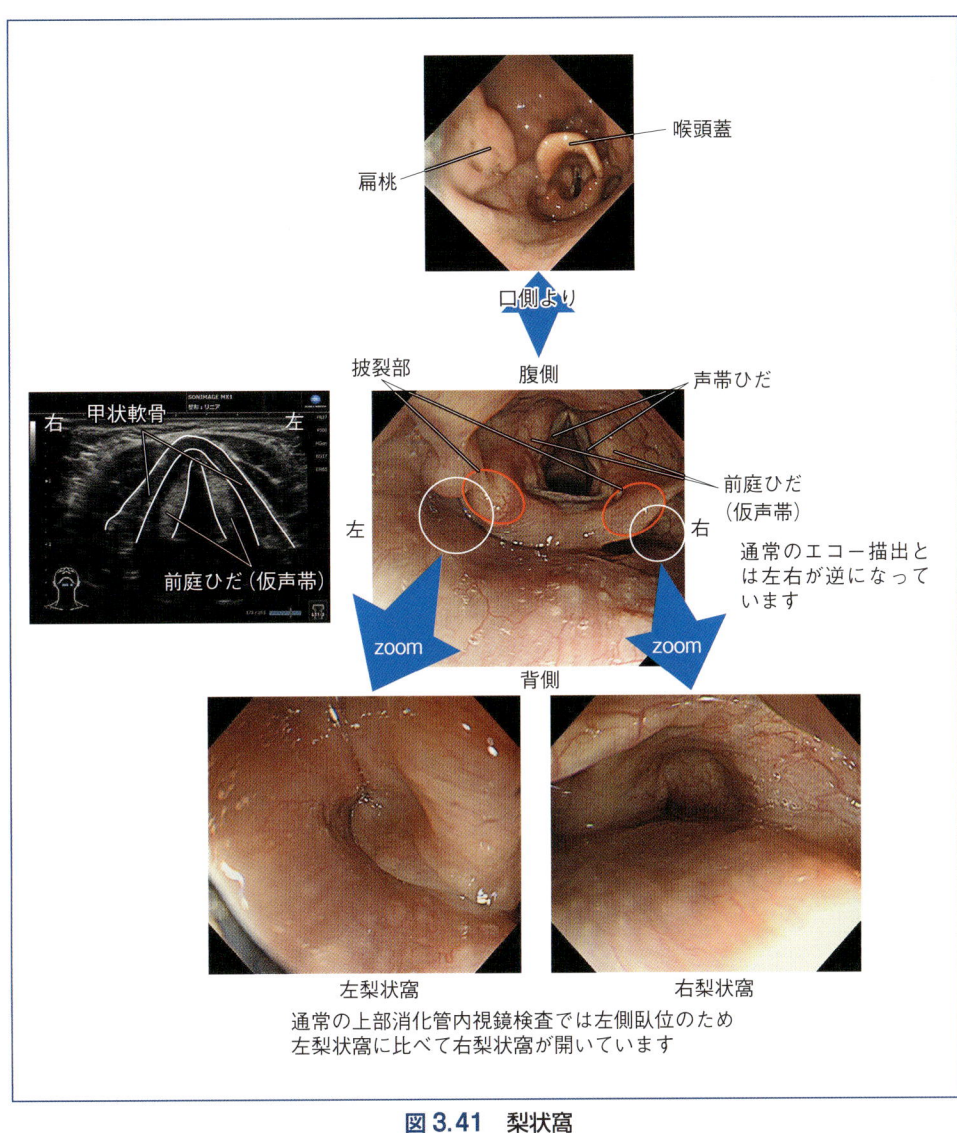

図 3.41　梨状窩

🔵 嚥下解剖理解のためのセルフトレーニング法

　実際の嚥下評価の前にさらに嚥下解剖を理解するためにセルフトレーニングの方法をご紹介します．用意するものはかなり濃い目に溶かしたドロッとしたカップスープとフルーツインゼリー．ゼリーはぶどうとナタデココ入りがおすすめです（**図 3.42**）．

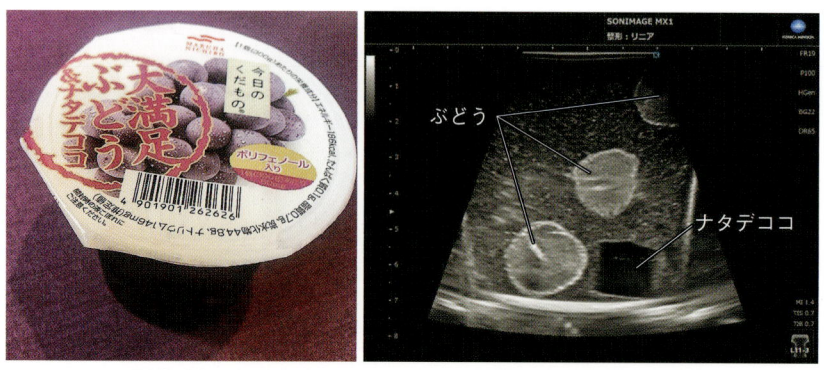

図 3.42　おすすめのフルーツインゼリーとそのエコー画

　甲状腺左葉深層にある食道を短軸で描出してから，時計回りに 90°回転し長軸像とします．まずは，から嚥下で唾液を飲んでみます．キラキラした高エコーが左から右に流れていくのが見えます．次に水を飲んでみます．先ほどよりもたくさんのキラキラした高エコーが流れていきます．続いてとろみ充分のコーンスープ（粒なし）．先ほどよりもゆっくり流れていくのが観察できます（**図 3.43**）．そしてちょっとがんばってフルーツインゼリーの中に入っているぶどうを丸のみしてみると，唾液とともに食道を通過していく様子が観察されます．

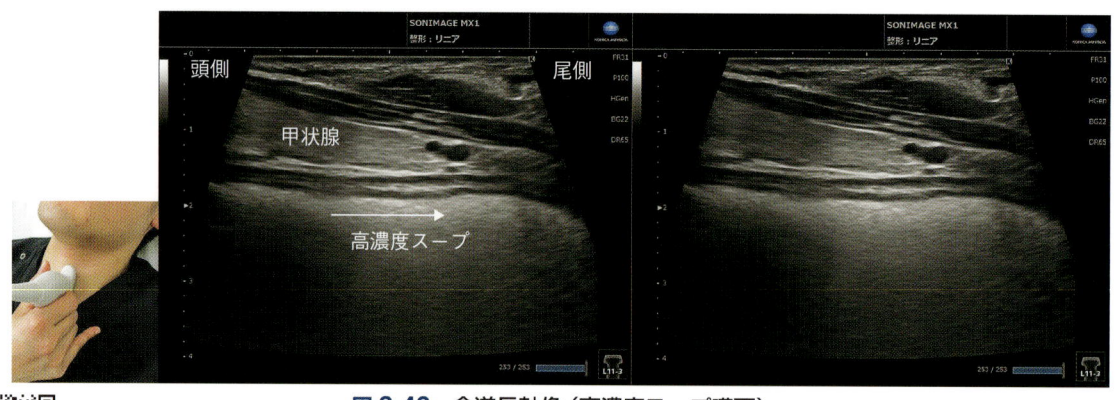

図 3.43　食道長軸像（高濃度スープ嚥下）

嚥下評価頸部食道長軸

　今度は短軸で観察します．食道の 5 層構造が観察できます（☞ p.48）．まずはから嚥下で唾液．短軸の食道内腔を高エコーなものがさっと通過するのが観察できます．次に水．唾液よりもボリュームをもって食道が開いて通過していくのがわかります．次はとろみのコーンスープ（**図 3.44**）．空気の交じりの少ないゲル状態で通過していくのが観察されます．次は勇気をふりしぼってナタデココの丸のみです．さすがに塊で気合が要りますが，喉頭食道もしっかり持ち上がって嚥下されていきます．きちんと無エコーの四角い塊が通

過していくのが観察できます．この一連の観察によって，中央側にある気管の部位に流れ込むものがないかどうかを確認することで，誤嚥の有無が判断できます．

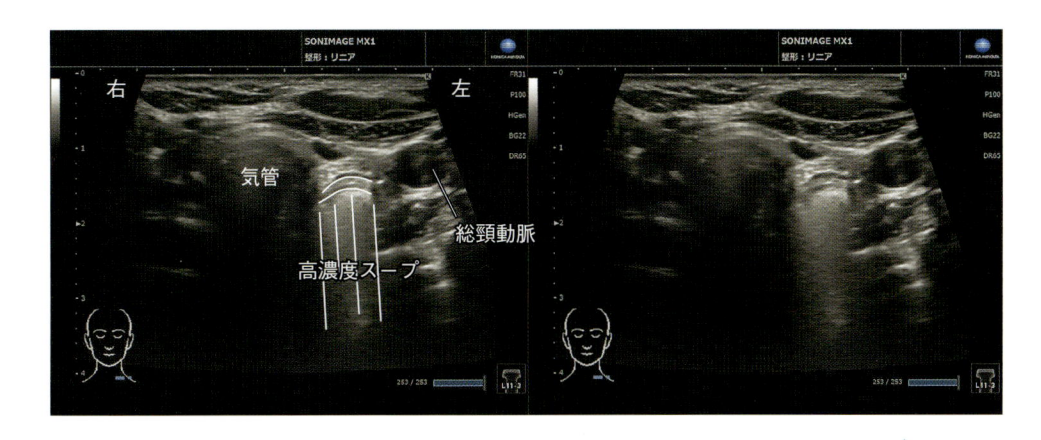

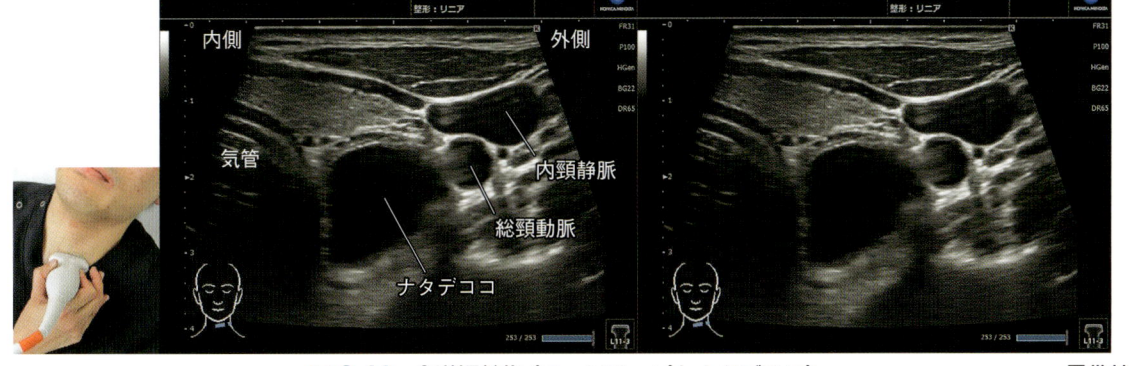

図3.44 食道短軸像（コーンスープとナタデココ）

嚥下評価頸部食道短軸

🔵 梨状窩

　次は嚥下後の咽頭残留の確認のために梨状窩を観察します（**図3.45**）．甲状軟骨，仮声帯を平行に描出したビューで，外側に見える部位が梨状窩です．ここにプローブを保持したまま嚥下を行ってみます．まずはフルーツインゼリーのぶどう．このビューだと梨状窩の深層側，つまり声帯の背側の食道部分を通過していくぶどうが観察できます．次にナタデココ．一瞬で通過していきますが，声帯や披裂部，梨状窩，食道の位置関係の理解に役立つのではないかと思います．

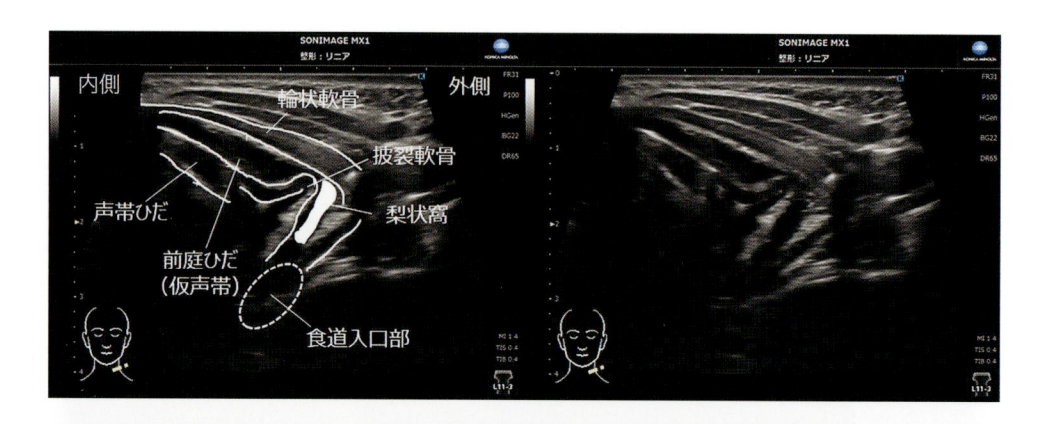

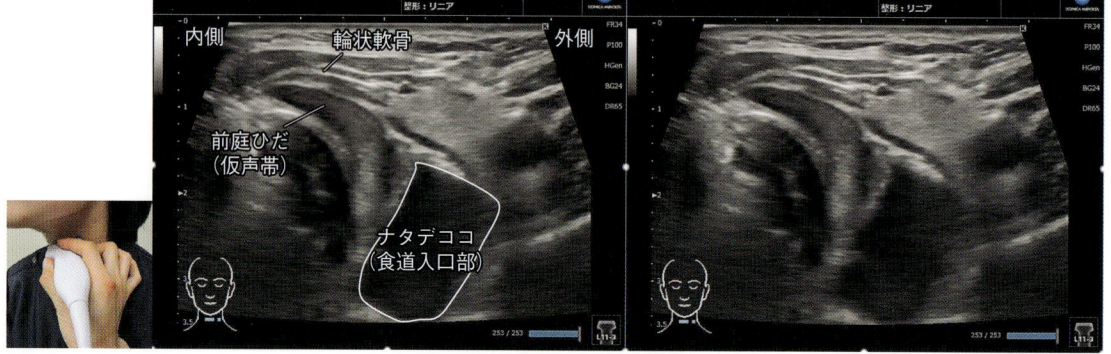

梨状窩観察

図3.45 梨状窩エコー描出

実際に嚥下評価を行う時の風景を紹介します.短軸で食道と気管を描出します.この時のコツは,正面よりやや左外側からプローブを当てて,できるだけ食道の全周を描出することです(**図3.46**).

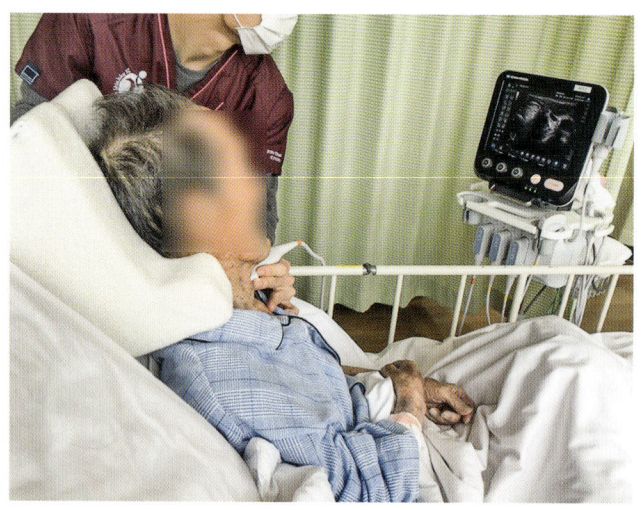

図3.46 嚥下評価時の風景

3.5 急性喉頭蓋炎

　いくつかある killer disease のなかで，ウォークインで来るものの筆頭が急性喉頭蓋炎でしょうか．頻度もそれほど少なくはなく，当院でも数年に一例程度出合います．典型的には比較的急性に発症して，のどが痛くてつばが飲み込めないためにティッシュを抱えて来院．ほかの症状は嗄声，犬吠様咳嗽，吸気性の喘鳴などです．急速に呼吸困難に至ることがあるので，症状の観察には要注意です．通常は単純頸部 X 線撮影で喉頭蓋が腫脹し，thumb printing 像（**図 3.47** 左）が認められ，内視鏡で喉頭蓋がバルーン状に発赤腫脹して見られます（図 3.47 右）．X 線，内視鏡で診断可能だと思いますが，疾患を想起できずに「風邪です」と言って帰宅させてしまうと，大変なことになる可能性があります．成人の場合は挿管まで必要なことは少なく，ステロイド吸入・点滴，抗生物質などで加療しますが，基本的には気道管理の行える入院施設での加療になります．

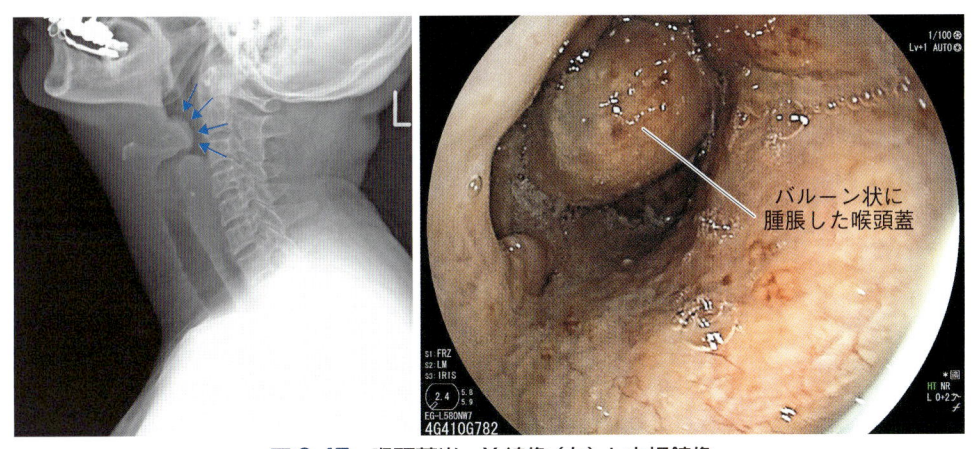

バルーン状に
腫脹した喉頭蓋

図 3.47　喉頭蓋炎　X 線像（左）と内視鏡像

　この腫脹した喉頭蓋はエコーでも見えるのです（**図 3.48**）．頸部に水平にプローブを当て，声帯を描出します．少し頭側にチルトすると本来なら平べったく唇のように見えるはずの喉頭蓋軟骨と喉頭蓋が，真ん丸に腫脹して見えます．咳を誘発しないように，そっと当てましょう．甲状軟骨の発達している男性の場合は，甲状軟骨の頭側から当てたほうが描出しやすくなります．

　治療とともに腫脹が消退し，もともとの薄い喉頭蓋に戻っていくところが観察できます．

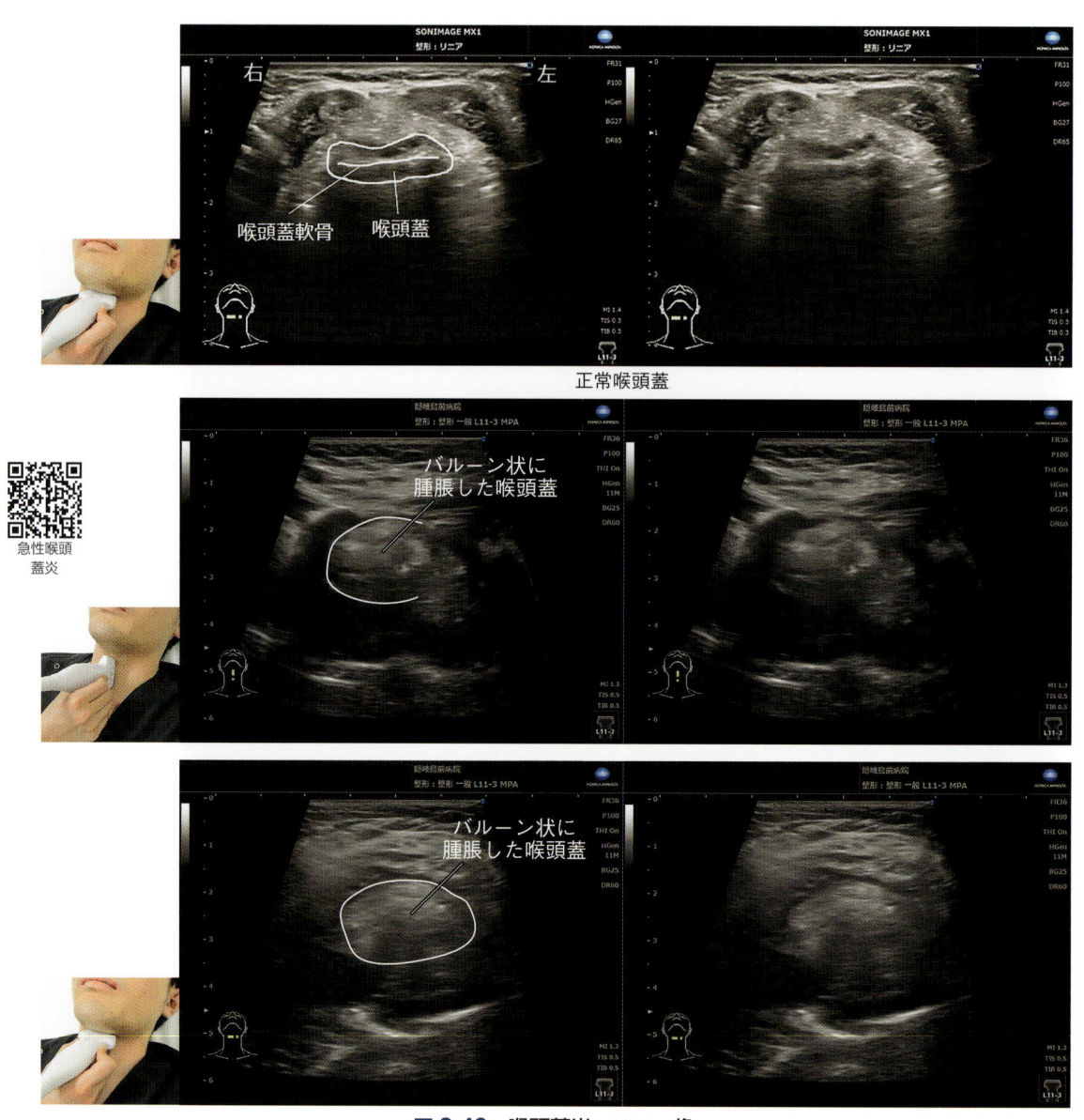

図 **3.48**　喉頭蓋炎　エコー像

3.6 リンパ節

　頸部のエコーをしているとよくリンパ節にお目に掛かります．正常リンパ節の大きさは直径 1 cm 以下で，これを超えるリンパ節はリンパ節腫脹と考えます．1 cm 以下のリンパ節は悪性のことは少なく，3 cm を超えると悪性の可能性が上がると言われています[84]．悪性を疑う指標に $Zscore^{*}$ がありますが（☞ 拙著『離島発 今すぐ使える！外来診療』p.169）せっか

くエコーでよく見えるのですから，一度リンパ節のエコーもきちんと見てみましょう.

　リンパ節は全身からリンパ液が静脈に戻る途中にあり，異物が血管系へ入る前に防御するためのろ過装置です．**図 3.49** のように何本かの輸入リンパ管からリンパ節に注ぎ，皮質，傍皮質，髄質と通り，リンパ節門から輸出リンパ管へ流出していきます．動脈はリンパ節門から入りリンパ節全体に分布した後，リンパ節門の静脈から出ていきます．正常のリンパ節は扁平で細長い紡錘状をしていて，リンパ節門付近には **fatty hilum** と呼ばれる高エコーが観察されます（**図 3.50**）．カラードプラでは，リンパ節門から流出入する血流が観察されます．

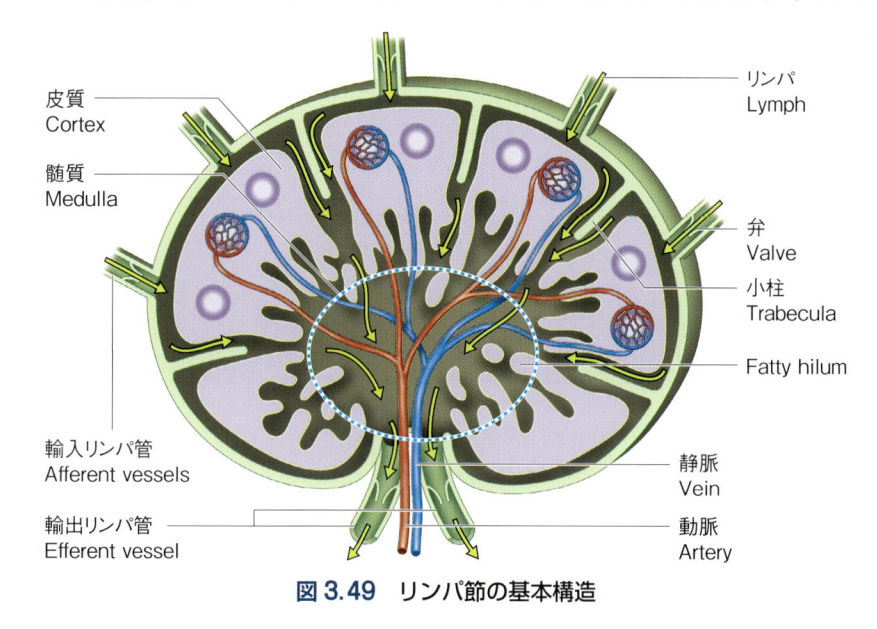

図 3.49　リンパ節の基本構造

　リンパ節腫大は 2 通りあります．リンパ節自体が大きくなる場合と，外から細胞が入り込みリンパ節の内部構造を壊しながら増殖することによって大きくなる場合です．前者は細菌やウイルスなどによる反応性のリンパ節腫大の場合と悪性では悪性リンパ腫の場合になります．後者はがんのリンパ節転移が典型的です．

● 頸部リンパ節結核

リンパ節結核の 90% は頸部に出現すると言われており，病初期には無痛性で孤立性腫瘤

---

*（前ページ）$Zscore = (5 \times a) - (5 \times b) + (4 \times c) + (4 \times d) + (3 \times e) + (2 \times f) - 6$
　a 年齢（歳）　$a=0\cdots\leqq40$, $a=1\cdots>40$
　b 圧痛　$b=0\cdots$なし，$b=1\cdots$あり
　c 面積（cm^2）$c=0\cdots1.00$ 未満，$c=1\cdots1.00\sim4.99$, $c=2\cdots5.00\sim8.99$, $c=3\cdots9.00$ 以上
　d 全身掻痒症 $d=0\cdots$なし，$d=1\cdots$あり
　e 鎖骨上窩リンパ節腫脹 $e=0\cdots$なし，$e=1\cdots$あり
　f 硬さ $f=0\cdots$軟，$f=1\cdots$硬
　この計算をして $Zscore\geqq1$ で，リンパ節生検をすすめる[85][86].

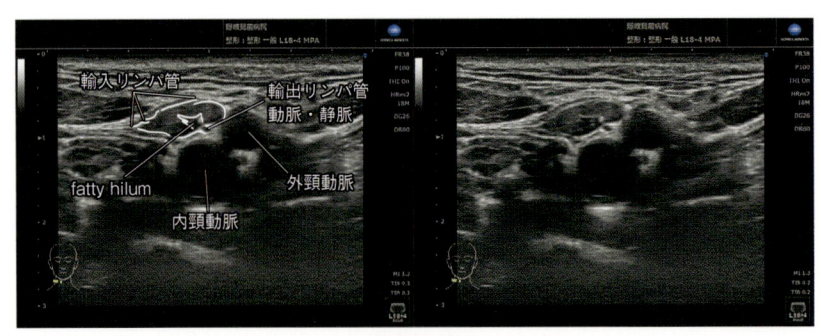

Bモード

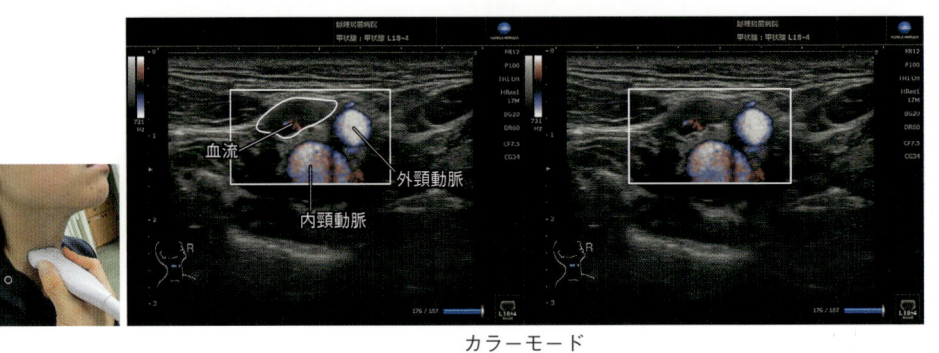

カラーモード

図 3.50　正常リンパ節

として認められます．徐々に周囲組織との癒着，周囲の炎症を伴いながら，内部に膿瘍形成し，自壊していきます．病期によってエコー像もかなり変わるのが特徴です．**図 3.51** の画は 3 cm 大と，かなり大きくなり，内部に膿瘍形成して周囲の炎症を伴っている状態です．診断のために穿刺排膿しました．グラム染色で白血球多数ながら細菌はほとんど認めず，チール・ネルゼン染色で抗酸菌を疑わせるピンク色に染まる細菌をごくわずか認めました（**図 3.52**）．同時に提出した結核 PCR で陽性．後日培養検査でも陽性となりました．

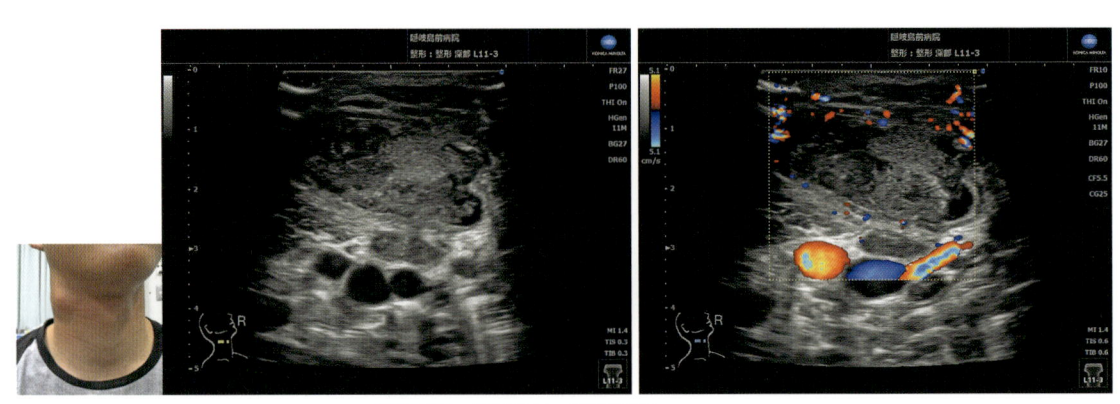

図 3.51　頸部リンパ節結核

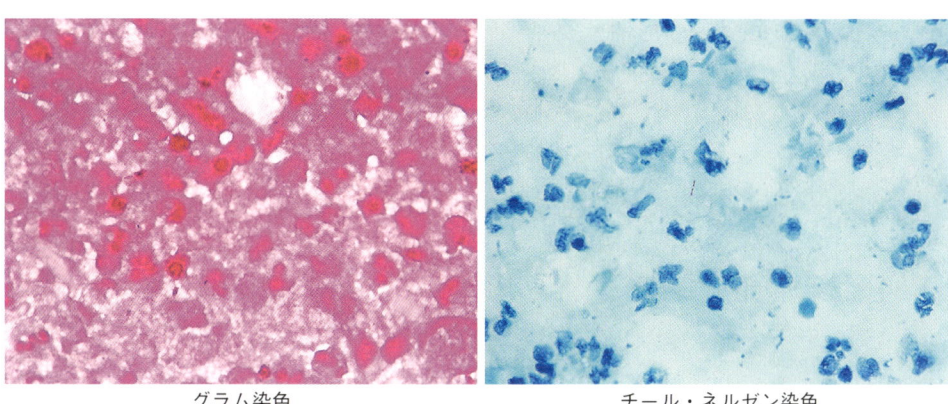

グラム染色　　　　　　　　　　　　　チール・ネルゼン染色

図 3.52　グラム染色とチール・ネルゼン染色

悪性リンパ腫

　悪性リンパ腫ではリンパ節はもともとの構造を維持しながら，大きくなっていきます．腫大したリンパ節内部は均質で，fatty hilum は偏在せず中心に位置していて，カラードプラではリンパ節門からの血流が亢進しています（**図 3.53**）．

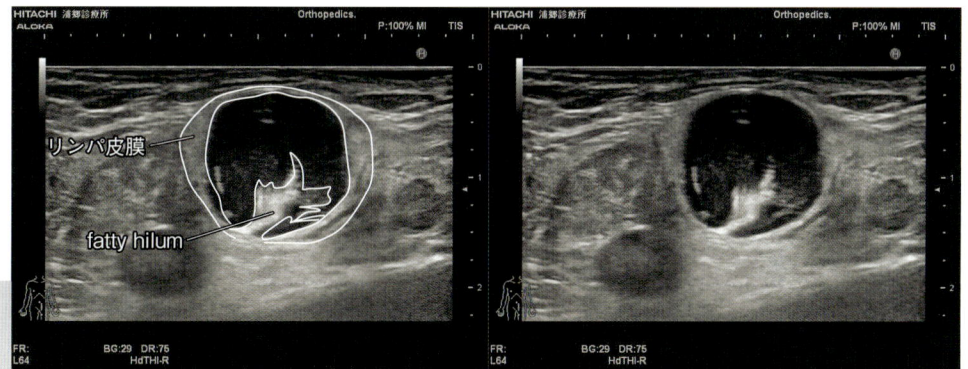

リンパ被膜厚くなりリンパ節は充実性に大きくなるが
fatty hilum は中心にある

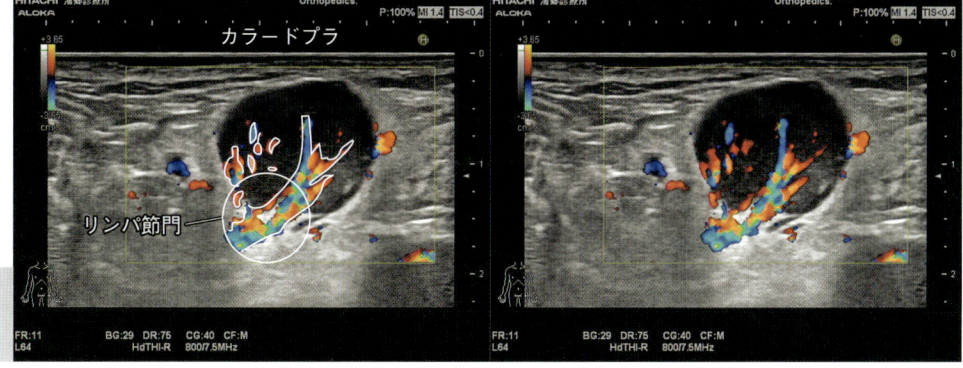

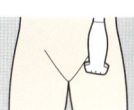

リンパ節門から流れ込む血流，リンパ節内部の血流も増加

図 3.53　悪性リンパ腫

🌐 悪性腫瘍の転移

　悪性腫瘍の転移によるリンパ節腫大は，輸入リンパ管から細胞が流れてくるためだと思いますが，悪性の細胞がリンパ節の辺縁から正常リンパ節組織を圧排して大きくなっていきます．そのため通常はリンパ節の真ん中にある fatty hilum が徐々に押しのけられるように偏在していきます．これはリンパ節の悪性を疑う大切な所見です（**図3.54**）.

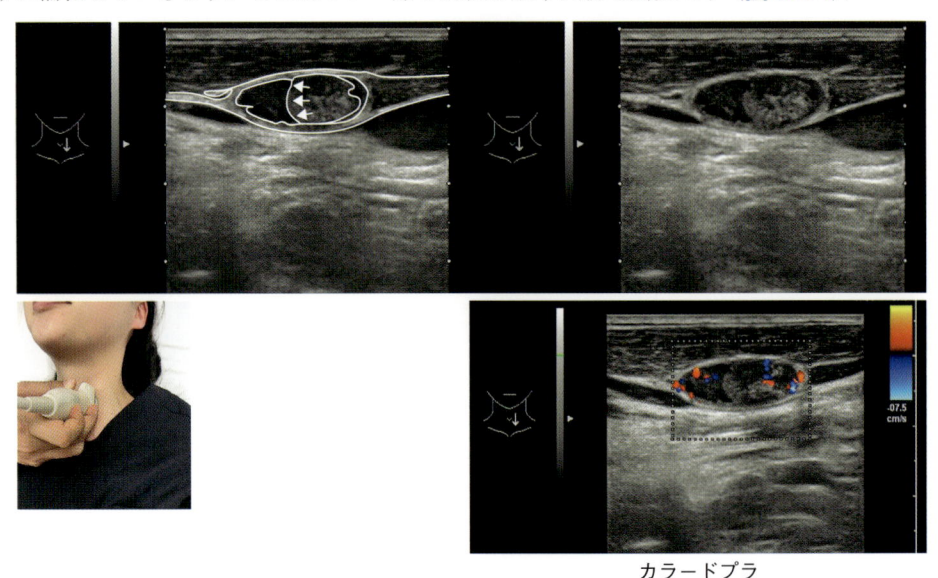

カラードプラ

図3.54　舌がん（扁平上皮）頸部リンパ節転移（神奈川県立がんセンター古川まどか先生提供）

　ほかにも頭頸部エコーの第一人者である古川まどか先生は，著書[87]のなかで頭頸部に多い扁平上皮がんのリンパ節転移における特徴を，**表3.4**のように挙げられています．

表3.4　頭頸部扁平上皮がんのリンパ節転移における超音波像の6つの特徴[87]

	特徴
1	転移リンパ節は厚み6mm以上のものが多い
2	被膜外浸潤をきたすまでは，境界は明瞭平滑である
3	扁平上皮がんでは，転移巣がリンパ節内で塊を作りリンパ節内部の均質な像としてとらえやすい．壊死や嚢胞化を伴うことも多い
4	リンパ節門付近高エコー域（fatty hilum）の偏り，消失をみることでも転移巣の存在を検出できる
5	転移巣により，リンパ節門からの血流が偏在し，迂回，途絶がみられる．さらに被膜に浸潤をはじめるとリンパ節門以外からの血流がリンパ節内の転移巣に流入するようになる
6	リンパ節の硬さが増す

（古川まどか．頭頸部エコーアトラス．診断と治療社；2016）

Chapter 4

末梢神経

4.1 筋膜リリースから Fascia Hydrorelease へ

　近年「筋膜リリース」という言葉をよく耳にするようになりました．痛みの原因としての筋膜（Myofascia）に注目が集まり，研究会*が立ち上げられて医師を含めた多職種の治療家が痛みに向き合うようになったのは，大きな進歩です．痛みが発生する場所が筋膜だけではないこともわかってきました．筋膜に加えて，腱，靱帯，関節包，脂肪組織など，これらを総称してFascia（ファシア）といいます．残念ながらFasciaには今のところ適切な日本語がなく，あえて言うなら「線維性結合組織の総称」となります．Fascia上には，機械的，化学的，熱刺激など，多（poly）様式（mode）の刺激に反応するセンサーとしての，ポリモーダル受容器が高密度に分布しています．そのためFasciaは痛みを感じやすく，また過度な痛み刺激があると，不具合が起こりやすいのです．

　こういったFasciaの異常に対して以前はトリガーポイント注射として局所麻酔が打たれていましたが，様々な研究や臨床観察の結果，生理食塩水や細胞外液で痛みが取れることがわかってきました．海外では神経周囲に対してHydrodissectionという用語が使われたり，生理食塩水ではなく糖液を注射で使用したりしています．そのような中で，徒手や鍼灸での筋膜リリースと，医師の行うエコー下筋膜リリースの差異を伝える言葉が必要になってきたのです．そこでFascia Hydrorelease（ハイドロリリース）という言葉が誕生しました．筋膜を含むFasciaに対してHydro（液体）でrelease（剝離・緩める）という造語です．

　この命名については筋膜リリースという言葉が乱用され始めた2017年3月に，運動器エコーの第一人者である秋田・城東整形外科の皆川洋至先生，生理食塩水をスキマ（筋外膜：筋肉と筋肉の間）に打つと劇的に効くことを発見し，その後エコーガイド下Fasciaリリースを考案した群馬・木村ペインクリニックの木村裕明先生，弘前大学総合診療部の小林只先生と私との4人で協議の結果，決定しました．

　実際のところ治療に最適な薬液が，生理食塩水なのか，重炭酸リンゲルなのか，糖液なのか[88]，何％の局所麻酔薬（想定としては0.1％や0.01％といったごく薄い濃度）なのかは，

---

*例えば日本整形内科学研究会（JNOS：Japanese Non-surgical Orthopedics Society）．旧MPS（Myofascial Pain Syndrome，筋膜性疼痛症候群）研究会から2018.3にFasciaに関係する運動器疼痛および難治性疼痛等における診療・学術・教育・研究の発展を主目的として設立された，医師，歯科医師，医療従事者資格所持者等による非営利型一般社団法人である．

いまだ結論は出ていません．動物実験レベルでもFasciaの解剖学的意義や神経線維の分布，損傷や炎症からの回復過程などは少しずつ明らかになっていますが，治療効果へのメカニズムの解明まではまだまだです．Fasciaの研究に関してはThe International Fascia Research Congress（https://fasciacongress.org/）という組織があり，3年に1回国際学術大会が開かれ，世界中から多職種のFasciaの研究者が集まって議論を重ねています．

　エコーガイド下で注射をしているといっても，実際は筋外膜のリリースなのか，神経上膜のリリースになっているのか完全に分けるのが困難な部分もあり，どこをピンポイントで狙うべきなのかといったところも，今後の研究成果が待たれるところです．

　麻酔処置としての完全な除痛を得るには局所麻酔薬が必要ですが，過剰な痛みを感じている場合にはHydroreleaseが有効です．その際に末梢神経の同定はかなり重要なポイントになります．時として処置のための区域麻酔としても使え，日常診療でよくHydroreleaseの対象となる主な末梢神経の描出を紹介していきます．

4.2 末梢神経

　末梢神経は頭部からざっと挙げるだけでも，大後頭神経，頸神経，腕神経，正中神経，尺骨神経，橈骨神経，臀部から下では上殿皮神経，坐骨神経，外側大腿皮神経，大腿神経，閉鎖神経，伏在神経，脛骨神経，総腓骨神経などがあります．これらはすべてエコーで描出できます．描出できるということは，どの部位でもエコー下で針を進めていけば神経を痛めることなく薬液を神経周囲に入れることができるということです．局所麻酔を使えば神経ブロックができるし，生理食塩水や重炭酸リンゲルを使うとHydroreleaseができます．神経自体は見えないけれども，部位的にそこに神経があるだろうという予測のもと行うブロック注射としては，大腰筋への腰神経ブロック，脊髄神経前枝のブロックとなる腰方形筋ブロック，内腹斜筋/腹横筋間の腹横筋膜面ブロックなどがあります．

　これらの中で日常的によく使うものをいくつか紹介します．

● 大後頭神経 ── 後頭部の痛み，しびれ

　C2神経根の後枝内側枝が大後頭神経です（**図4.1**）．下頭斜筋の尾側を回って皮神経として後頭部表面を上行します．横には後頭動脈が並走します．肩こりで後頭部のしびれや痛みを訴える場合にHydroreleaseが有効です．描出方法は2通りあります．1つは肩甲挙筋の描出から始める方法です．肩甲骨内側上角に付着する肩甲挙筋は，肩をすくめると収縮するのが確認できます．肩甲挙筋を頭側へ追いかけていき，表層，内側側から覆う僧帽筋がなくなるところでプローブを内側に平行移動すると，3つの筋肉が見えてきます．表層から頭板状筋，頭半棘筋，後頭下筋群です．この後頭下筋群の最尾側のものが下頭斜

筋です．リリースポイントは頭半棘筋と後頭下筋群の間の筋外膜間になります．大後頭神経自体がわかりにくい場合もありますが，カラードプラで後頭動脈を確認して，その横に伴走している大後頭神経をイメージしながらリリースしていきます．

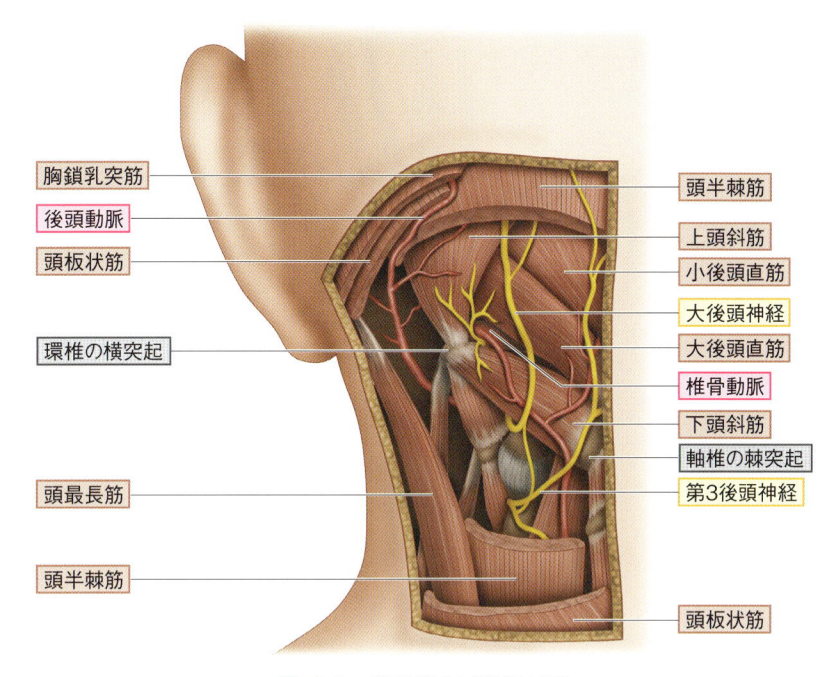

図 4.1　後頭部（大後頭神経）

　もう 1 つの方法は下頭斜筋の走行に注目した方法です（**図 4.2**）．下頭斜筋は軸椎（C2）の棘突起から環椎（C1）の横突起に付着します．環椎の横突起は後頭骨乳様突起の尾側内側に触れ，その部分を軸に下頭斜筋のきれいな線維方向に見えるよう角度を調整します．そうすると下頭斜筋の表層に後頭動脈と大後頭神経が同定できるはずです．頭側に追いかけると神経は内側に寄っていくところが観察されます．

　Hydrorelease は交差法で大後頭神経の周囲に薬液を入れていきます．

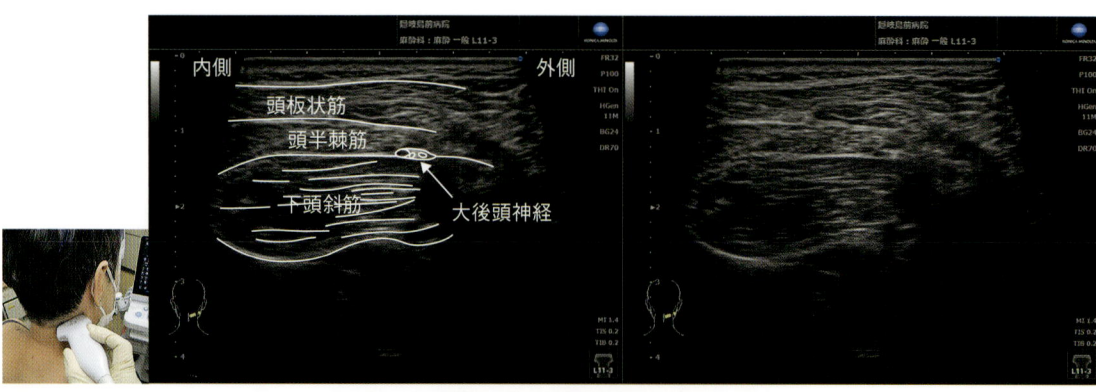

図 4.2　大後頭神経（下頭斜筋メルクマール）

大後頭神経
Hydro-
release

● Column ── 交差法のちょっとしたコツ

　エコー下穿刺には平行法と交差法があります．平行法はプローブの横から平行に刺してい
く方法で，交差法はプローブの脇からビーム面に対して垂直に刺していきます．初級者にとっ
ては針先の全体が見える平行法のほうが容易で，交差法はやや難度が高いと言われています．

　私の実践している交差法のコツは，注射器を何らかの形で固定することです．プローブを
持っている左手の親指を添えたり，シリンジを持っている右手の小指を支点にしたり．こう
することで微妙な運針の調整が可能になり，画面上から針先を見失うことが少なくなります．

平行法　　　　　　　　　　　　　　　交差法

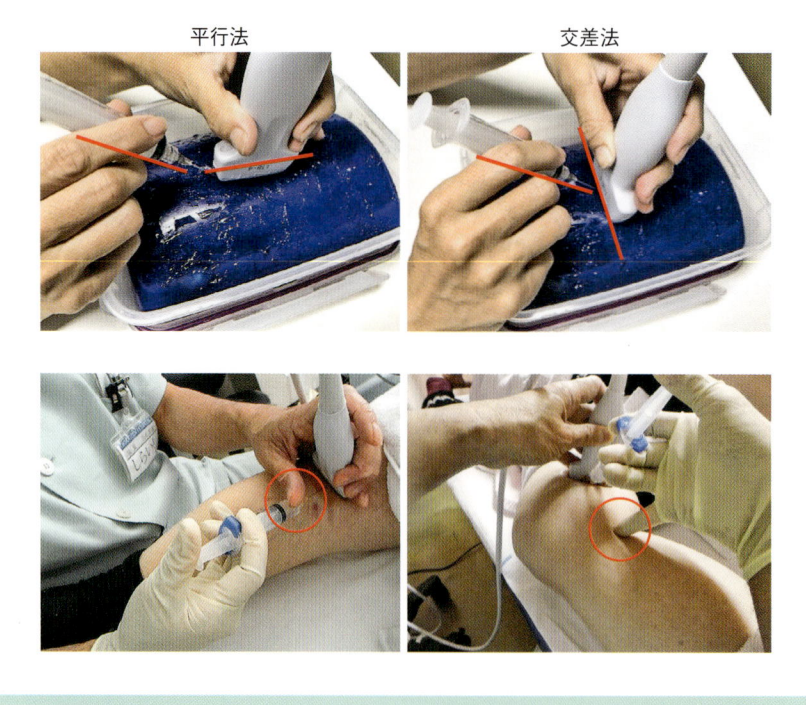

腕神経 —— 上肢のしびれや痛み，処置に

　上肢のしびれや痛みの症状は，日常診療でよく出合います．脳なのか，末梢なのか，末梢でも首なのか，さらに末梢なのかが重要になります．頸部を動かして痛みやしびれが悪くなるようなら，頸の問題と考えます．そういう意味ではジャクソンテスト，スパーリングテスト（**図 4.3**）は頻用されますね（☞ p.150 Column「ジャクソンテストの謎」）．

　ジャクソンテスト（ジャクソン過伸展圧迫テスト）：患者は腰かけ座位．検者は患者の後方に位置し，患者の頸椎をやや伸展位にして前頭部に両手を置き，頸椎を下方に圧迫する．出現する症状について患者に聞きながら行う．

　スパーリングテスト：患者を坐らせ，頸椎を患側に側屈し，頭頂部より圧迫する．痛みが出ればスパーリング徴候陽性．

　両者とも陽性では神経根症を疑います．

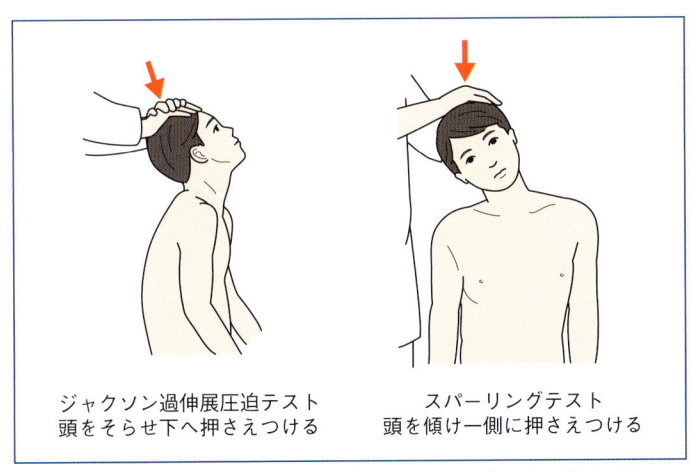

ジャクソン過伸展圧迫テスト
頭をそらせ下へ押さえつける

スパーリングテスト
頭を傾け一側に押さえつける

図 4.3　ジャクソン過伸展圧迫テスト，スパーリングテスト

　頸椎の病変が疑われた時には頸髄症なのか頸椎症性神経根症なのか，見極めが必要になります．基本的に頸髄症の症状は，頸部の痛みはなく腕から先のしびれや痛みです．首周りに痛みがある場合は，神経根症の確率が高いように思います．頸髄症が疑われる場合は10秒間グリップ＆リリーステスト（10秒テスト）が有効です．腕を前に伸ばした状態で10秒間猛スピードでグーパーを繰り返すというやつです．通常は10秒間で30〜40回できますが，頸髄症の場合は20回以下となり，回数自体が重症度や回復具合にリンクすると言われています[89]．

　さて，頸椎症性神経根症の場合です．ジャクソンテスト，スパーリングテストで腕から手にかけての痛みやしびれが出ると，神経根症を疑います．また，その痛みやしびれが，肩を外転する（手を頭の上に乗っける）と楽になる "shoulder abduction relief sign" の場合

Introduction 外来超音波診療ってなに？　1 腹痛　2 胸痛　3 頭頸部領域　4 末梢神経　5 関節

も神経根症を強く疑います（☞ p.145 Column "shoulder abduction relief sign"）．いずれにしても頸椎，頸髄の状態を評価したいので，MRI のオーダーが必要です．ところが当院のように MRI がないとか，必ずしも MRI へのアクセスのいい施設ばかりではありません．こうした時に，エコーを使えば治療的診断として，疑う神経根をピンポイントでブロックすることが可能です．診断がついた後も，ペインクリニックの手技として腕神経リリースが有効であることも，少なくありません．そのためにはまず，C4-C8 の神経根同定ができなければなりません．腕神経の解剖図を**図4.4** に示します．

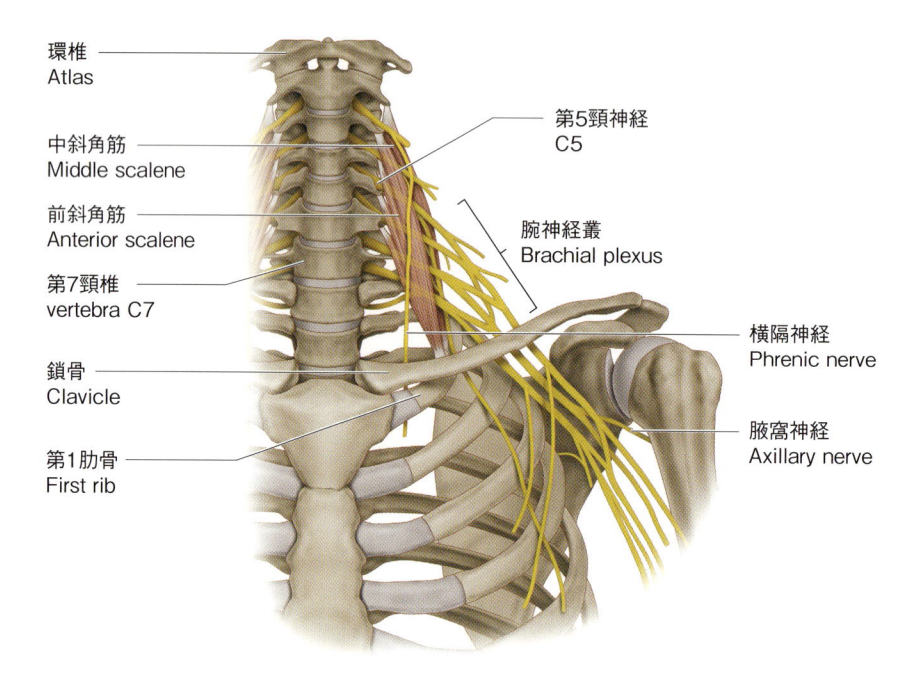

環椎　Atlas
中斜角筋　Middle scalene
前斜角筋　Anterior scalene
第7頸椎　vertebra C7
鎖骨　Clavicle
第1肋骨　First rib
第5頸神経　C5
腕神経叢　Brachial plexus
横隔神経　Phrenic nerve
腋窩神経　Axillary nerve

図4.4　腕神経

　鎖骨上で鎖骨に平行にプローブを置くと，拍動する鎖骨下動脈が観察されます．その外側にぶどうの房状の腕神経叢が確認できます．体格や体型によってはわかりにくい場合もありますが，頭側にプローブをスライドさせると，前斜角筋と中斜角筋の間に腕神経叢がC8，C7，C6，C5，C4 と見えてくるのがわかります（**図4.5**）．C8 の特徴は第一肋骨に乗っかるように観察されることです．C7 は頸椎横突起の前結節がないことで判別可能ですが，時に小さい前結節が観察されることがあるため，注意は必要です．C6 は頸椎横突起の前結節と後結節の間から出て，C5 は C6 よりひと回り小さい前結節と後結節の間から出てきます．C5 のレベルで胸鎖乳突筋の深層に，C4 神経が見えてきます．

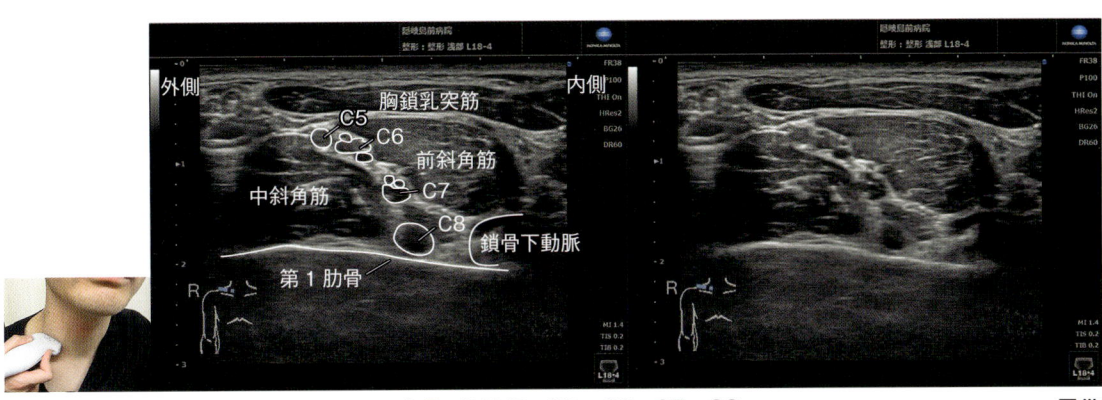

図 4.5　腕神経　C5, C6, C7, C8

　実際の穿刺時には血管の誤穿刺を避けるために，カラードプラで血管のあるなしと位置を確認します．通常，患者は側臥位で術者は後方に位置し，平行法でプローブの外側背側から穿刺していきます（**図4.6**）．まずは神経の深層側から薬液を注入し，広がりを見ながら表層側からも注入し，いわゆるドーナツサインをつくります．

　肩関節脱臼整復時や凍結肩の究極の治療サイレント・マニピュレーション（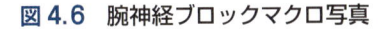 拙著『離島発 とって隠岐の 外来超音波診療』p.118）は C5,

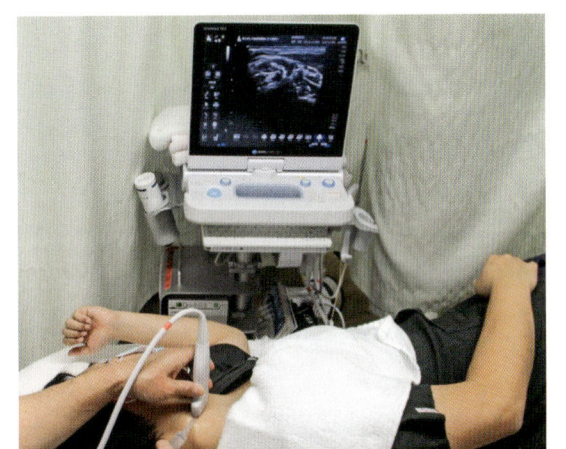

図 4.6　腕神経ブロックマクロ写真

C6 ブロックで施術可能となります．コレス骨折の整復は C6, C7, C8 ブロックが必要となるため，多くの場合少し遠位側の腕神経叢の部分でブロックします．理想的には狙った神経単体をピンポイントでブロックしたいのですが，実際はなかなかそうもいきません．特に処置をする時には完全に除痛をする必要があります．効果不充分では痛い思いをさせてしまうため，どうしても多めの量でブロックをするので，薬液の広がりによって余分な神経のブロックになることもあります．少なくとも横隔神経（C3，C4 の枝）や迷走神経*（第X脳神経）のブロックにはならないようにしたいためエコー下で針先を，狙った神経

＊迷走神経（vagus nerve）：脳神経の中で唯一腹部まで到達する神経．vagus はラテン語で放浪するという意味．下部延髄から出た後は総頸動脈と内頸静脈の間を下行する．

上膜内に入れ，神経線維は穿刺しないようにしながら，最小量でブロックしたいところです．とはいえ，体型により神経の描出の難しさが全く違います．例えば C5, C6 ブロックでも，確実なブロックのために 5 mL で可能な方から，20 mL 弱必要な方までいます．

　痛みの神経の分布に関してはいわゆるデルマトームが有名ですが，実際の痛みは皮膚だけではなく，骨膜などを含む深部からも起こります．そこで重要になるのが，骨膜への神経支配です（**図 4.7**）[90]．これを見るとブロックするべき神経がわかると思います．

　局所麻酔の話から，**Hydrorelease の話**に移ります．原因か結果かはわからないのですが，腕神経と斜角筋を中心とする周囲の筋肉，Fascia との滑走低下を見る例も少なくありません．その場合は滑走低下している部分の Fascia Hydrorelease が有効です．頭部や腕を動かした際に腕神経と斜角筋の滑走が悪いのがエコーで確認でき，その時に神経根症の痛みが出るのであれば，斜角筋間のリリースを行います．そうではないのに神経根症状が出ている時には，腕神経を包む神経上膜をリリースする場合もあります．

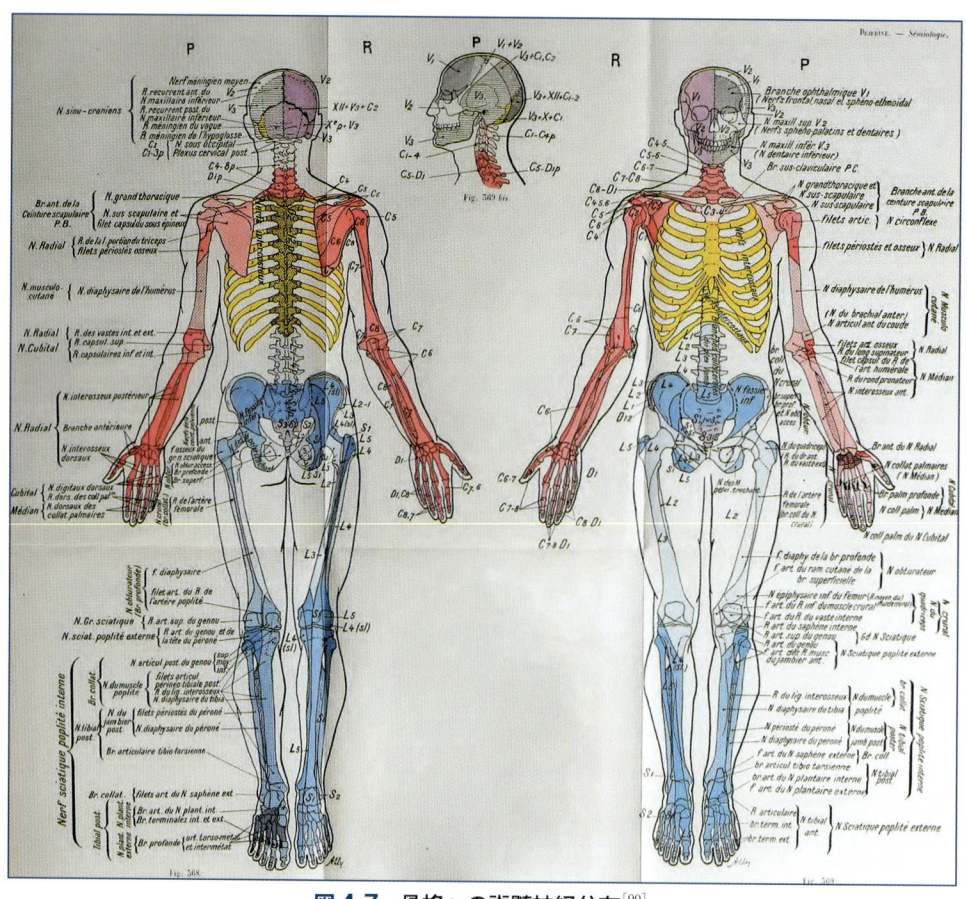

図 4.7　骨格への脊髄神経分布[90]

（Dejerine J. Sémiologie des affections du système nerveux. Masson, Paris：1914）

● 肩甲上神経 —— いわゆる五十肩，肩外転異常

　いわゆる五十肩，肩関節周囲炎の治療の基本は，肩峰下滑液包（SAB：subacromial bursa）への注射になると思います（☞ p.186）．初期の肩峰下滑液包炎であれば，かなりのケースでエコー下肩峰下滑液包ヒアルロン酸注射が効果を認めます．しかし，残念ながら効果がないケースがあります．特に上腕を前方へ上げていく肩関節屈曲はまずまずだけれども，横から上げていく「外転」ができない（上がらない）ケース．その場合は棘上筋のひきつけが利いておらず，インピンジメントが起こっていることがあります．フォースカップル作用（2つ以上の筋肉が協働して1つの運動を遂行する．**図 4.8**）がうまく働かずに，肩関節外転に伴う上腕骨頭中心のずれが起こっているのです[91]．その場合に肩甲切痕を通る肩甲上動脈をメルクマールに，肩甲上神経 Hydrorelease を行います．実際は棘上筋の深層のリリースになっており，今のところどちらの効果が出ているのかはよくわかりません．

● Column —— shoulder abduction relief sign

　肩を外転して腕神経が緩むと，腕から手にかけてのしびれや痛みが楽になるというもの．それが shoulder abduction relief sign です．

　日本の教科書にあまり書いていません．"shoulder abduction relief sign"でネット検索しても，日本語ではあまりヒットしません．日本語ページのみ対象にすると約2,700件．すべての言語を対象にすると約921,000件となります．Googleで"shoulder abduction relief sign"で画像検索すると，面白いほど手を頭に乗っけた画像が出てきます．ほぼすべて英語表記のページです．やはり日本語に比べると英語の世界は情報量が違いますねぇ．

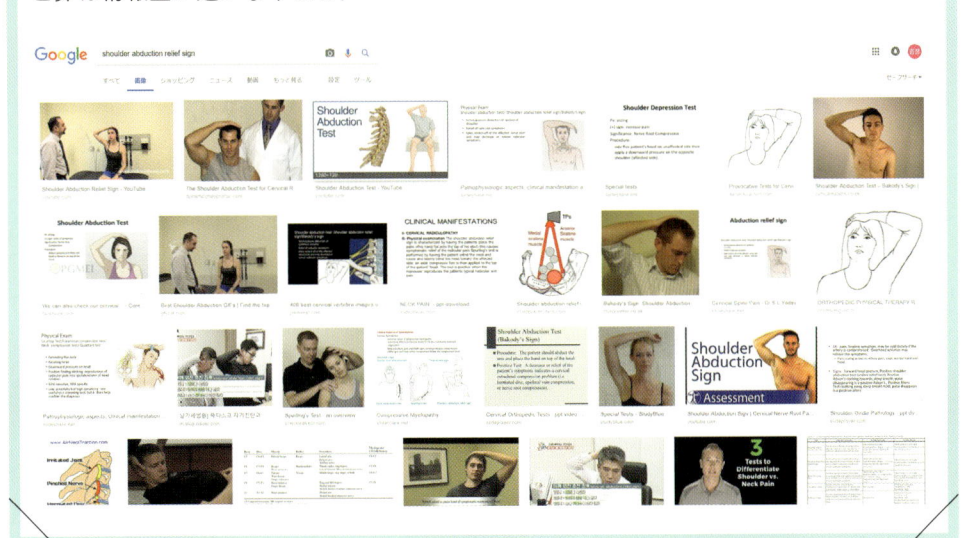

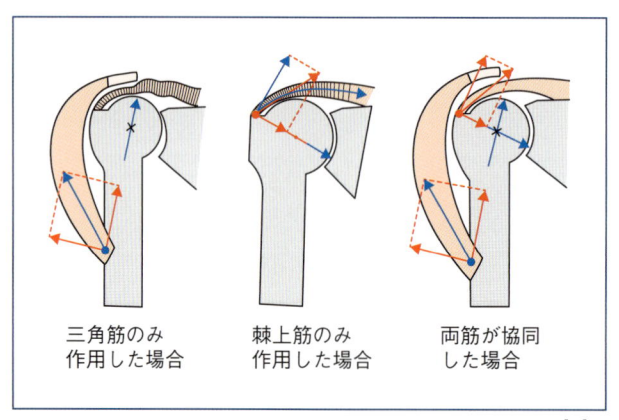

三角筋のみ　棘上筋のみ　両筋が協同
作用した場合　作用した場合　した場合

図 4.8　肩関節におけるフォースカップル構造（作用）[91]
棘上筋がひきつけて，骨頭中心を保ちながら三角筋が引き上げる

（林典雄．理学療法 2004；21：357-64）

　肩甲上神経は C5 と C6 が合わさって上神経幹となったあと，すぐに背側に向かって分かれる神経です（**図 4.9**，**図 4.10**）．リニアプローブの性能向上で，丁寧に観察すればわかるようになりました（**図 4.11**）．比較的肩の表層を通過します．草刈り機をベルトで肩にかけ，長時間の作業によって，明らかに肩甲上神経領域の神経過敏，神経痛が誘発された例を診ました．この患者さんの場合は，上神経幹から出たところで局所麻酔を使って肩甲上神経ブロックを行い，軽快しました．実ははじめは同部位を 0.1％ キシロカイン® 液（かなり薄い）で Hydrorelease したのですが，効果はあるものの持続時間が短く，本人の満足度ももうひとつであったために，2 回目に 1％ キシロカイン® 液（通常の局所麻酔濃度）でのブロックを施行しました．1％ キシロカイン® 2 mL 程度です．神経痛や神経過敏となっている場合には，疼痛閾値が下がりすぎており，局所麻酔を用いない Hydrorelease では効果が限定的なのかもしれません．

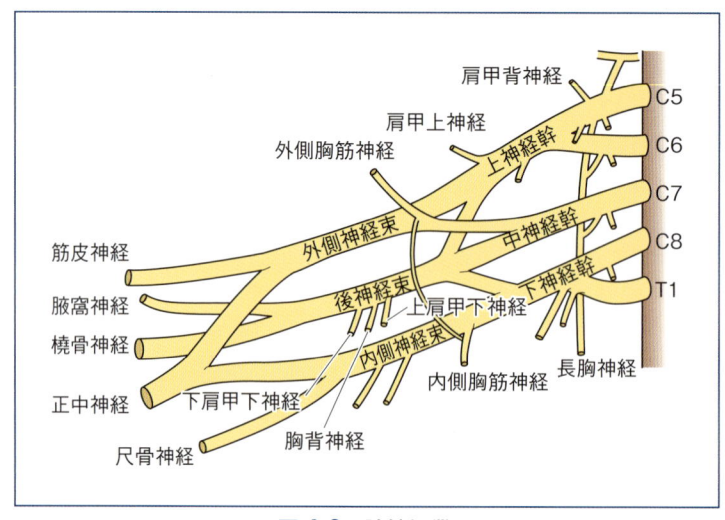

図 4.9　腕神経叢

● Column ── リニアを使いこなす ── 針描出

この数年のポータブルエコーの画質向上の中でも，特に進展著しいのがリニアプローブの画像です．2点の弁別能（分解能）が上がって，臓器との境，膜，内部構造がはっきりとわかるようになりました．例えば胃壁，きっちりと5層構造に見えます（☞ p.48）．胆囊（☞ p.37）は，胆囊壁の mm 単位の肥厚や壁内外の low echo，カラードプラのフローなどが非常によく見えます．

一方で，新しく買い替えた医師から「今度のエコーは針先が見えない」というような話を聞くことがあります．これはポータブルエコーで高画質を実現するために，超音波ビームを絞って画をつくっているため，ビームの幅が恐ろしく狭いことが理由です．ビーム幅が広いと，適当に針を入れていっても針先が見えていましたし，針がビームのそばに来るとなんとなくもぞもぞっと画が動いてわかっていました．ところがビームを絞ったエコーだと，ビームにピッタリ乗らないと針が描出できない，ビームのそばを針が通っても気配も感じない，といったことになるのです．要するに針が見えないっていうのは，自分はきちんとビーム上に運針できていない，と告白しているようなものなのです．その代わりビーム上に針がピッタリ乗った時にはきっちりと映ってくるので，上達が実感できてうれしいものです．

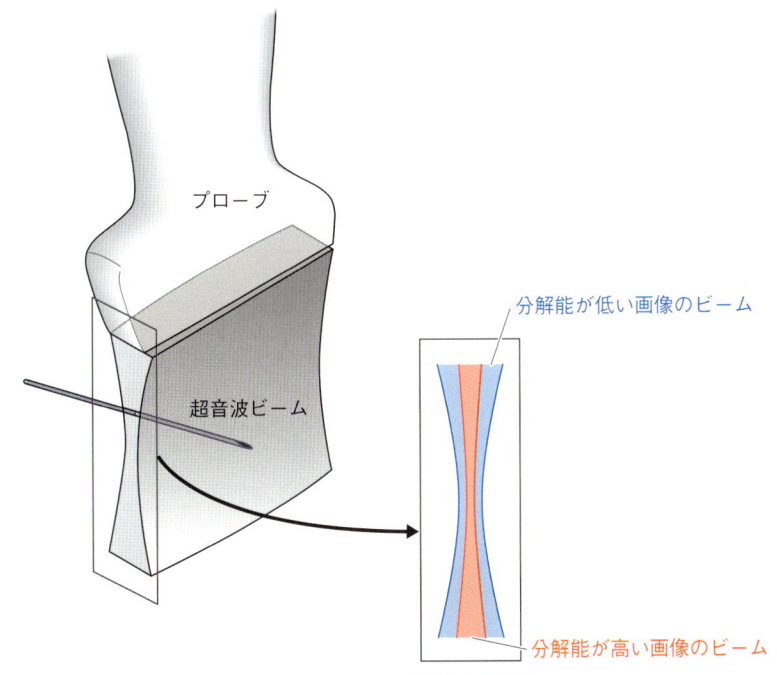

真横から見た図

分解能の高い超音波ビームは幅が狭いので，ビーム上にピッタリ針を乗せないと描出できない

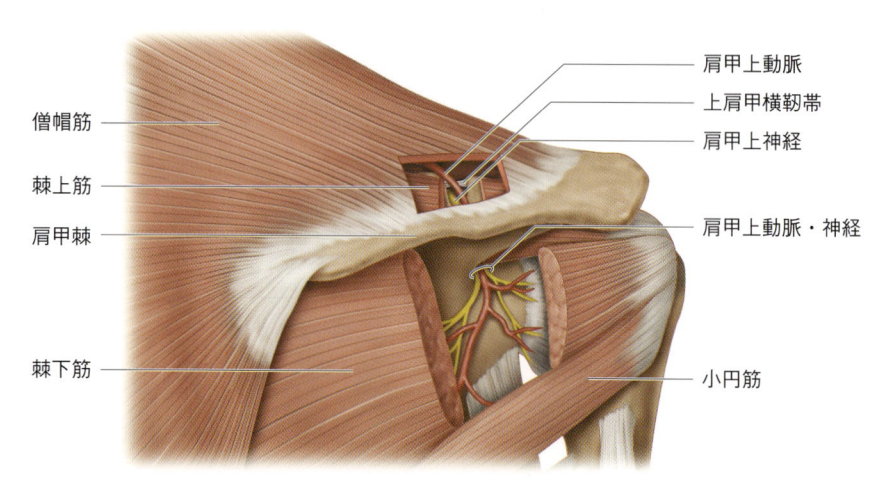

僧帽筋
棘上筋
肩甲棘
棘下筋

肩甲上動脈
上肩甲横靭帯
肩甲上神経
肩甲上動脈・神経
小円筋

図 4.10　肩甲上神経

肩甲上神経

肩甲上神経
Hydro-
release

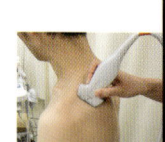

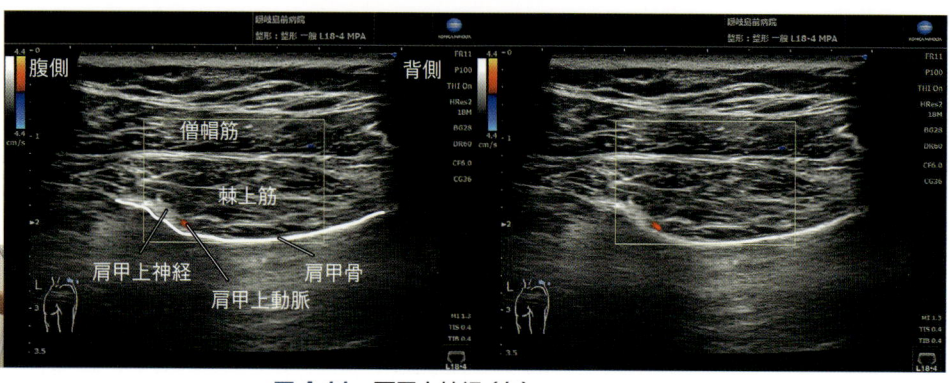

図 4.11　肩甲上神経（左）

🔵 腋窩神経（四辺形間隙，QLS）── 肩外側の痛み

　肩痛の患者さんは意外にたくさんいらっしゃいます．膝や腰と違って，動かさなければ何とかなるということもあり，医療機関を訪れる方は少ないかもしれません．医療機関受診のハードルが比較的低い当地では住民約 3,000 人で年間約 90 名の肩痛の初診患者が来院します．肩関節周囲炎のファーストチョイスは肩峰下滑液包（SAB）注射（☞ p.186）ですが，肩峰下滑液包注射で効果が不充分の時，あるいは次に述べるような肩外側痛の時に，四辺形間隙（QLS：quadrilateral space）への Hydrorelease を検討しています．

　QLS は上腕骨，小円筋，大円筋，上腕三頭筋長頭で囲まれる間隙で，後上腕回旋動脈，腋窩神経が通ります（**図 4.12**）．この部位で圧迫されるのは投球動作で振りかぶった時と投げ終わった時，つまり肩関節外転 90° 外旋位と水平屈曲時です．この時に腋窩神経領域の肩の外側に痛みが出るのが特徴です．立体構造でエコー解剖は描出が難しいのですが，カラードプラなどで動脈を確認し，QLS の部位を同定し，Hydrorelease を行います（**図 4.13**）．

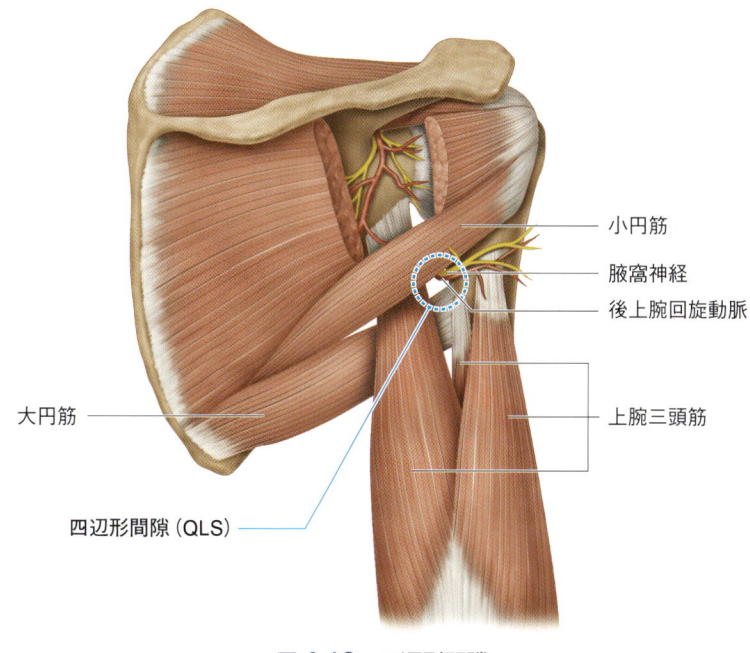

QLS 同定

QLS Hydro-lease 前の動作評価

QLS Hydro-release

QLS Hydro-lease 後

図 4.12　四辺形間隙

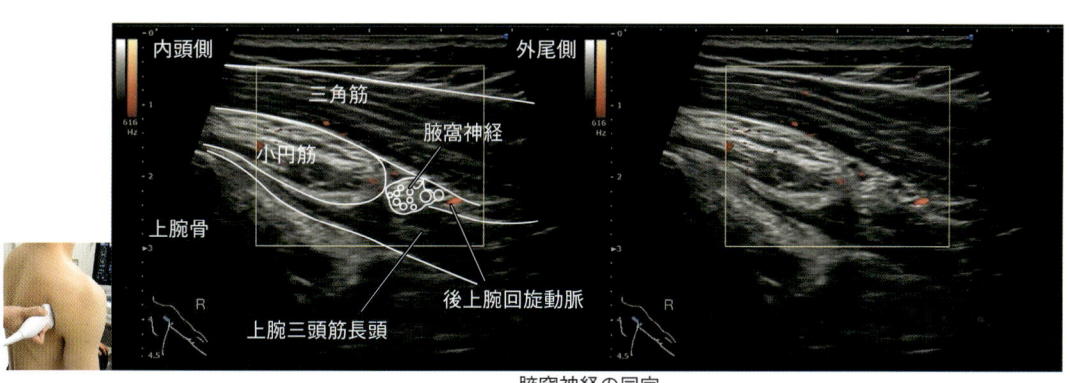
腋窩神経の同定

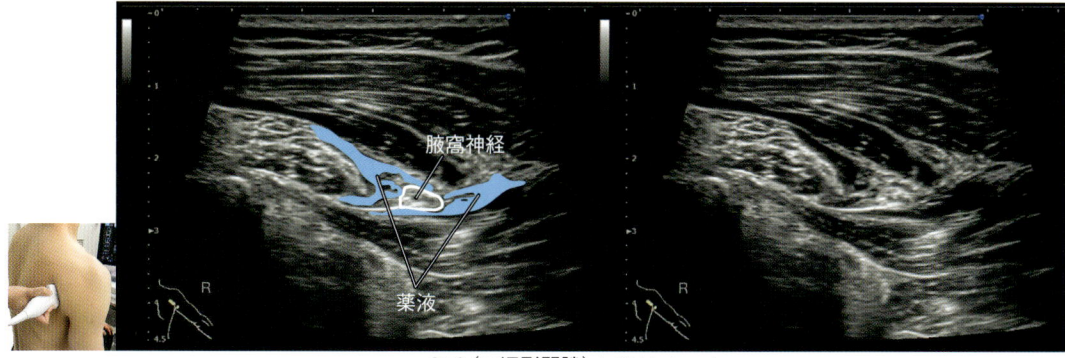
QLS（四辺形間隙）への Hydrorelease
図 4.13　腋窩神経の同定と QLS への Hydrorelease

● Column──ジャクソンテストの謎

　頸椎の神経根症を調べる身体診察で，ジャクソンテスト（Jackson test）と，スパーリングテスト（Spurling test）は有名です．スパーリングテストは頸部を後側方に圧迫することによって椎間孔を狭め，神経根症状が誘発される，というふうに書かれているものが多いように思います．ところがジャクソンテストは書かれているものによって違うんです．

標準整形外科学　第12版（松野丈夫，医学書院，2014）[92]

　本文：Jackson（ジャクソン）テストは頸部を後屈させることで

　図：Jackson テスト（a）は頭頸部を軽度，左側または右側に傾けて伸展位（後屈）を取らせる（検者の手は軽く支える程度とする）

ベッドサイドの神経の診かた　改訂16版（田崎義昭，南山堂，2004）[93]

　Jackson の過伸展圧迫試験法：頭をできるだけ背屈させ，検者は両手で頭を下へ押さえつける……

図説臨床整形外科講座2 頸椎・胸椎・胸郭（池田亀夫，メジカルビュー社，1983）[94]

　Jackson の頭部圧迫テストや肩押し下げテスト（図16）を行い……

整形外科学および外傷学　改訂第2版（森崎直木，文光堂，1979）[95]

　頸部圧迫試験（Spurling's neck compression test），肩甲圧迫試験（Jackson's shoulder depression test），神経伸展試験陽性，これに……

　どれが本当だろうと思って調べてみました．まず調べる中でジャクソン先生は Ruth Jackson（1902-1994）で女性だと知りました．1928年当時ベイラー医科大学で100名以上の医学生がいる中，4名の女子医学生のうちの1名だったそうで，卒後整形外科医になります[96]．1966年に "The cervical syndrome.3rd ed" という本を書いていることがわかったので，この本を探すと川崎医科大学の図書館にありました．そこには Jackson test と書かれているわけではなく（まあ，たしかに自分で名前を付けるというよりは後世の人がつけるものですかね），身体診察として The head compression test, The shoulder

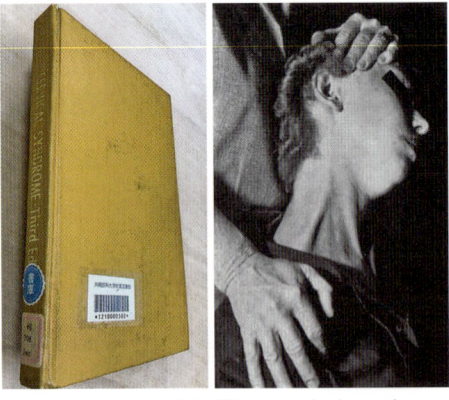

ジャクソン先生の著書 "The cervical syndrome. 3rd ed." の表紙（左）と The shoulder depression test の写真[97]（川崎医科大学附属図書館所蔵）

(Jackson R. The cervical syndrome 3rd ed. 1966)

depression test と書かれています．頭部圧迫テストと肩押し下げテストは両方ともジャクソン先生が提唱していました．The head compression test に関しては必ずしも後屈だけ書いているわけではなく，側屈，前屈，後屈して上から押すと書いてありました．残念ながら図はありません．The shoulder depression test は健側に頭を側屈して，患側の肩を押し下げるとあります．こちらは**写真**つきでした．

　ジャクソン先生は晩年，整形外科女性医師支援の基金を立ち上げられています．

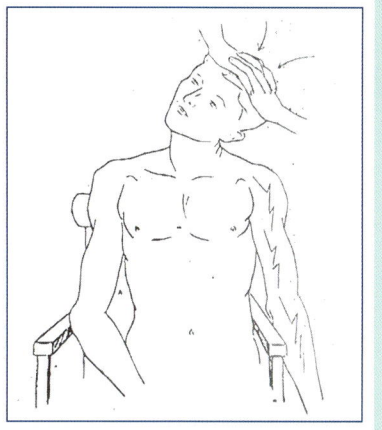

(Spurling RG et al. *Surg Gynecol Obstet* 1944：78：350-358)

　ついでにスパーリングテストについても調べてみました．こちらは Spurling が 1944 年の論文 "Lateral rupture of cervical intervertebral discs；common cause of shoulder and arm pain"[98] に書いていて "neck compression test" として頭と首を痛い側に傾けて頭の上から押すと書いてあります．図も載っていました（**上図**）．原文では Spurling は「後側屈」ではなく「側屈で上から押す」ですね．

🔵 肋間神経ブロック —— 帯状疱疹後神経痛など

　肋間は解剖学的に単純で（**図 4.14**，**図 4.15**），肋間神経ブロック（**図 4.16**）は比較的容易に施行可能ですが，実際はそんなに適応症例はないように思います．肋骨骨折も適応疾患に挙がってはいますが，実際はエコーで診断後（p.69），バストバンドと **NSAIDs** で疼痛コントロールできていることが多いため（実際は患者さんが我慢しているのかもしれませんが……），肋間神経ブロックを行ってはいません．肋間神経ブロックをよく使うのは，帯状疱疹後神経痛ですね．難治性疼痛の筆頭ですが，弱オピオイドやリリカ® なども含めて内服薬のみでは効果不充分なことが多く，ブロック注射を希望される方がそれなりにおられます．

　肺エコー時のバットサインを描出するように，縦にプローブを当て，カラードプラで肋骨下縁にある肋間動静脈を同定します．肋間神経自体は描出されないことのほうが多いのですが，肋間動静脈をメルクマールに，その尾側にある神経をイメージして平行法で穿刺，薬液を注入します．この場合は神経自体が痛んでいると考えて，生理食塩水ではなく局所麻酔薬を使っています．当然局所麻酔薬の効果持続時間は限られていますが，いったん痛みがゼロになることで，持続的疼痛刺激の悪いサイクルがリセットされるせいか，効果持続時間以上の除痛が得られることが多いように思います．

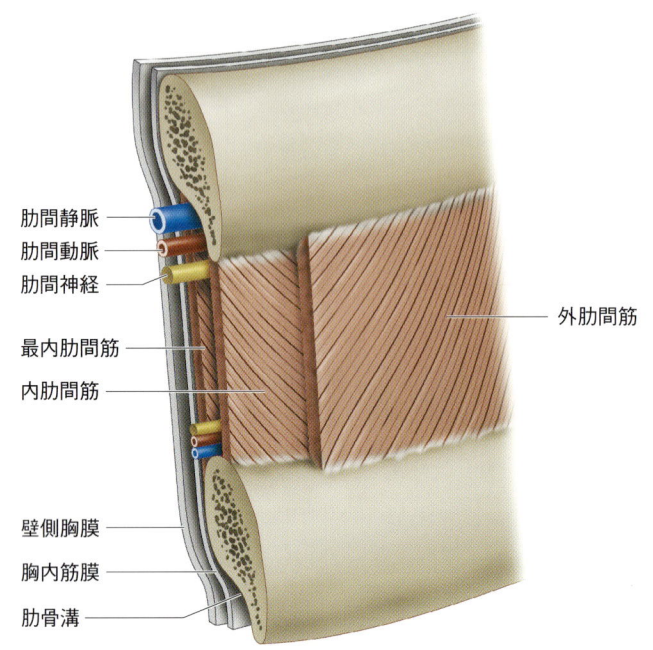

肋間静脈
肋間動脈
肋間神経
最内肋間筋
内肋間筋
外肋間筋
壁側胸膜
胸内筋膜
肋骨溝

図4.14　肋間神経

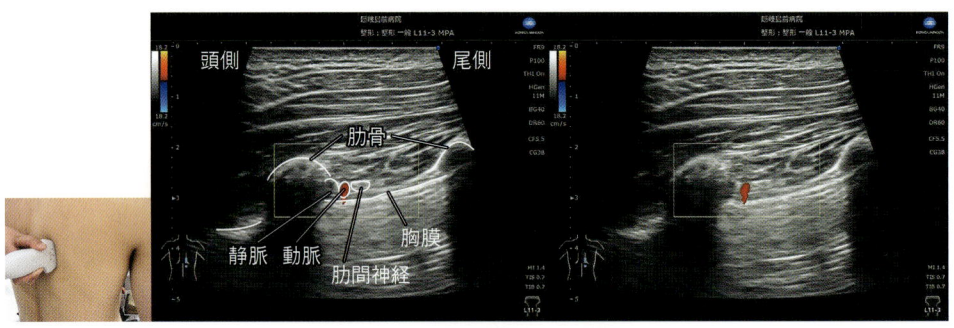

頭側
尾側
肋骨
胸膜
静脈　動脈
肋間神経

図4.15　肋間神経エコー描出

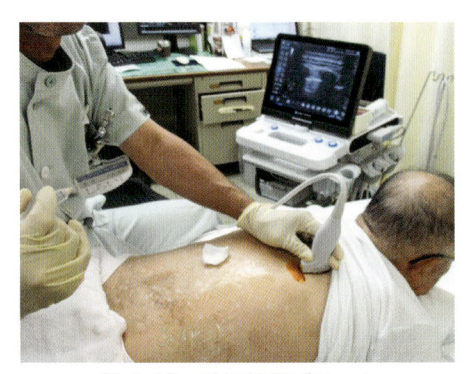

図4.16　肋間神経ブロック

肋間神経
ブロック

　それでも痛みのコントロールができずに治療に難渋する場合，ペインクリニックでは高周波熱凝固法*1やパルス高周波療法*2，フェノールを使った化学的焼灼なども行われているようです．当院では主に無水アルコールを使って治療を行っています．まずは1%キシロカインを使って時間限定的な完全除痛が得られることを確認します．再来時に同部位にアルコールを注射しますが，アルコールは注入時に相当痛いので，局所麻酔薬を注入した後にアルコールを注入します．難しいところは局所麻酔薬が多すぎると局所のアルコール濃度が下がってしまい，充分な効果が得られない点です．加減が重要です．ベストな局所麻酔の量は，アルコール注入時痛を押さえられる最小限の量ということになります．

　注意点の1つは肋間動脈の位置です．肋骨の直下に動脈があると思いきや，意外とそうでもないようです．エコー下注射では，必ずカラードプラを使用して肋間動脈の位置を確認しますが，3D-CTの検討で，高齢の方は脊椎に近いほど動脈が蛇行しており，肋骨直下からかなり尾側にずれていると報告されています．脊椎から5 cmと10 cmの位置で比べると，10 cmのほうがより肋骨直下に収まっているようです[99]．ちょっと知っておくといいと思います．

　もう1つの注意点は，どの肋間に注射を打つかということです．背部のデルマトームは棘突起の脇付近からの帯状にあるというよりは少し尾側にずれています[100]．しかも帯状

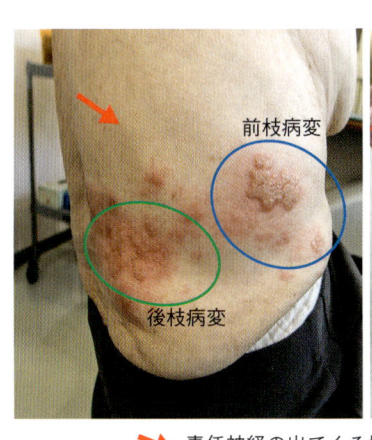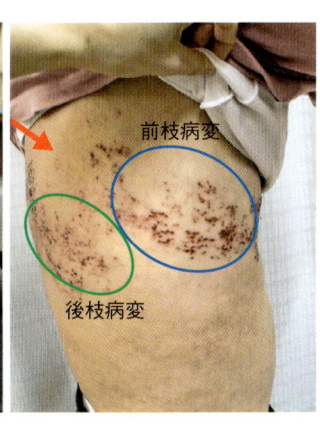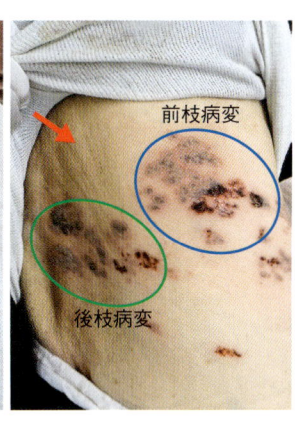

➡ 責任神経の出てくる場所
◯ 前枝病変は棘突起から肋骨に沿って出る
◯ 後枝病変は2-3棘突起尾側に出る

図4.17　体幹帯状疱疹の疱疹分布

*1 高周波熱凝固法：特殊な専用装置を使い針先に高熱（70〜90℃）を発生させて神経を焼却し，神経の伝導を遮断する方法．針先の直径4 mmほどの球状組織を焼却する．焼却された神経は通常数カ月から数年で再生するので，痛みが再燃してくることもある．この方法は運動麻痺を引き起こす可能性があるので，三叉神経痛における三叉神経や椎間関節痛における脊椎神経後枝内側枝など，手足の動きに関係のない神経や感覚神経に用いられる．

*2 パルス高周波療法：針先の温度を42℃以下に保って，熱による神経損傷なく高電圧でパルス状に高周波を神経に与える方法．高周波熱凝固法と異なり熱による神経の損傷がない．神経の運動機能には影響がなく，しびれも生じずに長期間痛みのみが緩和される．

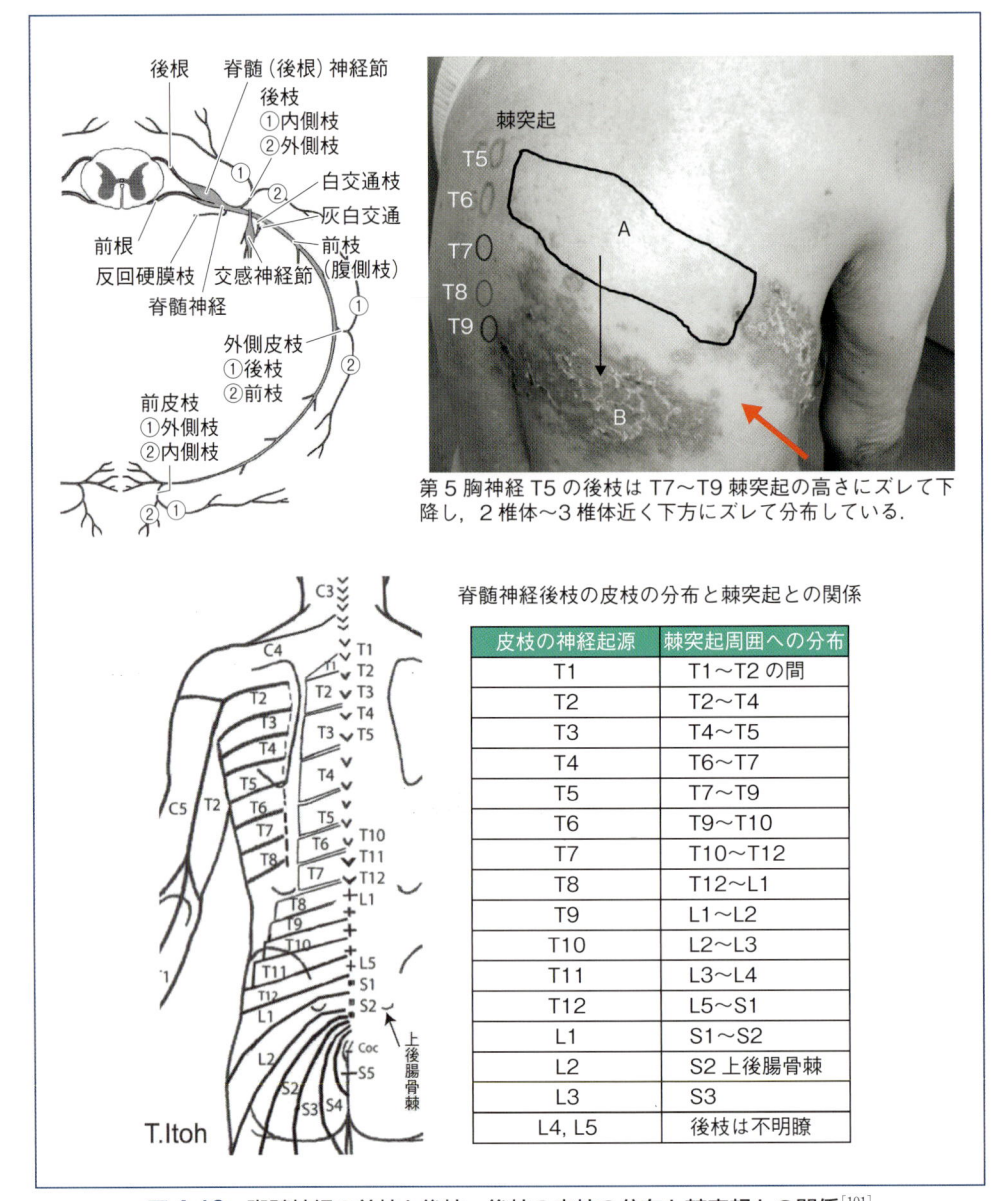

第5胸神経 T5 の後枝は T7〜T9 棘突起の高さにズレて下降し，2 椎体〜3 椎体近く下方にズレて分布している．

脊髄神経後枝の皮枝の分布と棘突起との関係

皮枝の神経起源	棘突起周囲への分布
T1	T1〜T2 の間
T2	T2〜T4
T3	T4〜T5
T4	T6〜T7
T5	T7〜T9
T6	T9〜T10
T7	T10〜T12
T8	T12〜L1
T9	L1〜L2
T10	L2〜L3
T11	L3〜L4
T12	L5〜S1
L1	S1〜S2
L2	S2 上後腸骨棘
L3	S3
L4, L5	後枝は不明瞭

図 4.18　脊髄神経の前枝と後枝，後枝の皮枝の分布と棘突起との関係[101]

（伊藤樹史．慢性疼痛 2015；34（1）：7-15）

疱疹後神経痛に関してマッピングを試みた伊藤樹史先生（当時東京医科大学）によると，従来の報告よりもさらにずれがあるようです[101]．これは脊髄神経は椎間孔を経て脊柱管を出た後，前枝と後枝に分かれ，前枝はそのまま体幹にそって前に回りますが，後枝は体幹の背側にある固有背筋（板状筋，脊柱起立筋，横突棘筋，棘間筋）に分布したのちに尾側の皮膚を支配するためです（前ページ**図 4.17**，**図 4.18**）．

　こうしたことを踏まえつつ**アルコールブロックを行う前には，キシロカイン®テストできちんと時間限定的な完全除痛が得られるか確認することが重要**と考えています．私の場合，エコー下で薬液の広がり具合も見ながらですが，1%キシロカイン®5 mLのシリンジを使い，25 G 38 mm針でだいたい2 mLくらい動脈静脈周囲に薬液注射後，針を残して無水エタノール5 mLのシリンジに付け替え，3~5 mLを使用します．

● 坐骨神経 —— 殿下部，下肢の痛み

　坐骨神経痛．一般の方，いわゆる非医療者にも言葉は知られているように，日常診療ではあるあるです．診断が違う場合でも，患者本人は坐骨神経痛と思い込んでる場合もあるあるです．基本的には神経根の支配領域に応じた痛みを訴えるはずですが，必ずしも典型例ばかりではありません．ただ，下肢のしびれや痛みを伴う場合は，腰痛のレッドフラッグの可能性がありますから，慎重に神経学的所見（痛みの分布，感覚障害，徒手筋力テスト，膝蓋腱反射（L3/L4）やアキレス腱反射（S1）などの深部腱反射，SLR（Straight Leg Rise test）など）をとったうえで，必要時にはMRIを考慮します．ところが，身体所見とMRI所見とがぴったり合わないことも多々あります．そういう時に私はエコーで坐骨神経を見ています．

　坐骨神経は，梨状筋の深層の梨状筋下孔から表層，外側の方向で出てきます（**図4.19**）．表面にある大殿筋と深部外旋筋（上双子筋，内閉鎖筋，下双子筋，大腿方形筋）の間を下行していきます．エコーで見ていると，ここで坐骨神経と周囲の筋肉との滑走が悪いことが，観察されることがよくあります．股関節屈曲で痛みが出て滑走低下が認められる場合もあれば，股関節の内外旋で痛みが出る場合もあります．

　股関節屈曲で痛みが出る場合は，健側を下側にした側臥位になり，坐骨神経を長軸で描出しながら股関節屈曲（エコー下SLR）で観察します（**図4.20左**）．また梨状筋などの深部外旋筋に痛みが出る場合には，腹臥位で膝を90°屈曲し，股関節を内外旋することで坐骨神経と外旋筋との滑走を確認できます（**図4.20右**）．滑走低下をしている部位があれば，その部位をHydroreleaseしていきます（**図4.21**）．注射液は局所麻酔を含まないか，含んでもごくわずか1 mL程度の薬液にします．局所麻酔が2 mL入ると坐骨神経の運動領域に筋力低下が起こり，すぐに帰宅できないことがあるからです．経験上1 mLであれば，小さなおばあちゃんでもまず大丈夫．効果の持続が短い場合には，ヒアルロン酸を使って神経周りをHydroreleaseして，持続期間を長くすることもできますが，保険適用でないことがネックになります．

坐骨神経

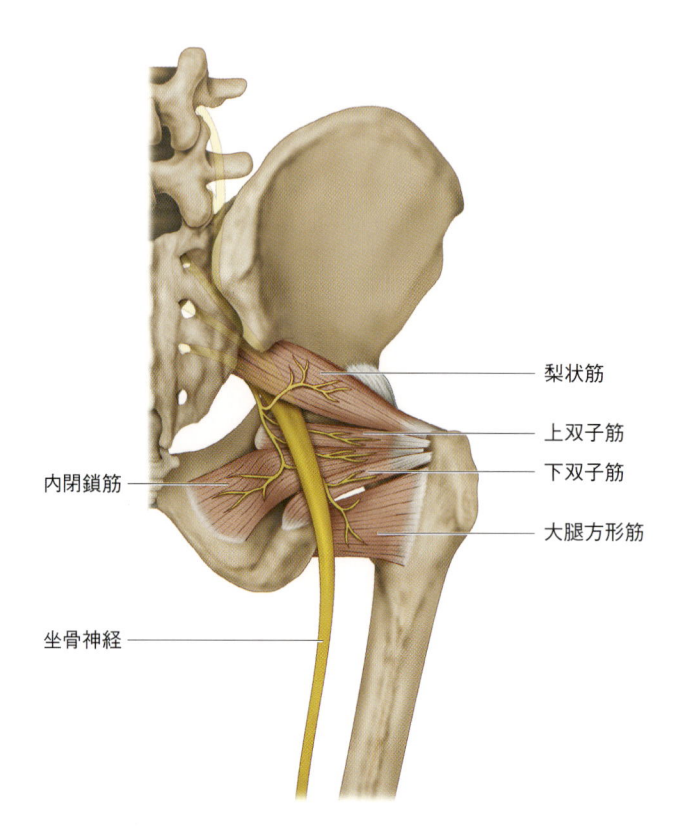

図 4.19　坐骨神経（右）

梨状筋
上双子筋
内閉鎖筋
下双子筋
大腿方形筋
坐骨神経

坐骨神経
滑走確認

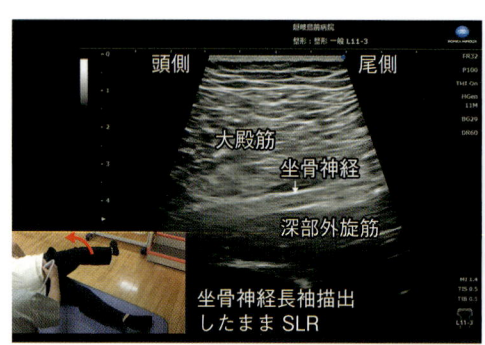

エコー下 SLR

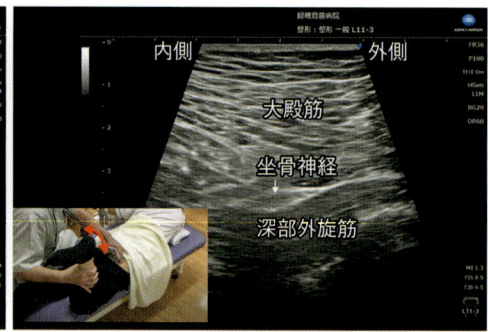

エコー下　股関節内外旋

図 4.20　坐骨神経エコー抽出

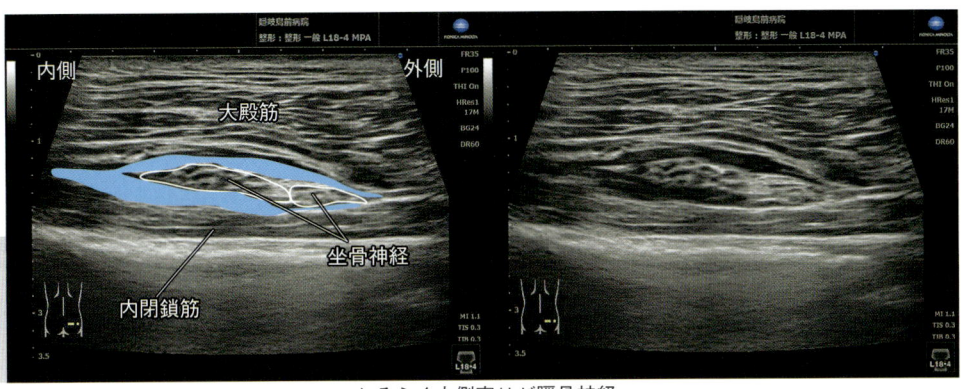

おそらく内側寄りが脛骨神経
外側寄りが総腓骨神経領域

図 4.21　坐骨神経 Hydrorelease 後

坐骨神経
Hydro-
release
（右殿下部）

● Column —— ZPU

うちの病院ではいくつか符牒がありますが，その 1 つが ZPU．
Z（ズボンを下げて），P（パンツ）を，U（アップ）です．

　例えば，腹臥位の殿下部での坐骨神経リリースや，仰臥位での鼠径部の大腿神経や恥骨筋のリリースの時に使われる符牒です．デリケートな部位の注射をする時に，速やかに，かつ羞恥心が出ないようにする工夫です．体位を指示する時にズボンを下げる，とかパンツといった言葉を使わずに"ZPU"とつぶやくと，看護師がささっとその体位をとって，最小限の露出部位で注射が打てるようにセットしてくれるのです．

● 上殿神経 —— 股関節の外転筋群の支配

　上殿神経は股関節の外転筋である中殿筋，小殿筋，大腿筋膜張筋を支配します（**図 4.22**）．この部位もよく発痛源になります．頻度として多いのは，梨状筋を痛めて，梨状筋の柔軟性がなくなり結果として上殿神経痛，そして支配筋である外転筋がうまく働けないといった機能不全です．この場合は，上殿神経へ局所麻酔薬を含まない Hydrorelease を行うことで，効果が認められることがよくあります．ただこれも，上殿神経リリースになっているのか，梨状筋リリースになっているのかは定かではありません．

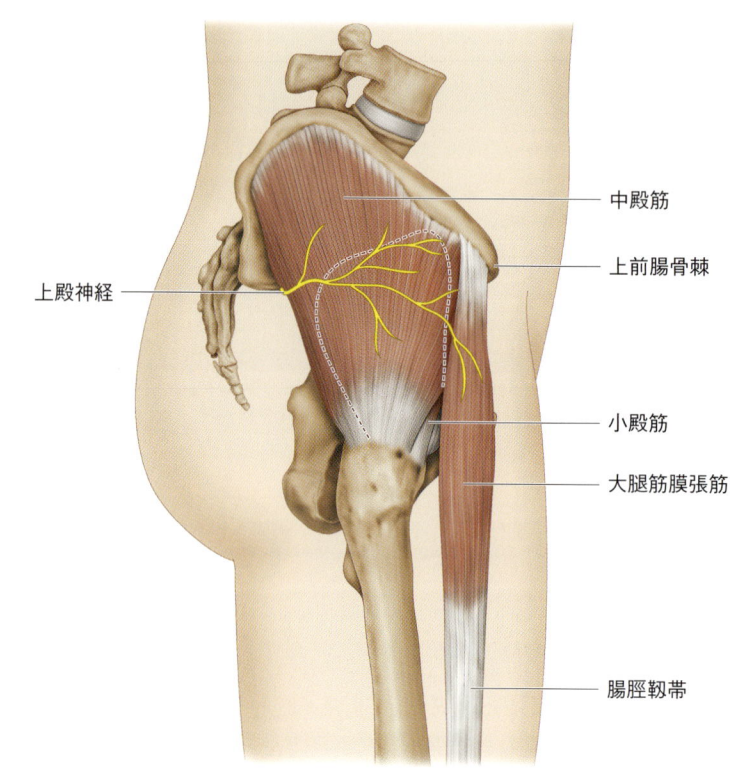

図 4.22　上殿神経 (右)

中殿筋
上前腸骨棘
小殿筋
大腿筋膜張筋
腸脛靱帯

　エコーによる上殿神経の描出 (**図 4.23**) は，患者さんに腹臥位になってもらいます．プローブは基本はコンベックス，痩せている患者さんなら深めが見える 7〜8 MHz 程度のリニアでも可能です．上殿部にプローブを横操作で当て，腸骨と大殿筋が映ったビューを出します．腸骨の斜めのラインを描出しながら尾側に平行移動します．大殿筋の深層に別の筋肉が映ってきます．これが中殿筋です．さらに下がっていくと腸骨のラインが途切れる部位があり，そこから血管が出てくるのが観察できます．これが大坐骨孔を横切る梨状筋の頭側の梨状筋上孔．そこから出てくるのが上殿動脈です．さらに尾側に下がると深層に次の筋肉が出てきます．これが小殿筋です．通常上殿動脈は中殿筋と小殿筋の間を外側に向かって走行するので，カラードプラで上殿動脈を確認することで，中殿筋，小殿筋を同定することができます．もちろん患者さんに股関節外転してもらうと中殿筋，小殿筋が収縮するのが観察できます．この梨状筋上孔の部位で上殿動脈に並走するはずの上殿神経をイメージしながら，Hydrorelease をしていきます．条件が良ければ上殿神経自体を観察できることもあります．Hydrorelease がうまくいくと，局所麻酔薬が入ってなくても，中殿筋や小殿筋がゆるゆるに緩むこともよくあります．

上殿神経
描出

上殿神経
Hydro-
release

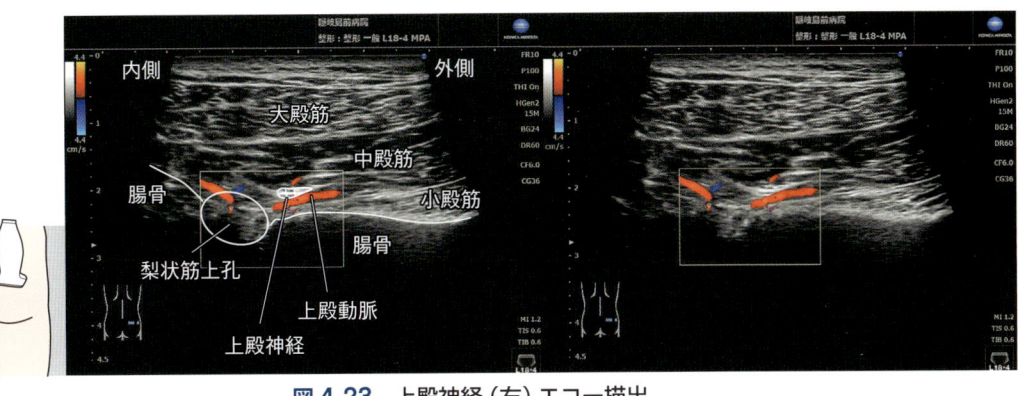

図 4.23　上殿神経（右）エコー描出

● 大腿神経 ── 大腿前面の痛み

　大腿神経は L2 から L4 の枝で腸骨筋と大腰筋の間を通ってやや外側から鼠径部へ出てきます．一方大腿動静脈は体の正中側から外側に向かって鼠径部に出てきます．鼠径部では一塊になっていて，内側から VAN（静脈・動脈・神経）と並んでいると覚えたと思いますが，静脈動脈と神経とでは，走行しているコンパートメントが違うのです．このことは神経ブロックや Hydrorelease をする際に重要なポイントになります．描出自体は容易で，通常はリニアプローブを使います．鼠径部に横方向にプローブを当てると，大腿動脈，大腿静脈が観察されます．圧迫が強いと大腿静脈が圧排されている可能性があるので，プローブの力加減も意識してみてください．念のためにカラードプラで確認します．大腿動脈が大きな○ではなくてだるま状に 2 つ見える場合は，大腿動脈がすでに浅大腿動脈と深大腿動脈に分岐した後の箇所なので，少し頭側にスライドして分岐前の大腿動脈を描出します．大腿動脈の外側やや深層に大腿神経がありますが，時にわかりにくいことがあります．異方性*などに注意しながら描出してください．

　穿刺はプローブの外側から平行法で行います．大腿神経の包まれているコンパートメントと大腿動静脈の包まれているコンパートメントを意識しつつ，薬液の広がりを確認しながら針を進めていきます．通常は 25 G 38 mm 針を使用しています（**図 4.24**）．

　この Hydrorelease をどういったケースで使うかというと，例えば在宅で何とか一人暮らしをしている超高齢のおじいちゃん．脊柱管狭窄症やら変形性膝関節症やらもろもろで，シルバーカーで歩行するための下肢筋力がぎりぎり．在宅リハビリも導入しましたが，大腿四頭筋のつっぱりで痛みを訴えるため，なかなかリハビリが進みません．でも歩けなくなると一人暮らしが厳しい．そこで私がエコーを持って行って，在宅で大腿神経

＊異方性：エコービームの当たる角度によって画像の描出性状が変化すること．垂直に当たった時が最も反射が強くなり，斜めに当たると本来なら白く色がつくものが黒く抜ける

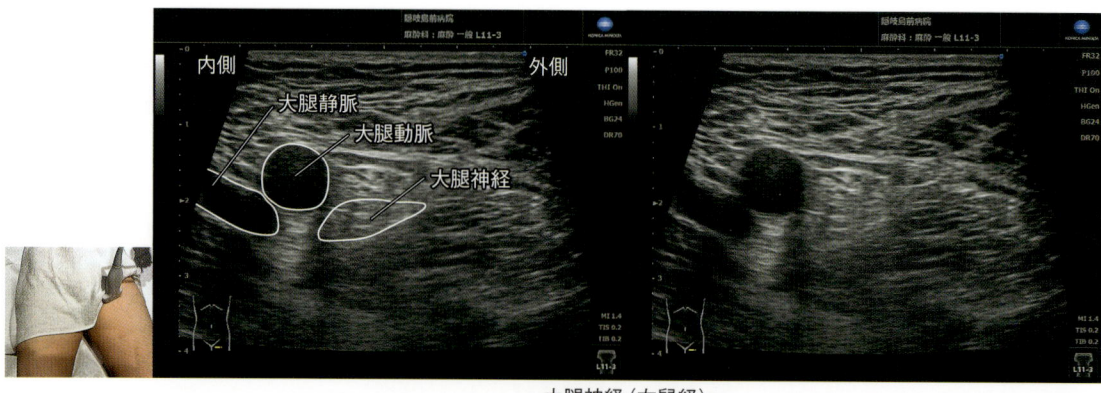

大腿神経（左鼠経）

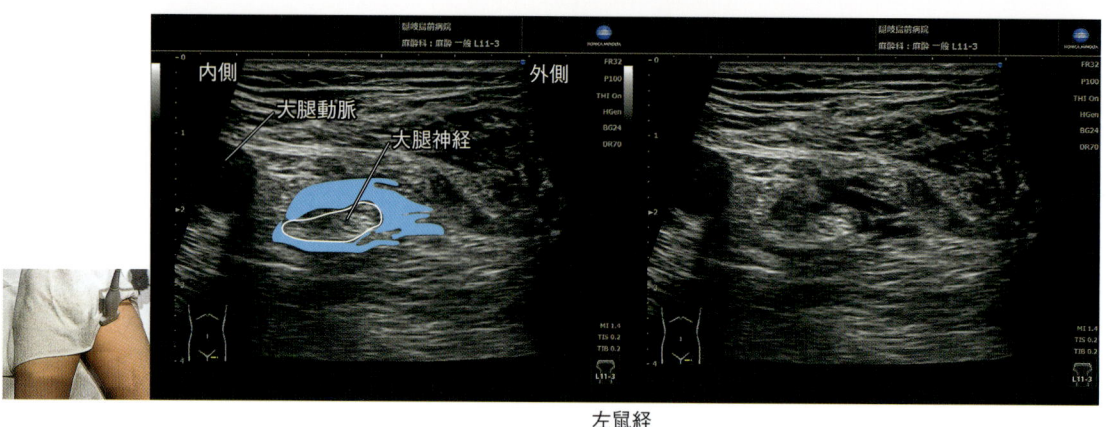

左鼠経

図 4.24　大腿神経 Hydrorelease 後

Hydrorelease をしました．数日は効果があるため，翌日にリハスタッフが出かけて，リハビリで下肢トレーニングを行います．すると数日は歩行が楽に行えるのです．1 週間後にはほぼ元に戻ってしまいますが，数日間でも運動ができることで，なんとか在宅生活を継続できています．治すわけではないけれども，あるいはこのケースではおそらく治らないけれども，外来超音波診療，Hydrorelease，多職種連携は，総合診療医が患者さんの在宅生活を支えるための大きな武器となります．

大腿神経
Hydro-
release

🔵 閉鎖神経 ── 内転筋の痛み，股関節外転障害

　閉鎖神経は大腿の内転筋群を支配しています（**図 4.25**）．閉鎖神経は L2〜L4 の神経が閉鎖孔を通り，深層の外閉鎖筋と恥骨筋の間を通って大腿内側に出てきます．その 2 つの筋の支配をしつつ，内転筋群の間（表層から長内転筋，短内転筋，大内転筋）を浅枝，深枝として下行していきます．恥骨から鵞足につながる薄筋も支配します．

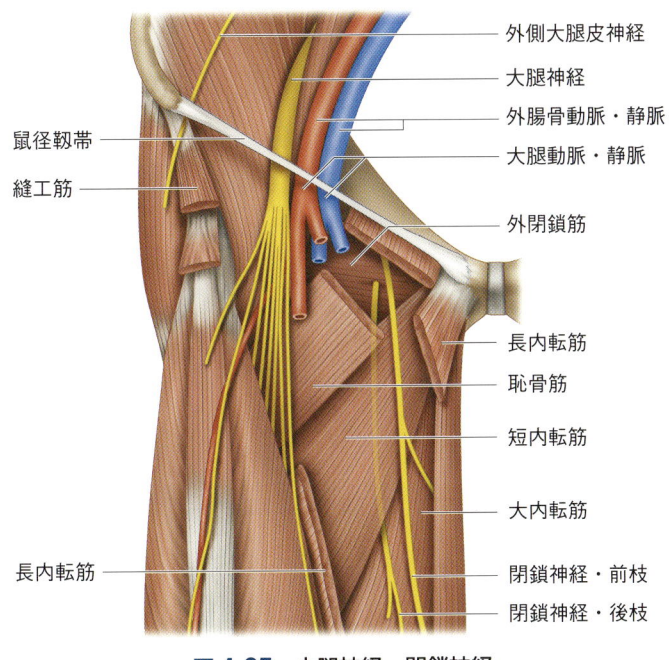

図 4.25　大腿神経・閉鎖神経

　鼠径部で，大腿動脈，静脈を短軸で描出します（**図 4.26**）．内側方向にスライドすると恥骨筋があり，そのさらに内側，やや足側に三層の筋肉が見えてきます．これが表層から長内転筋，短内転筋，大内転筋になります．このそれぞれの筋間に閉鎖神経の分枝である浅枝，深枝が，ぷつぷつとした小さな円形の像としてとらえられます．頭側に追いかけていくと，やや外側に寄りながら1つに収束し，恥骨筋と外閉鎖筋の間に入っていきます．

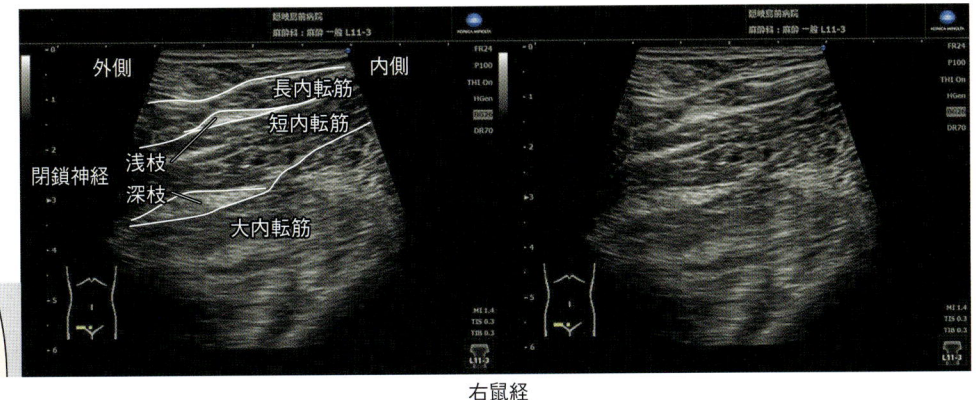

右鼠経

図 4.26　閉鎖神経エコー描出

　内転筋群は比較的よく痛める筋で，日常診療でよく出合います．痛みのために外転制限があったり，圧痛があったりします．よくあるのは，原因ではなく結果としての痛み．どういうことかというと，例えば臀部の股関節外旋筋である梨状筋を痛めたために，痛みをかばって股関節外旋位で代償姿位（梨状筋が緩む）をとり続けて，恥骨筋や内転筋に痛みが出てしまうといったケースです．こういったケースの場合は，痛みの出ている内転筋群だけではなく，臀部の痛みや圧痛に注意を払う必要があります．治療は閉鎖神経のHydrorelease（結果として内転筋のHydroreleaseになっている可能性はありますが）だけではなく，もともとの罹患筋である臀部の筋肉の治療も必要となります．

　閉鎖神経のHydroreleaseは鼠径部に水平にプローブを当て，長内転筋，短内転筋，大内転筋を描出し，交差法で刺入します．表層付近で針先の「：」をとらえて，針先を描出しながら，閉鎖神経深枝の層まで針を進めていきます．短内転筋・大内転筋間の筋外膜をばらばらにするイメージで薬液を注入します．長内転筋・短内転筋間の閉鎖神経浅枝のHydroreleaseも同じようにします．

閉鎖神経
Hydro-
release

🔵 伏在神経 —— 膝内側の痛み

　伏在神経は大腿神経から分枝し内転筋管を通り，膝の内側の皮膚知覚を司ります（**図4.27**）．日常診療では高齢患者さんの変形性膝関節症の膝痛ですね．もちろん，まずは膝関節内へのヒアルロン酸注射を検討しますが，同時に縫工筋，薄筋の圧痛を確認します．変形に伴ってのためか，かなりの頻度で痛みを訴えます[91]．その場合に縫工筋，薄筋の圧痛がある筋肉（両方の場合もあれば，どちらか片方のこともある）にHydroreleaseを行います．その時に縫工筋の深層，内側広筋寄りの部分に，伏在神経があるのです．私は縫工筋のリリースに合わせて，伏在神経もリリースするように意識しながらHydroreleaseを行っています（**図4.28**）．膝の内側痛の原因が，内転筋管＊や縫工筋裏面での伏在神経への影響の可能性もあるのではないかと考えているからです．

　伏在神経は純然たる感覚神経ですから，極端なことを言えば，エコー下で局所麻酔薬ブロックを行えば，根本治療にはなりませんが，ごく少量で除痛が得られます．運動神経の要素はないために，歩行が不安定になるといった心配は要りません．下腿内側の処置には有用な神経ブロックです．

＊内転筋管：内側広筋と内転筋の間にある広筋内転筋膜が伏在神経や大腿動静脈を包みこむ管状組織

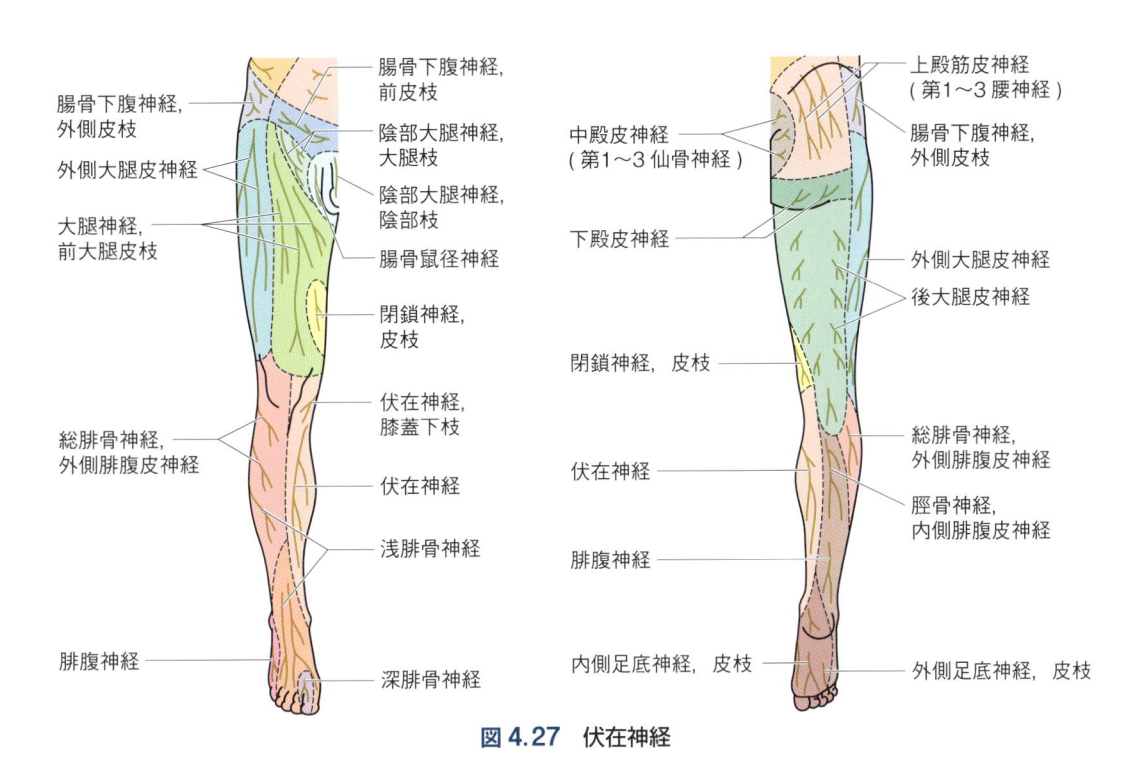

図 4.27　伏在神経

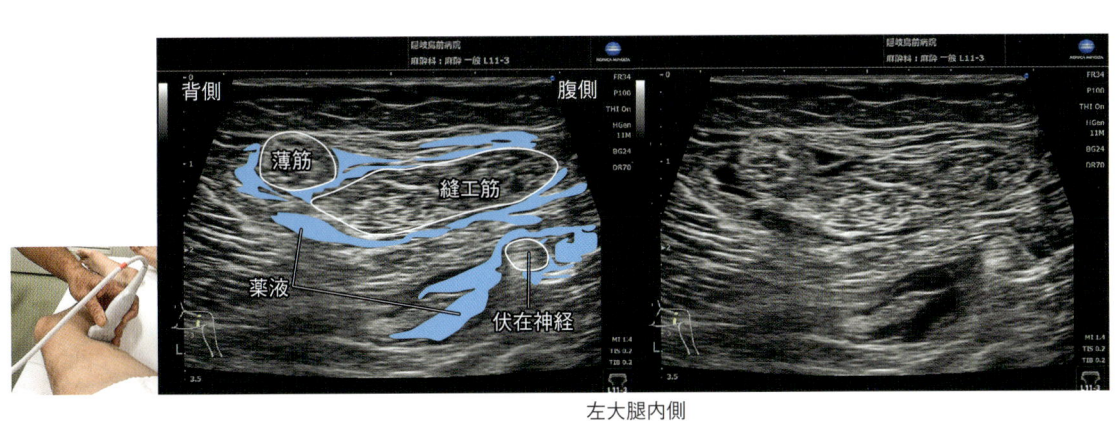

図 4.28　伏在神経（左）エコー描出

🔵 脛骨神経 —— ふくらはぎ，足の裏の痛み処置に

坐骨神経は大腿裏面で脛骨神経と総腓骨神経に分かれます．脛骨神経は膝窩のど真ん中で膝窩動脈，静脈と縦に並ぶように伴走し，その後ヒラメ筋の深層で後脛骨筋・長母趾屈筋・長趾屈筋の浅層を下行し，足関節内果の背側を回り込んで足裏に分布します（**図4.29**）．腓腹筋やヒラメ筋のこむら返りを繰り返す患者さん，下腿の張りや痛みを訴える患者さんには，膝窩部で脛骨神経 Hydrorelease を行って楽になったと喜んでいただくことがあります．動静脈との位置関係や患者さんの取り得る体位によって，交差法でやることもあれば，平行法でやることもあります．

坐骨神経
Hydrore-
lease（左大
腿裏面）

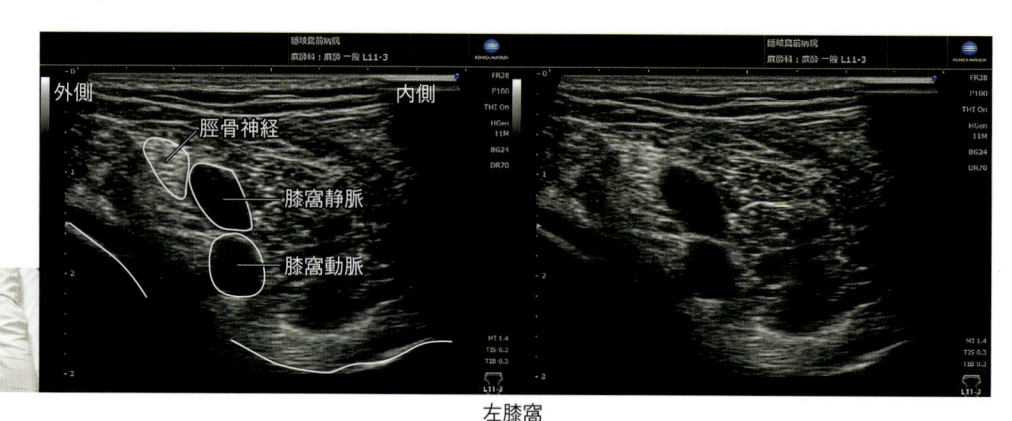

外側　　　　　内側

脛骨神経

膝窩静脈

膝窩動脈

左膝窩

図4.29　脛骨神経（膝窩）左

脛骨神経が足関節内踝で注射対象となるのは，足裏処置の時の局所麻酔を使った脛骨神経ブロックです．離島である当地であれば，ウニを踏んで，ウニのとげが足の裏に無数に刺さった時の処置，あとは足底の鶏眼処置で深くて痛みを伴う場合などに非常に有効です．そもそも足底は皮膚が厚く局所麻酔が効きにくい．しかもウニのとげはほんとに無数に刺さるので，いちいち局麻をしていたら大変です．それが足関節での内踝背側に1本注射を打つだけで OK なのです．大体表層で5mm 程度の深さにあり，後脛骨動静脈の背側に必ずあるため，描出もあまり難しくありません（**図4.30**）．

脛骨神経
ブロック

内踝からアキレス腱に水平にプローブを当てます．通常後脛骨動脈をはさむようにして2つの後脛骨静脈があります．プローブで圧迫すると静脈は容易につぶれるので簡単にわかります．その深層，背側にぶどうの房状の脛骨神経が確認できます．おすすめです．

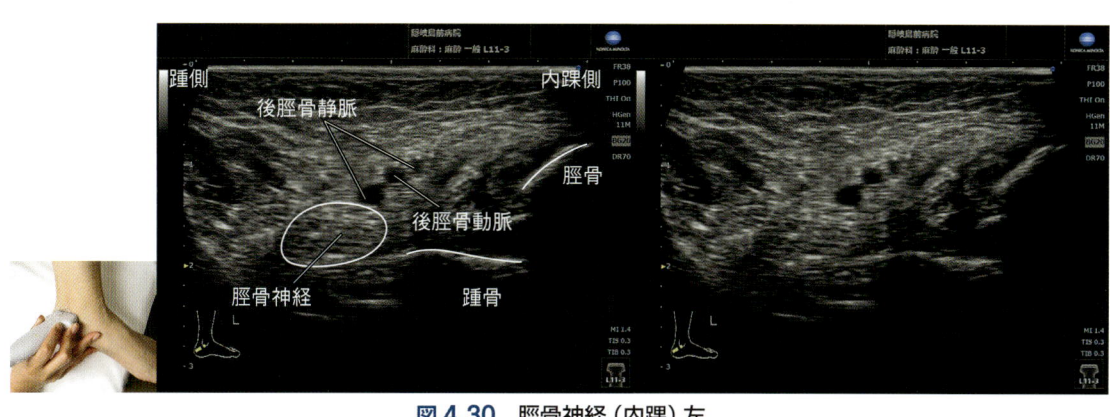

図 4.30 脛骨神経（内踝）左

● 総腓骨神経 —— 下腿外側の痛み，足関節の背屈

大腿裏面で坐骨神経から脛骨神経と分かれた総腓骨神経は，大腿二頭筋の裏を外側に走行し腓骨頭を回り込むようにして下腿外側に向かいます．この回り込む場所は，長時間の手術やギプス障害など様々な理由で圧迫を受けやすく腓骨神経麻痺が起こる場所です．Hydrorelease は主に痛みやしびれといった感覚障害に著効することが多いのですが，運動神経麻痺に対して即時的効果をもたらすこともあります．

65歳男性，階段が上がりにくいという主訴で来院されました．よく観察をすると足首の背屈が不充分で，腓骨神経麻痺が疑われました．足関節背屈は徒手筋力テスト（MMT）4くらいです．腹臥位で，外側から平行法で総腓骨神経 Hydrorelease を行ったところ，背屈 MMT 5 に戻りました（**図 4.31**）．ある程度時間が経っている腓骨神経麻痺にも，有効なのではないかと思います．

総腓骨神経
Hydro-
release

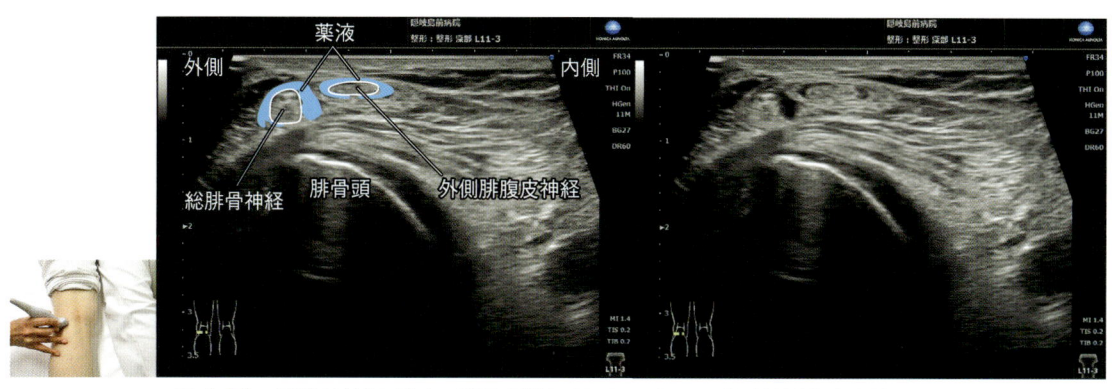

図 4.31 総腓骨神経（左） 総腓骨神経 Hydrorelease 後（外側腓腹皮神経も）

> ● **Column** ── 局所の治療は局所で
>
> 　2018 年の第 4 回 POC 超音波研究会の「ライブ！実践超音波ガイド下 Hydro-release」という企画で秋田・城東整形外科の皆川洋至先生と一緒に登壇しました．座長は超音波の世界の大御所伊東紘一先生でした．ご自身も坐骨神経痛を患い，いろいろな薬を飲んだが効果なく，Hydrorelease で治癒した経験のある伊東先生の座長の総括としての言葉です．「局所の治療は局所で」．名言ですよね．もちろん経口や経皮の薬剤が必要なこともありますが，効果のキレや全身への副作用を考えると慎重であるべきです．毎日この言葉を胸に，患者さんの痛みに向き合っています．

4.3 星状神経節ブロック

　星状神経節ブロック（SGB：Stellate ganglion block）が有効とされる顔面神経麻痺，突発性難聴，顔面の帯状疱疹後神経痛，複合性局所疼痛症候群（CRPS：Complex regional pain syndrome）などは，プライマリ・ケアセッティングの日常診療で，一定の頻度でお目に掛かります．これらの疾患に対しての星状神経節ブロックの有効性は様々なランダム化比較試験（RCT）が行われており，顔面の帯状疱疹後神経痛[102][103]や CRPS[104][105]についてはある一定のエビデンスが出ています．一方で，神経や血管内への誤注入や遅発性血腫などによる重篤な合併症も，多数報告されています[106][107]．必要な処置を確実に行い，かつ合併症を最小限にするためには，超音波ガイド下での穿刺は必須です．当然，救急蘇生のできる環境で行うべき処置と考えています．本節ではより安全に行う超音波ガイド下星状神経節ブロックの方法を紹介します．

超音波ガイド下星状神経節ブロック

　そもそも星状神経節は，C6 椎骨横突起前面にある中頸神経節に連なり下頸神経節が第 1 胸神経節と癒合したものです（**図 4.32**）．C6 レベルでは，頸部交感神経幹は頸椎横突起前結節のやや内側で頸長筋の前面に位置しています．C6 もしくは C7 レベルで前面から頸長筋前面を狙っていく場合に，甲状腺と総頸動脈が接しているため，プローブを押し当てながら分離をしていく必要があります．この時に有効なのがマイクロコンベックスです．頸部は組織が柔らかく，直線的なリニアプローブ面でも密着がよくて表層の描出力に優れているのですが，平らなプローブ形状のために，この「圧迫しながら分離する」というのは，あまり得意ではありません．その点マイクロコンベックスは，p.6 でも述べたようにヘッドが小さく，頸部に当てて押し込んでいくと見事に甲状腺と総頸動脈が分かれていきます（**図 4.33**）．

星状神経節
ブロック前
の圧排の
違い

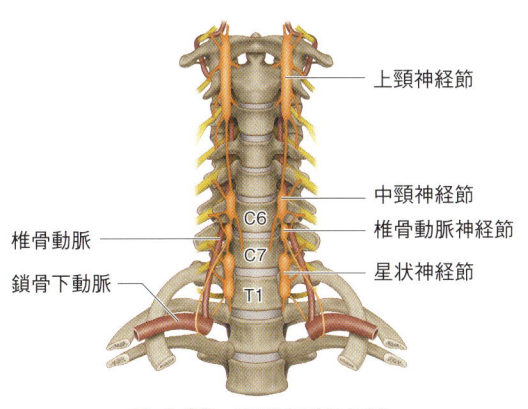

図 4.32 頸部交感神経節

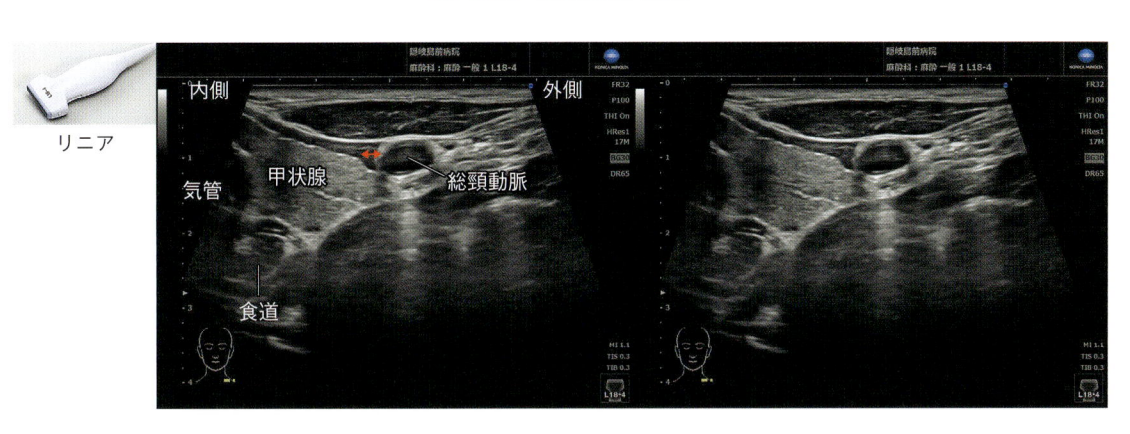

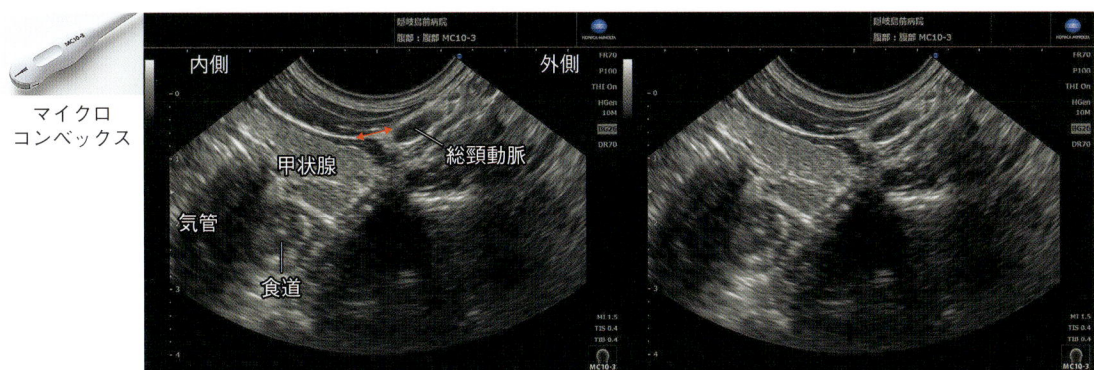

図 4.33 星状神経節ブロック（左）のための圧迫（リニア・マイクロコンベックス）

　そういうことで，マイクロコンベックスを使った星状神経節ブロックを紹介します．

　前頸部に水平にマイクロコンベックスを当てます．正中からわずかにブロック側に動か
すと見える甲状腺と頸動脈が，おそらく C6 もしくは C7 レベルです．まずはそこに映っ
ているエコー解剖の確認です．甲状腺，食道，総頸動脈，内頸静脈，椎骨動脈，頸椎横突
起などを確認していきます．血管同定が重要であるため，カラードプラも併用します．

　甲状腺と総頸動脈の間をプローブで圧迫して，注射針が入る隙間ができるかどうか確認します．押さえすぎると苦しいので，患者さんに苦しくないか確認しながらですよ．また，押しすぎると静脈を圧排していることがあるので，押さえたり緩めたりしながら，確認していきます．

　そしてプローブの脇をアルコール＋イソジン®で消毒します．薬液は局所麻酔薬を5 mL用意し，注射針は25 Gを使用します．針の長さは患者さんの体格に合わせてエコーの深度で決定します．私はその後，注射針のキャップがついたまま注射針のキャップをイソジン®消毒して，穿刺予定部位の皮膚を押します．その押した時のひずみの場所をエコーの画面上で確認し，予定の場所がへこむことを確認します．介助者にキャップをとってもらい，穿刺です．交差法で針を進め頸長筋表面，頸長筋内へ注入します．目視で頸長筋表面，頸長筋内へ広がり具合を見ながら3〜5 mL程度注射します（**図4.34**）．抜針後，数分圧迫をします．従来のペインクリニックの書籍には，頸長筋内へ薬液を注入と書かれていますが[107]-[109]，私は表面に薬液が広がったほうが，効果が出やすいと感じています．

星状神経節
ブロック
マイクロコン
ベックス

星状神経節
ブロック
リニア

図4.34　星状神経節ブロック中（右）

　次にリニアプローブを使った側方アプローチです（**図4.35**）．これは第一肋骨上のC8腕神経の脇から頸長筋に流し込むやり方です．頸部やや外側に水平にプローブを当て，第一肋骨，C8，C7，C6，C5を描出します．この時に椎骨動脈がどこにあるかを同定しておくことが重要です．外側より平行法で刺入し，針を進めていきます．25 G 38 mm針を使用しています．C8の外側深層まで針を進め，C8の裏側から薬液を内側の頸長筋に向かって流し込んでいきます．やはり広がりを見ながら局所麻酔薬を3〜5 mL使用します．

　いずれにしてもエコー下で主要器官の同定をし，針先描出を行いながら施行すれば，最低限の安全は確保されるのではないかと思います．少なくとも合併症に挙げられている椎骨動脈内注入，食道穿刺，硬膜外・クモ膜下腔注入，気胸といったことは，起こらないように思います．しかし反回神経麻痺による嗄声や，特にリニアによる側方アプローチによ

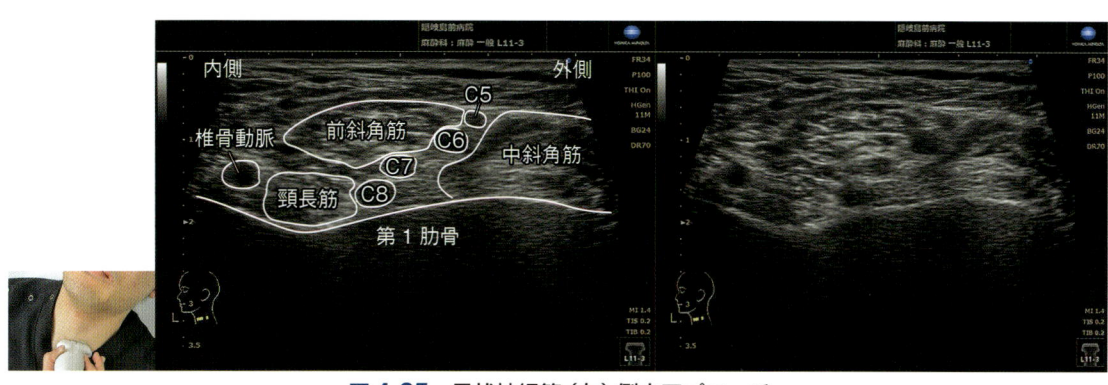

図 4.35　星状神経節（左）側方アプローチ

● Column ── エコー筋肉勉強会

　一般に内科系総合診療医は運動器の診察が得意ではありません．私もそうでした．整形外科の教科書には外国人の名前がついた徒手検査がいっぱい出てくるし，神経はまだしも筋肉なんかは解剖学実習以来全く発音したことすらないし．それでも外来には肩やら腰やら膝やらが痛いお年寄りはいっぱい来るし，怪我や事故で運動器がらみの患者さんがいっぱい来る．全部整形外科医にパスというのもどうかなぁ，少しは診られないだろうか？というのが，地域医療の現場の実情じゃないでしょうか．整形外科医へのアクセスが良ければいいのですが，なかなかそうじゃないセッティングの方が多いように思います．

　そもそも現在臨床医約30万人のうち整形外科専門医は1.8万人とたったの6％です．なのに**厚生労働省の国民生活基礎調査（2016 年）**[110]の有訴率でも **1 位腰痛，2 位肩こり，3 位手足の関節が痛む**，です．へき地離島までは整形外科医の手が回っていないのが実情で，私が勉強しながら運動器をみはじめたのが 2010 年です．その時の大切なパートナーが理学・作業療法士でした．彼らは筋肉を診る，動きを診るプロです．私 1 人が教えてもらうのはもったいない．というわけで 4 年前からリハビリスタッフと医師で月に 1 回合同エコー筋肉勉強会を始めました．筋肉ひとつをお題に挙げて，まずリハスタッフがプレゼンします．その筋肉の解剖，支配神経，血管を説明し，触診を披露してもらい，リハビリ的に臨床上重要と考えていることなどを話してもらいます．その後みんなで服を脱いでお互いにエコーを当てっこしながら，筋肉や神経の描出練習をするのです．誰でも描出しやすいようなランドマークや姿位，プローブの動かし方を，ああでもない，こうでもないと話しながら，盛り上がります．私のエコー解剖の知識の元になっています．

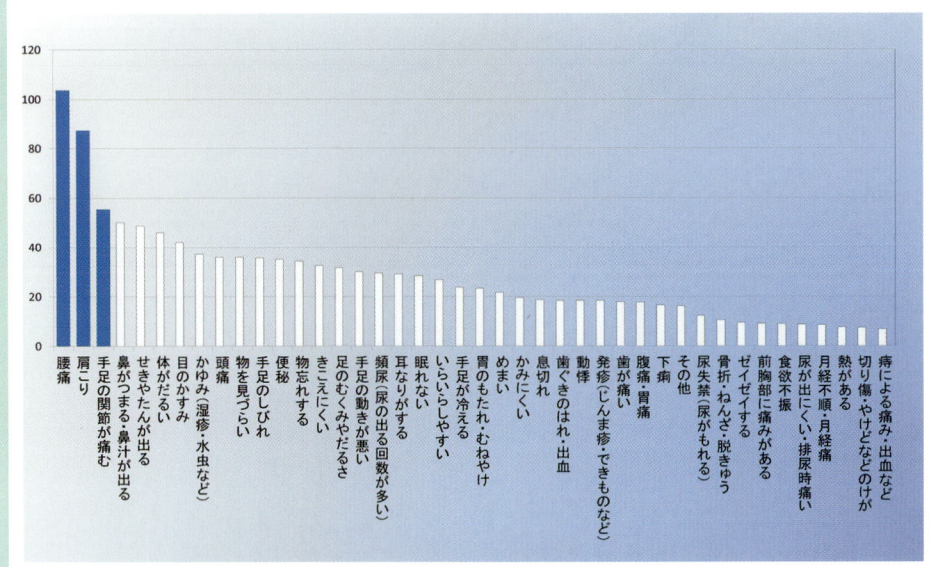

症状別に見た自覚症状のある者（有訴者）率（人口千人対）[110]

(https://www.mhlw.go.jp/toukei/list/dl/20-21-h28_rev2.pdf)

エコー筋肉勉強会お題

第 1 回	烏口上腕靱帯	第18回	後脛骨筋
第 2 回	肩甲骨周囲筋	第19回	上腕二頭筋
第 3 回	体幹背部（短縮 ver.）	第20回	膝蓋下脂肪体
第 4 回	頚部筋	第21回	坐骨神経
第 5 回	鵞足構成筋	第22回	大腰筋
第 6 回	テニス肘	第23回	QLS
第 7 回	下腿前面	第24回	小殿筋
第 8 回	下腿後面	第25回	短母趾屈筋
第 9 回	腓骨筋群・神経	第26回	外側翼突筋
第10回	大殿筋	第27回	頚長筋
第11回	梨状筋, 上殿・下神経	第28回	斜角筋
第12回	林先生触診復習	第29回	胸鎖乳突筋
第13回	椎間関節・多裂筋	第30回	恥骨筋
第14回	膝窩筋	第31回	坐骨神経（2回目）
第15回	短橈側手根伸筋	第32回	腸骨筋
第16回	膝蓋上嚢とその周辺組織	第33回	QLS（2回目）
第17回	前鋸筋	第34回	鵞足構成筋（2回目）

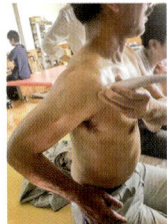
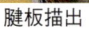
腱板描出

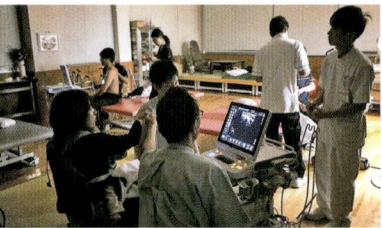
あちこちで裸

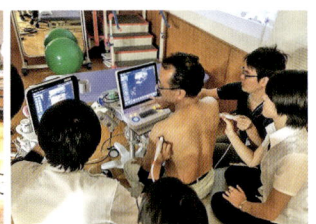
著者自ら両側の QLS
（☞ P.148）を提供

る場合，C8腕神経麻痺症状はある一定の確率で起こります．$\frac{1}{100,000}$ 程度に起こると言われる咽後間隙血腫による気道狭窄や呼吸困難の発生は予知し得ず，数時間かけて症状が出る可能性のあることを，患者さんに説明しておく必要があります．

　星状神経節ブロックで頸部交感神経幹がブロックされると，ホルネル徴候が出ます．縮瞳，眼瞼下垂（眼裂狭小），眼球陥凹（眼球後退）が特徴で，そのほかにも眼球結膜充血，鼻閉感などが出現します（**図4.36**）．

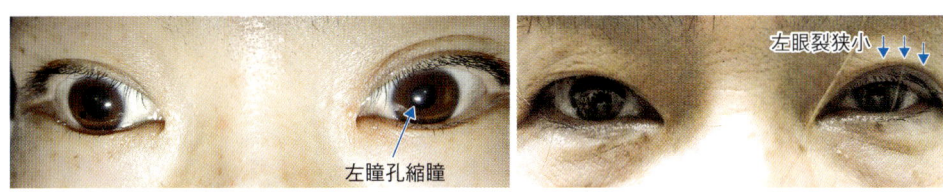

図4.36　左星状神経節ブロック後のホルネル徴候（それぞれ別ケース）

4.4 Lipid Rescue ── 急性麻酔薬中毒にイントラリポス®

　局所麻酔薬を注射する機会のある医師は，全員急性麻酔薬中毒の対処法を知っておく必要があります．使用する薬品名はイントラリポス®．大豆油です．日本麻酔科学会から局所麻酔薬中毒への対応プラクティカルガイドには「局所麻酔薬を使用する施設では，施設内の薬局に20%脂肪乳剤（イントラリポス®，以下，脂肪乳剤）を常備すること，また使用頻度が高い部署（例，手術室や分娩室）には，直ちに使用できるよう脂肪乳剤を常備すること（常温保存）」と書かれています．

　日常的に局所麻酔を使っていますが，軽い急性麻酔薬中毒は，時に経験します．末梢神経ブロックの急性麻酔中毒は1万例で2.5例と報告されています[111]．まずは疑うこと，早く気付くことが最重要だと思います（**表4.1**）[112][113]．仙骨硬膜外ブロックでは静脈叢が発達しているせいか，比較的頻度が高いように思います．しかも腹臥位なので，患者さんの顔が見えない．だから仙骨硬膜外ブロックの時には，患者さんに話しかけながら薬液を入れていきます．呂律障害や意識の変化を早く見つけるためです．もちろん基本はICLS（Immediate Cardiac Life Support）に準拠してABCDの確認からになります．薬剤投与としてのイントラリポス®の使い方は前述のプラクティカルガイドに書かれていますが，体重に合わせて50〜100 mLを静脈注射して，その後持続点滴にします．頻度は少ないとはいえ，場合によると致死的になることもあるので，すぐ使えるところに使える形でイントラリポス®を置いておきましょう．当院では救急外来の壁に，ラミネートパウチされた使用法とともに掛けてあります（**図4.37**）．

表 4.1　急性麻酔薬中毒の症状[112][113]

		症状
中枢神経系	初期抑制期	眠気，ふわふわ感，めまい，口唇違和感
	興奮期	多弁，呂律障害，興奮状態，頻脈，振戦
	後期抑制期	せん妄，意識消失
	痙攣期	痙攣，呼吸停止
心血管系		不整脈，心収縮力低下，末梢血管拡張

（日本麻酔科学会．日麻の局所麻酔薬中毒への対応プラクティカルガイド：2017．小松徹ほか．新超音波ガイド下区域麻酔法．克誠堂出版：2012 より作成）

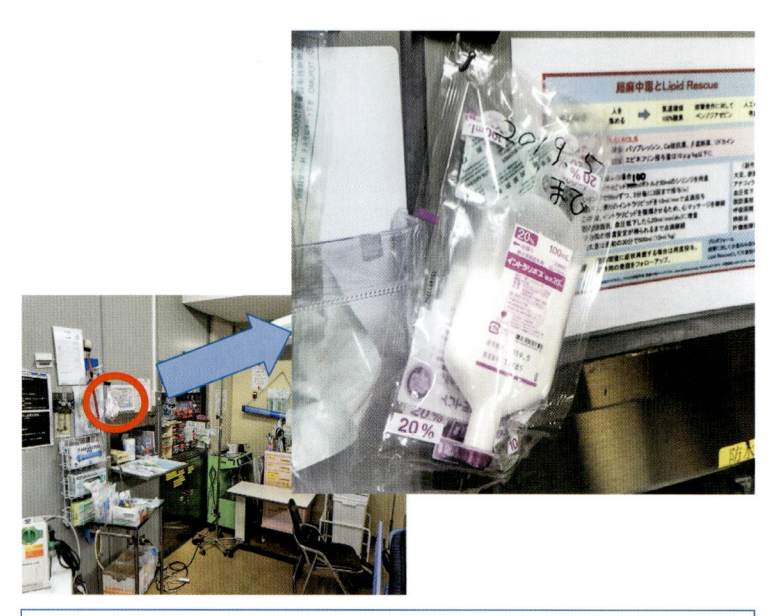

1）1.5mL/kg（100mL/67kg）を約 1 分かけて投与．
　その後 0.25mL/kg/min（17mL/min（67kg）≒1,000mL/h）で持続投与開始

2）5 分後，循環の改善が得られなければ
　再度 1.5mL/kg（100mL/67kg）を投与するとともに
　持続投与量を 2 倍の 0.5mL/kg/min（2,000mL/h（67kg））に上昇．

3）さらに 5 分後に再度 1.5mL/kg（100mL/67kg）を投与
　（bolus 投与は 3 回が限度）

図 4.37　当院救急外来（処置系外来の隣）の壁にかけてあるイントラリポス® とその使用法

● Column ── 外来超音波診療って時間が掛かりませんか？

　正直，エコーを使う分，特にエコー導入当初は，外来診療の時間は余計に掛かります．例えば内科外来の定期診察や定期処方で，午前中に40人も50人もひたすら回している外来には，外来超音波診療は適さないかもしれません．それでも「それはうちの科じゃないから」と言わずに，患者さんの訴えに耳を傾け，「ちょっと聞きたいんですけど」とか「ついでなんだけど」とか言われると燃えちゃうような，総合診療医的な外来では非常に有用だと思います．長い目で見ると病院全体としては早く診断ができ，余分な検査が不要になって，患者満足度も上がると思います．また，慣れて来れば来るほど必要な所見を取るための速度は速くなります．肋骨骨折ひとつとっても慣れれば5秒，けど研修医などにやらせていると5分経ってもよくわからない，そのくらい差があります．どんどんエコーを当てるようになると診断，治療の時間は短くなってきます．エコーの装置の使い方に習熟することも当然時間短縮につながります．

　現在，運動器の外来に関して言えば，時間が掛かろうが掛かるまいが，エコーなしではやっていけません．診断精度，治療精度が全く違うからです．あとは電子カルテやPACS環境などを含めた院内で効率の良い運用と，多職種連携も大切ですね．**エコーを共通言語**としたリハビリスタッフとの協働体制をどのように築くかは，運動器診療の質をより向上させるためのkeyになると思います．リハビリスタッフに発痛源を見つけてもらうとか，Hydrorelease後の徒手での追加治療，セルフトレーニングの指導などは必須です．

　また看護師がいかにエコーに習熟するか，医師事務作業補助者にいかにいい仕事をしてもらうかも重要です．当院の外科外来では医師が2部屋使って診療していますが，例えば膝関節痛の患者さんなら，医師が隣の部屋で別の患者さんを診察している間に膝痛の患者さんを寝かせて，看護師が膝にちょい当てし「関節液あります．1cm（関節液貯留の深さ）なので，シリンジは10mLでいいですか」と医師の診察前に準備をしてくれています．当院の医師事務作業補助者は医師が肩にプローブを当てて注射している姿を見るだけでカルテに「肩甲挙筋リリース」，プローブを当ててる場所で「QLSリリース　1％キシロカイン1mL＋生食10mL」と下書き記載をしてくれます．スタッフみんなで患者さんの笑顔のために外来診療に向かうという姿勢が大切です．

Chapter 5

関　節

5.1　膝関節穿刺

　非整形外科医である内科系医師がやらなければならない**関節穿刺の筆頭は膝関節**ではないでしょうか．人口 3,000 人のうちの島でも年間約 80 名の膝痛の初診患者が訪れます．また，当院の処置系外来である外科外来で，対処の 1 番は投薬，2 番は超音波検査，3 番が膝関節穿刺になります．ちなみに 4 番は肩峰下滑液包注射です[114]．関節穿刺の中では比較的容易な部類に入ると思いますが，時としてりっぱなお膝の方がおられたり，関節内にたまるのが血液だったり粘度の高い液体であることもあり，18 G や 20 G の太めの針で穿刺します．非整形外科医としては，その時に患者さんに「いたっ！」って言われると心が折れます．また，絶対関節液があると思って穿刺したのに何も引けてこない時に，針を動かして液体を探しに行くと，ほとんどの場合痛がられます．

　だからこそエコー．

　関節液のあるなしは，通常は膝蓋跳動テスト*で診ますが，かなり難しい．まして少量の関節液だとほぼわからない．でもプローブを膝の上に当てれば一目瞭然です（**図 5.1**）．通常は膝を伸ばして仰臥位になってもらい，膝の頭側で大腿骨に直交するようにプローブを乗せます．深い側から白い弧状のラインが大腿骨，その浅層に大腿骨前脂肪体，次にもしあれば無エコーの液体貯留，そして表層が大腿四頭筋腱になります．少量の液体を観察するコツは，患者さんに膝を伸ばすように指示して大腿四頭筋を収縮してもらうことです．「膝の裏でベッドを押してください」というと，大体その動作をしてくれます．するとお皿の下に隠れていた液体が現れます．

---

*膝蓋跳動テスト（Ballottement test）：膝蓋骨を上から軽くぽんぽんと抑えた時，水腫で膝蓋骨が浮き上がっていると，上下に浮き沈みするのを感じる

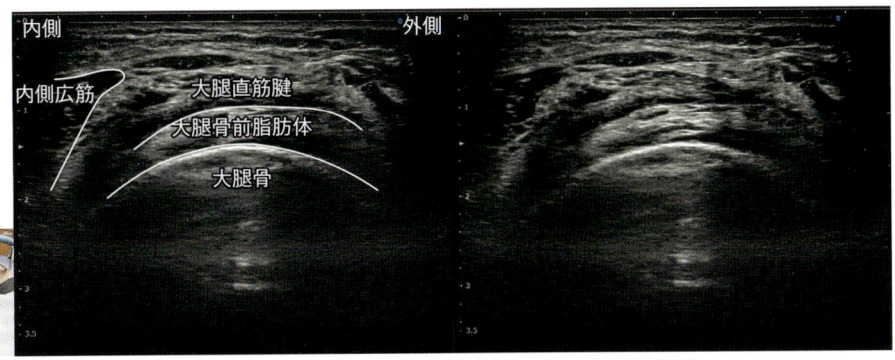

膝軽度屈曲位　　　膝関節液を認めない

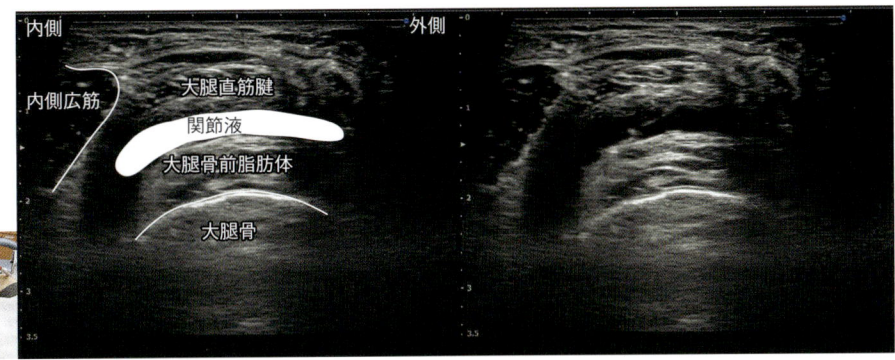

膝伸展位

図5.1　膝伸展位による少量膝関節液の検出

少量膝関節
液検出法

　穿刺の時にはまず貯留する液体の深さを，エコー画面のスケールで確認します．1.5 cm ならば，プローブから1.5 cm床側が穿刺点になります（**図5.2**）．消毒はまずその穿刺点を中心にアルコール綿球でごしごしと拭きます．次に2 cm² 程度をイソジン® で消毒します．その後注射針20 G を，プローブ面と床に水平に穿刺します．するとエコー画面の1.5 cm の深さから真横に針が出てくるのが見えるはずです．エコーを使うと完全に液体が抜けたのか，まだ液体は残っているけれど増生した滑膜が注射器に吸引されて，引っ付いて抜けなくなっているのかも一目瞭然です．

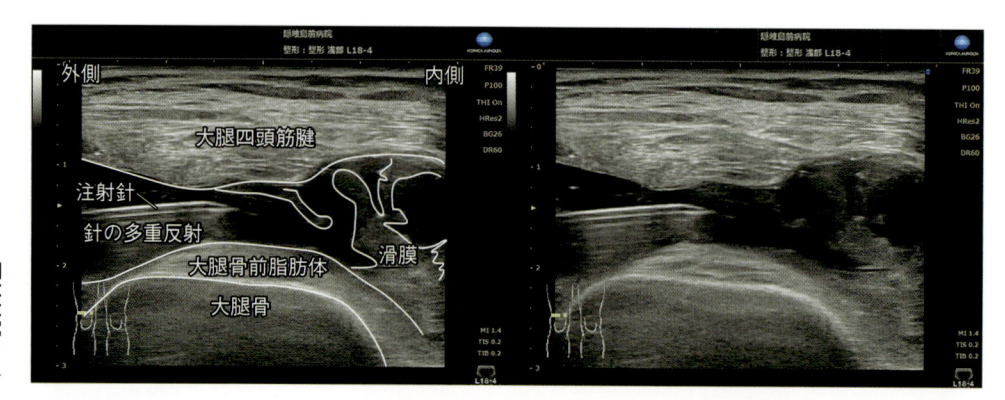

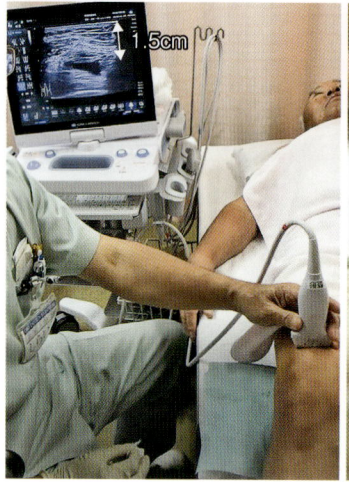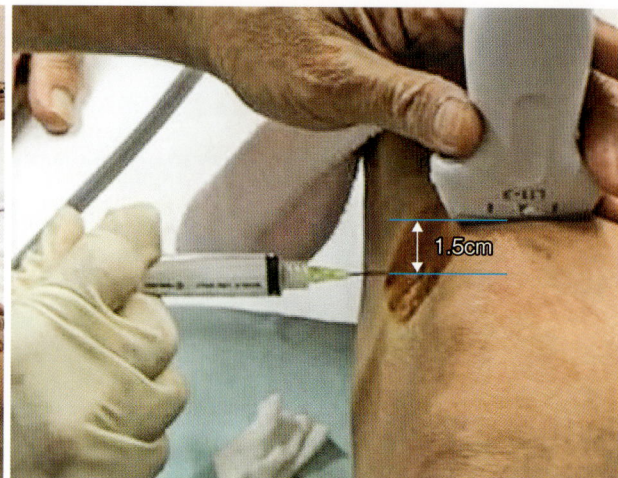

図5.2　右膝関節穿刺

　痛くしないためには，皮膚，関節包を素早く穿刺することです．多くの場合，刺してしまえばそう痛くありません．この方法で患者さんに「痛い」と言われたら，あとは関節液が抜けにくくなることを覚悟で針のゲージを落とすしかありません．

　医師は穿刺しながらエコーの画面を見ていますから，抜けてくる液の色，混濁のあるなしを介助者に報告してもらいます．混濁がある場合には結晶性，あるいは化膿性関節炎が疑われるため，その後の処置が変わる可能性があるからです．変形性関節症の場合は通常，黄色透明の液体が採取されます．医師は左手でプローブを保持していますから，介助者に注射針根元の樹脂製の針基の四角い部分を攝子で把持してもらい，シリンジをはずし（スムーズに着脱するためにロック用シリンジを使用しています），ヒアルロン酸のプレフィルドシリンジに付け替えて，注射を行います．この時に針基の根元の丸い部分を把持するとうまく外すことができないので要注意です（**図5.3**）．

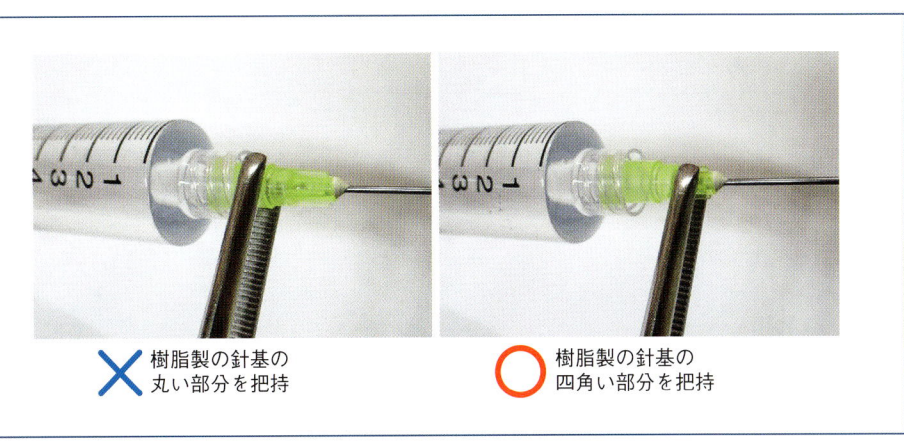

×　樹脂製の針基の丸い部分を把持　　○　樹脂製の針基の四角い部分を把持

図5.3　注射器交換時の把持の場所

注射器を付け替える時，介助者に注射針の針管の根元の樹脂製の針基（はりもと）の四角い部分を把持してもらう

● Column ── 臨床医として育ててもらった

　この島にやってきて21年．いろんなことがありましたが，何よりこの島の人たちに臨床医として育てられたと思っています．大したことはできませんが，治療がうまくいったり，早く病気を見つけてスムーズに治療につながって感謝されたり．これは医療者としてのやりがいです．臨床をやっていて，うまくいくことばかりではありません．時には誤診をしたり，判断を誤ったりもします．その時に取り繕ったり，いいカッコをしようとしても，この小さな島ではすぐばれてしまいます．間違ったときにはごめんなさい，そして今できるベストを尽くすしかないのです．

　診断や治療について教科書に正しい方法をすべて書いてくれているわけではありません．例えば腰痛ひとつにしても，原因となる場所に一発でいい治療ができるわけではありません．時には痛い思いをさせたりしながら，一緒に原因を探っていく日々です．こちらもわからないことはわからないと正直にお話ししますが，患者さんたちも「ここの注射は効いた，今日のは効いてない」と教えてくれます．時にはスーパーで「この間注射のすぐあとは良かったけど，そのあと夜痛くて寝られなかったよ」と指導を受けたりします（-_-;）そんな時は「ごめんごめん，今度はちゃんとやる」です．こういうやり取りをしながら，島の人たちのおかげで臨床医としての技量を上げることができていると実感しています．

5.2 関節リウマチ

　外来で「手足の関節が痛い，リウマチじゃないだろうか」という質問はプライマリ・ケア外来あるあるです．実際その中にはある一定の確率で慢性関節リウマチの方がいます（日本でのリウマチの有病率は1%と言われています[115]）．これも仲田和正先生が2018年10月の西伊豆早朝カンファレンスで *JAMA* の総説[116] を「関節リウマチの診断と治療（総説）」として TFC* に投稿されています．そこにも「関節リウマチの治療は，早期診断して即座に治療開始し3カ月から6カ月以内に寛解あるいは低活動度に持ち込むのが決定的に重要です．これにより将来の関節破壊を最小限にできるのです」と書かれています．

　この20年で関節リウマチ診療は劇的に変化しました．1つはリウマトレックス® の使い方が明確化されたこと[117]，もう1つはバイオ製剤の登場です．2002年に登場したレミケード® は衝撃でしたね．何人かの患者さんが，初めて点滴注射をして帰る時に「この点滴はなにか違う．体がうごく！」と言っていました．実際バイオ製剤を開始してからNSAIDs やプレドニンを減量できたり，バイオ製剤の注射自体の間隔を延ばせたり休薬できたりする方がいるのです．

🌐 エコーによるリウマチ診療

　もう1つ画期的だったことは，エコーによるリウマチ診療だと思います．自覚症状や，腫脹，圧痛，CRP や赤沈だけでは，関節の中の状態はわかりません．プローブを当てるだけで，簡単に関節の中の状態が見えるのがエコーなのです．滑膜増生や関節液貯留，骨びらんは言うまでもなく，カラードプラやパワードプラで血流描出を行い，活動性の有無の診断が飛躍的に進化しました（**図5.4**）．非特異的関節炎と思われる中に含まれるほんとの関節リウマチを拾い上げる一助として，エコー診断は価値があると思います[119]．

＊ TFC（Total Family Care）：田坂佳千先生（広島市・田坂内科小児科医院）が1998年11月に個人で立ち上げた，家庭医療学研究会の会員を主なメンバーとしたメーリングリスト．投稿メールの1つひとつに田坂氏がコメントをつけて配信するという独特の方法がとられ，論点を整理すると共に，自由で活発な議論を促す田坂氏のコメントがメーリングリストとしての質を高めていた．残念なことに，卓越した管理者であった田坂氏は2007年2月に急逝され，現在は TFC 幹事会が複数名による管理体制にて運用を継続している．家庭医療，プライマリ・ケアに関する話題を中心に，家庭医はもちろんのこと，多くの各科専門医や医学生も参加して活発に議論，情報提供がなされている．（TFC メーリングリスト規約[118] を一部改変して記載）

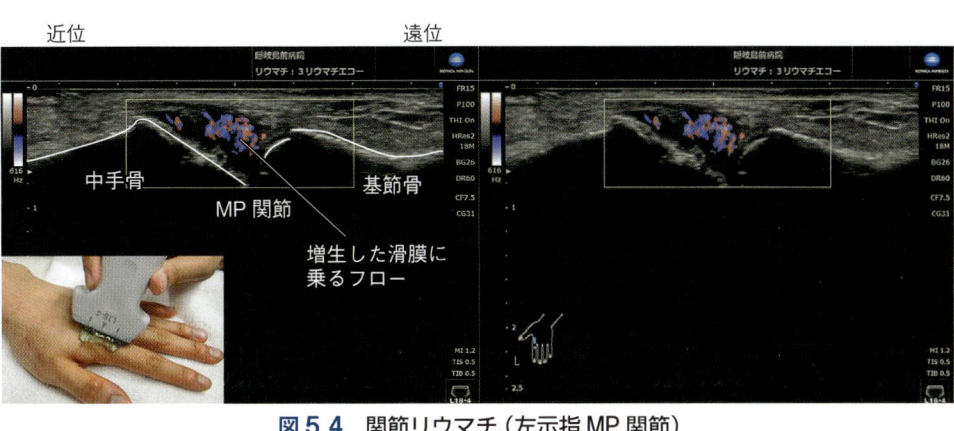

近位　　　　　　　　遠位

中手骨　　　　　　基節骨
MP 関節
増生した滑膜に
乗るフロー

図5.4 関節リウマチ（左示指 MP 関節）

関節
リウマチ

● Column—ホントに関節注射にエコーは要るの？
——誰でもできる穿刺・注射のために

　当院では7名の総合診療医全員が，ほぼすべての膝関節穿刺・注射にエコーを使用しています．外来はもちろん，病棟でも，在宅でも．ポケットエコーも駆使しています．

　関節注射にエコーを使用すると何がいいかというと，一度技術をものにすれば，すべての関節に応用が利くのです．例えば，中高年のご婦人方の母指 CM 関節症．表層で一見簡単そうですが，間隙がかなり狭くランドマーク法では難しいのです．ところがエコー下なら誰でも確実に関節内へ注射可能です．あるいは股関節．深くて大変そうですが，エコーを使えばむしろ簡単な部類の手技になります．

　肩峰下滑液包，上腕二頭筋長頭腱，肩鎖関節，肩甲上腕関節などが複雑に位置する肩関節周囲の注射などは最たるものです．2014年のレビューでは，肩峰下滑液包に関しては有意差が出ていませんが，その他すべての肩関節周囲の注射に関して，ランドマーク法よりもエコーガイド下注射が正確であったと結論づけられています．肩峰下滑液包も，上腕二頭筋腱鞘注射とともに疼痛機能改善スコアは有意な改善を認めています[120]．

　エコーで答えを見ながら注射しているので，当然と言えば当然ですが，肩，肘，手首，膝，足首の注射に関してエコーを使った研修医は，ベテランのリウマチ専門医よりも正確に注射ができていたという米国の報告もあります[121]．治療的診断としては，その関節内に薬液が確実に入ったかどうかがわからなければ，局所麻酔にしてもステロイドにしても臨床的には判定できないということになります[122]．

　ACR（American College of Rheumatology），EULAR（European League Against Rheumatism）では，リウマチのフォローには特に SDAI[*1]，CDAI[*2] を勧めています．これは炎症の消退とよく関連していると言われています．例えば DAS-28 などの他の評価法でも寛解と出ても実は低活動度のことがあるようです．実際リウマチエコー診療をしていて，患者さんの訴えや CRP や血沈などの採血結果が良くて，バイオ製剤やリウマトレックス® を減量すると再燃してくることはよくあります．私はその時に，エコー上のパワードプラの血流がほんとに消失していれば，再発なく減量できるのではないかと感じています．

　基本的に主たる観察部位は 2 cm 以下の表層なので，使用するのは 7～15 MHz 程度の高周波リニアプローブです．B モードではゲイン調整，画像が軟らかいか硬いかがかわってくるダイナミックレンジ，フォーカスレンジなどが重要になってきます．異常血流を見るのは低流速の感度が重要で，血流方向の判定は不要なので，カラードプラよりはパワードプラを使います．流速レンジはモーションアーチファクトが出ない程度の低め（500～1300 Hz）で，ゲインはノイズが見えなくなる最大に調整します——具体的にはノイズが出るまでパワードプラゲインを上げた後，徐々に絞ってノイズが見えなくなるところで使用します．プローブの当て方も重要で，強く圧迫すると微細な血流が消退するため，ゼリーを多めにして，そっと乗せる感じで観察します（**図5.5**）．微細な血流を観察するためには多量のゼリーを乗せて，プローブを浮かせた状態で撮像をしますが，手ぶれしやすく，再現性の高い画像を得ることが難しくなります．そんな時に役に立つのが音響カプラです．

　音響カプラは減衰しにくい素材を使っており，皮膚との密着がよくなり，変形した指や平らではない部位などの画像が安定して得られます[123]．音響カプラがない時に使えるのが，ゴム手袋に水を入れた即席音響カプラです．図 5.5 下段のような画になります．変形した指でも密着は充分で，皮膚との境界がわかりやすくなります．またプローブ面から観察対象までの距離が取れるようになり，フォーカスが合いやすくなるため，締まった画に

---

*1 SDAI：Simplified Disease Activity Index：下記 5 項目の合計（寛解 3.3 以下，低活動度 3.3-11 以下，中等度 11 から 26 以下，高度＞26）
　・圧痛関節数（計 28）
　・腫脹関節数（計 28）
　・患者が見た健康度（10 cm のうち何 cm）
　・医師が見た健康度（10 cm のうち何 cm）
　・CRP（mg/dL）
*2 CDAI：Clinical Disease Activity Index：下記 4 項目の合計．CRP が入らない（寛解 2.8 以下，低活動度 2.8-10 以下，中等度 10 から 22 以下，高度＞22）
　・圧痛関節数（計 28）
　・腫脹関節数（計 28）
　・患者が見た健康度（VAS：10 cm のうち何 cm）
　・医師が見た健康度（VAS：10 cm のうち何 cm）

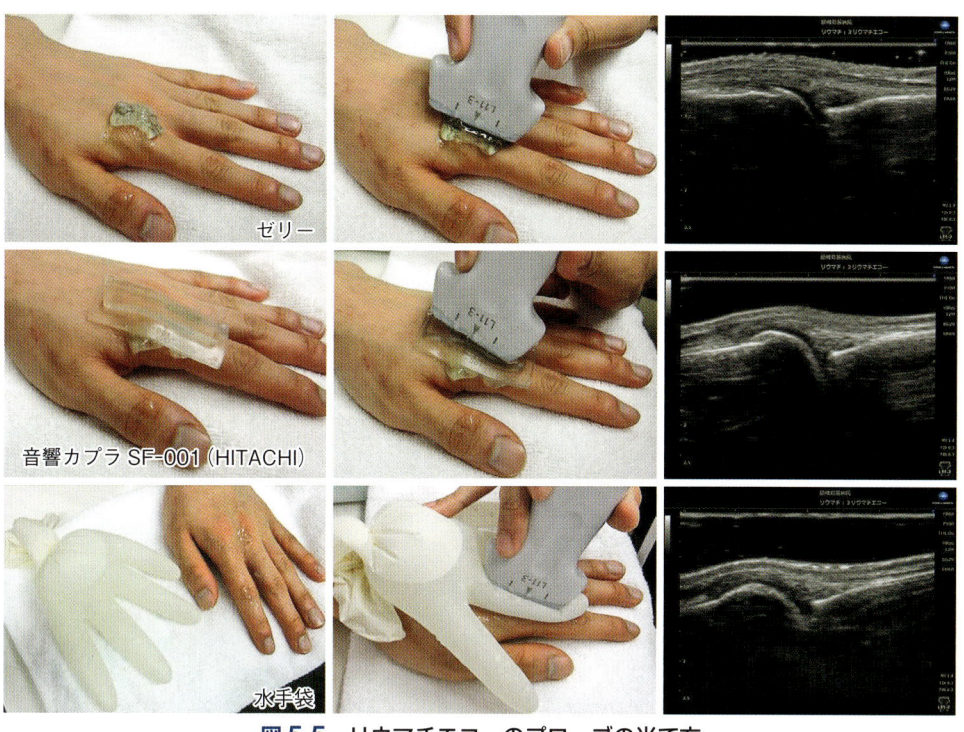

図5.5 リウマチエコーのプローブの当て方

表5.1 日本整形外科学会推奨の画像表示方法[124]

	縦断面	横断面	
		前方走査	後方走査
画面左側	近位，頭側	右肢外側，左肢内側	右肢内側，左肢外側
画面右側	遠位，尾側	右肢内側，左肢外側	右肢外側，左肢内側

（日本整形外科学会．超音波医学 1993；20：iv-viii.）

表5.2 欧州リウマチ学会推奨の画像表示方法[125]

	縦断面	横断面
画面左側	近位，頭側，上方	内側，尺側，脛骨側
画面右側	遠位，尾側，下方	外側，橈側，腓骨側

（Backhaus M et al. *Ann Rheum Dis* 2001；60：641-9.）

　なります．もちろん専用に開発された音響カプラほどではないので，圧がかかるとやはり微細な血流は消退してしまうので注意は必要です．

　プローブの向き，描出の基本的なルールとしては，日本整形外科学会，欧州リウマチ学会推奨は**表5.1**[124]，**表5.2**[125]のようになっています．

● リウマチエコー診療でもう1つ ── 肺チェック

　リウマチ診療には肺のチェックが欠かせません．ざっくり言うと1つはリウマチの病気自体としての間質性肺炎，2つ目がリウマチ治療の基本薬であるMTX（リウマトレックス®）などの薬剤性肺障害，3つ目がリウマチ治療による免疫抑制による呼吸器感染症です．

　かといって，毎回X線を撮るわけにもいきません．通常リウマチ外来にはエコーが設置されているはずですから，聴診のあとにプローブを当ててみるのです．指の微細な血流をとるための時間を考えれば，ほんのわずかな時間です．

　ある時80歳代のリウマチ患者さん（リウマチ歴6年，MTX＋レミケード®治療中）の右の背部下肺野で，それまでなかった fine crackle が聴取されました．即座にそこにあるエコーでプローブを当てます．そうするとその部分だけ lung sliding する胸膜が，平滑じゃ

● Column ── Water Bath 法

　表層を観察するときの技として音響カプラ，水手袋法を紹介しましたが，実は水につけちゃうのが一番よく観察できます．Water Bath 法と言います．水を入れて手や足を漬けられる大きなトレイが必要だということ，水が揺れているとモーションアーチファクトが出てしまってカラードプラでフローが見にくくなるということ，手足以外の顔面や体幹での運用は難しいなどの欠点はあります．しかし利点はプローブを圧着する必要がないので，全く微細な血流を阻害しないことです．そして皮膚や皮膚直下の病変の観察に非常に適しています．**写真**は爪の根元にできた不良肉芽の観察をしたケースです．深さなどがよくわかると思います．第6回 POC 超音波研究会の時に岐阜・多治見市民病院の児玉貴光先生に教えていただきました．

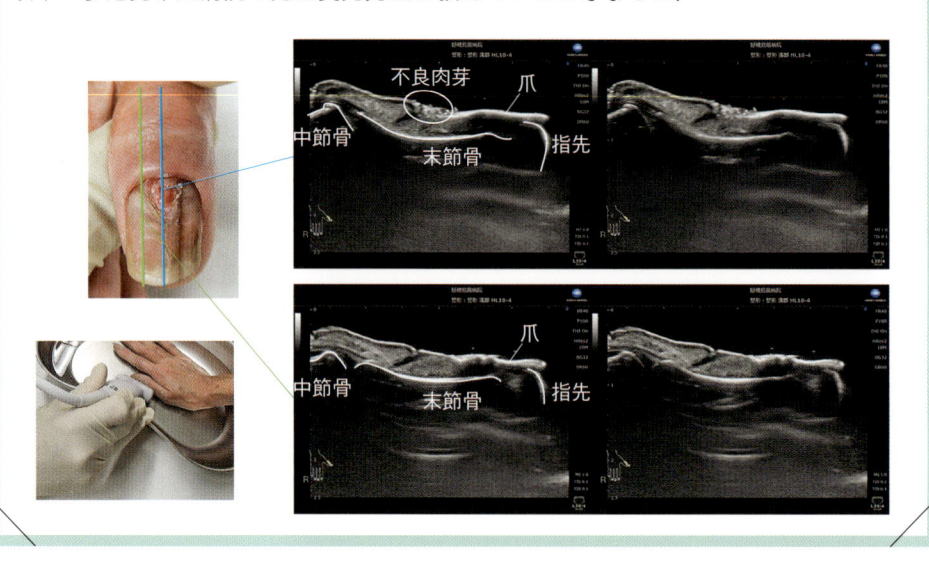

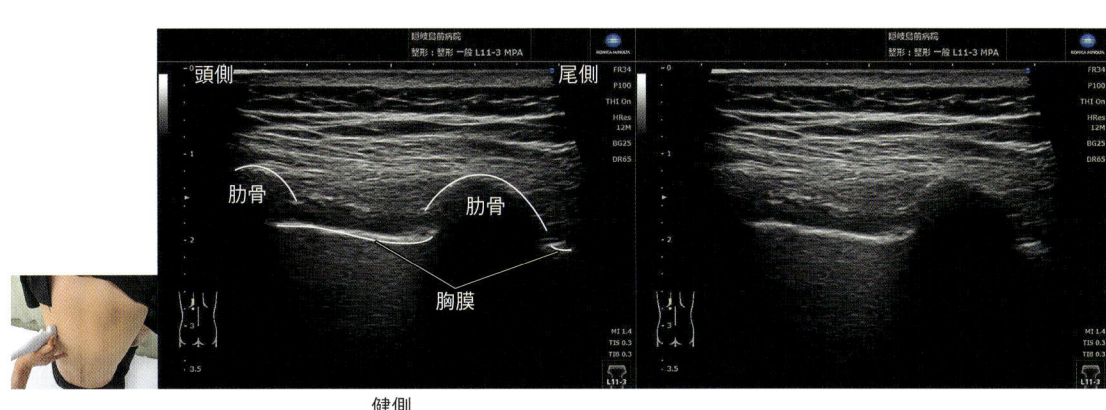

健側

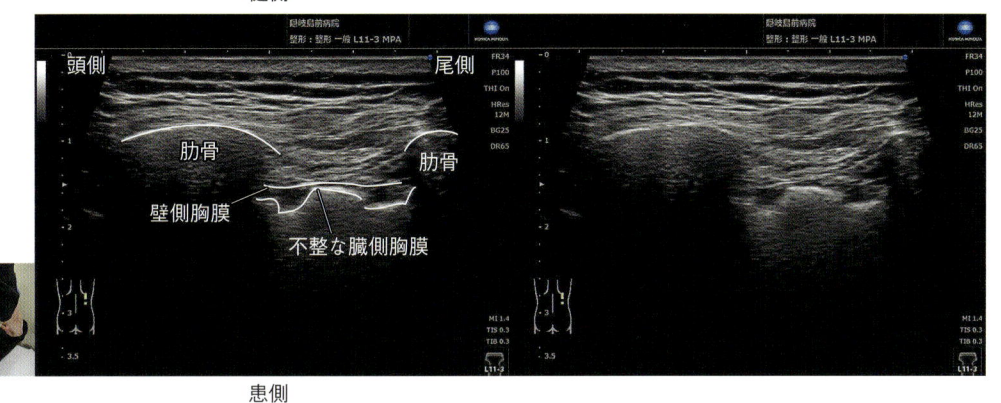

患側

図5.6　肺エコー　健側（写真上）と fine crackle

なくて凸凹しているんです．当てればすぐにわかります（**図5.6**）．

　すぐに CT 施行しました（**図5.7**）．わずかに胸膜肥厚は認めましたが，大変なことではなさそうです．それまで見落としていた可能性はありますが，初めて聴取された fine crackle ということで，その後のフォローが必要としました．

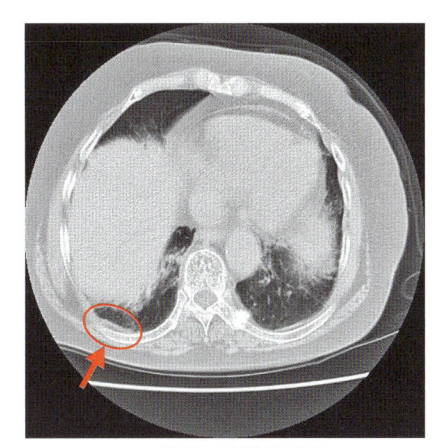

図5.7　肺単純 CT

5.3 痛風

　リウマチに限らず日常診療で関節液貯留はよくお目に掛かります．すべての関節液貯留を対象にした場合には，当院のセッティング（へき地離島，高齢化率43%，地域の基幹病院）では，頻度的には変形性関節症（含む滑液包炎）＞偽痛風＞痛風＞化膿性関節炎だと思います．関節液のあるなしは，基本的にはプローブを当てれば無エコー領域のあるなしでわかります．この場合もプローブを圧着しすぎないようにすることがポイントです．偽痛風，痛風，化膿性関節炎の関節液は，よく見ると完全に無エコーではなく，snowstormのようにきらきらした液体になります．穿刺すると混濁した液が引けます．

● Column ── 声掛けの研究？

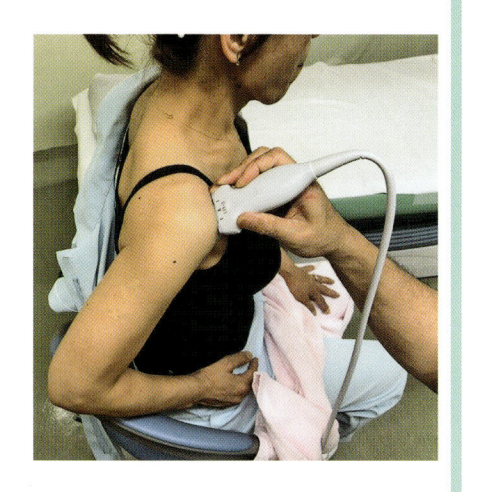

　検査や処置の時に患者さんに姿勢や体位を変えてもらうことはよくありますよね．例えば肩腱板描出．例えば腰部硬膜外ブロック．なかなかこちらの思うような体位をとってもらえずに苦労することがあります．肩腱板描出では，写真のように肩関節伸展位・内転位を取ることで肩峰の下に隠れていた腱板が前に出てくるので，エコーで観察がしやすくなるのです．この時は「ポケットに手を当てて，脇をしめて胸を張ってください」というと，大体この体位になります．

　腰部硬膜外ブロックや髄液検査，腰椎麻酔の時は，よく「丸くなって」とか「おへそを見るように」「エビのように」と言うことが多いと思います．でも，いろんな丸さがあったり，いろんなおへその見方があったり，いろんなエビがいるので，なかなかこちらが思ったとおりの体位をとってくれません．この時私は「鼻と膝を引っ付けて」と言います．もちろん鼻と膝が引っ付く人ばかりではありませんが，引っ付けようとすると，だいたい理想の体位になると思います．

　何と声を掛ければ，間違いなく患者さんがその体位をとってくれるか，そういう声掛けを考えるのも面白いものです．

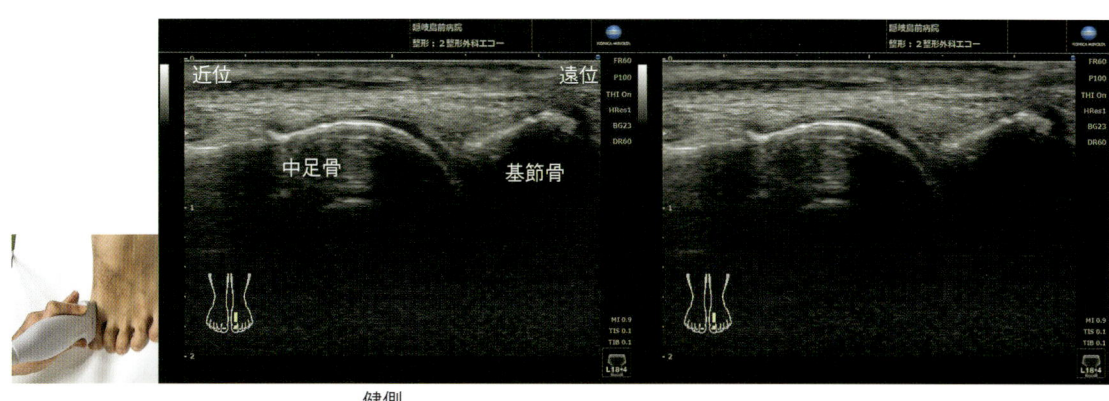

健側

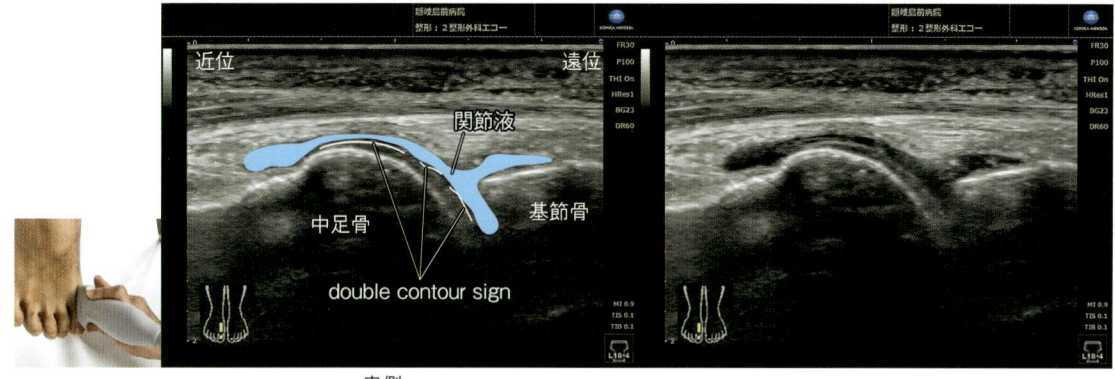

患側

図 5.8 痛風 (double contour sign)

　その中でも痛風の場合は，関節軟骨の表面の関節滑膜に，層状に沈着した尿酸塩結晶が，関節軟骨の低エコー域を挟んで，高ないし等エコーレベルの不整な線状エコー像として描出されます[126]．これは double contour sign と呼ばれています（**図 5.8**）．double contour sign は結晶性関節炎に対する感度は 85 ％，特異度は 80 ％と，比較的高いようです．ところが痛風に対する特異性は 64 ％，偽痛風に対する特異性は 52 ％と，この所見だけで痛風か偽痛風かを鑑別するのは難しそうです[127]．やはり血清尿酸値やカラードプラでのフローなど総合的に判断する必要がありそうですね．

　double contour sign はマーカーとしても使えると考えられています[128]．無症状の高尿酸血症でも認めることがあり，治療によって消失するため，疾患活動性のマーカーとしても使えると考えられているのです．

5.4 肩関節

● 肩峰下滑液包注射（SAB 注射）

　私が本格的に運動器に対す
る外来超音波診療を始めて 10
年近くが経とうとしています.
私自身のそもそもの成功体験
は肩峰下滑液包注射（SAB
〈subacromial bursa〉注射）で
した（**図5.9**）. それまでも診
療所勤めのなかで, 膝関節注
射や肩こり, 腰痛に対するい
わゆるトリガーポイントは

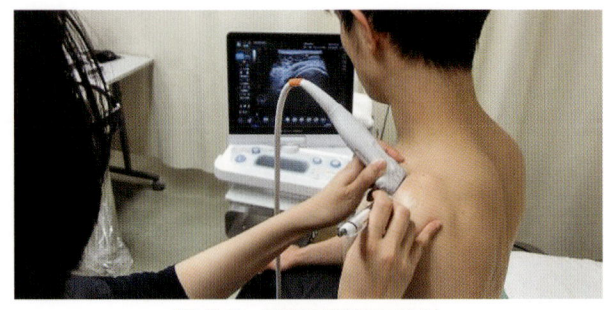

図5.9　肩峰下滑液包注射

やっていました. でも肩が痛い人の注射は正直苦手だったのです. 肩甲上腕関節内へ打つ,
SAB へ打つ, 上腕二頭筋長頭腱周囲へ打つ, どれも全く自信なしでした. しかもヒアル
ロン酸を打つとなると, 外した時（正しい場所に入らなかったとき）にかなり痛い. 本
Chapter 冒頭（☞ p.174）でも述べましたが, 整形外科医でない総合診療医としては, 患
者さんに「痛い」と言われると心が折れるのです. しかもしかも, 肩が痛い患者さんはた
くさんいます. 3,000 人ぽっちのこの島で, 肩痛の初診患者は年間 90 人[114]. 電子カルテ
の受付問診に「肩が痛い」と書いてあると, 正直嫌だなあと思っていました.

　エコーを使うようになったら, こんなに簡単な注射はありません.

　エコー下注射を始めた当初は, 来院した痛みで肩の上がらなかった患者さんが, エコー
下できっちり SAB に薬液を入れて, 直後に肩の可動域が劇的に改善するのを見て, 患者
さんもびっくり, ナースは拍手をしていたくらいです. 最近は当たり前の光景で, だれも
拍手をしてくれなくなりました.

　というわけで, 初学者にできる, だれにでもできる肩峰下滑液包注射のやり方を紹介い
たします.

　まず一番大事なのはセッティング. 自分の位置, 患者さんの位置・向き, エコーの位置
です. 基本は in-line. 自分－左手プローブ（右利きの場合）－患者さんの肩－その延長線
上にエコーです（右肩と左肩でもセッティングは変わります）. 次に重要なのはプローブ
を持った左手の固定. 画像がぶれると針先描出できないので, 左手の固定は最重要です.
そのうえで平行法での穿刺. 平行法はプローブのど真ん中に, プローブ延長線上のライン
に完全に平行に針を刺します. 刺す場所はプローブのすぐ脇で OK です. 基本的に刺入角
度は浅いので, きちんとやれば針は反射がよく出て針先描出は簡単なはずです. 少し大げ

さに言えば，穿刺してしばらくは画面は見ない！ とにかくプローブの端のど真ん中のそして延長線上にまっすぐ刺していくために，プローブの脇だけを見つめるのです．物理学の法則からして，ビーム上に針が出たら画面に針が描出されるはずです．

　針先がエコー画面上に出たら，今度は peribursal fat と呼ばれる腱板と三角筋の間にある高エコーに向かって針を進めます．膜は痛いので（☞ p.137），peribursal fat を貫く時は患者さんに「ちょっと痛いですよ」と声を掛けたうえで，スッと貫きます．勢い余って腱板に刺さっても構いません．そもそもランドマーク法（エコーを使わない方法）で SAB 注射をする時には，腱板に針を刺して，抜きながら圧が抜けるところで注射をするのが基本です．腱板内は圧が高いので，腱板断裂してスペースがない限り薬液はそう簡単には注入できません．エコーを見ながら peribursal fat と腱板の間のスペースに薬液を入れていきます（**図 5.10**）．保険適用もあるため，通常はヒアルロン酸を使用しています．初診で治療的診断の時にはヒアルロン酸＋ごく少量の局所麻酔薬（当院では 1％キシロカイン 1〜2 mL）で注射をします．

　痛みの原因が肩峰下滑液包であれば，注射直後に痛みがゼロになり，可動域が改善するはずです．結果として肩の可動域制限が肩峰下滑液包の滑りの問題ということになれば，週に 1 回程度ヒアルロン酸注射に通ってもらいます．

肩峰下滑液包注射

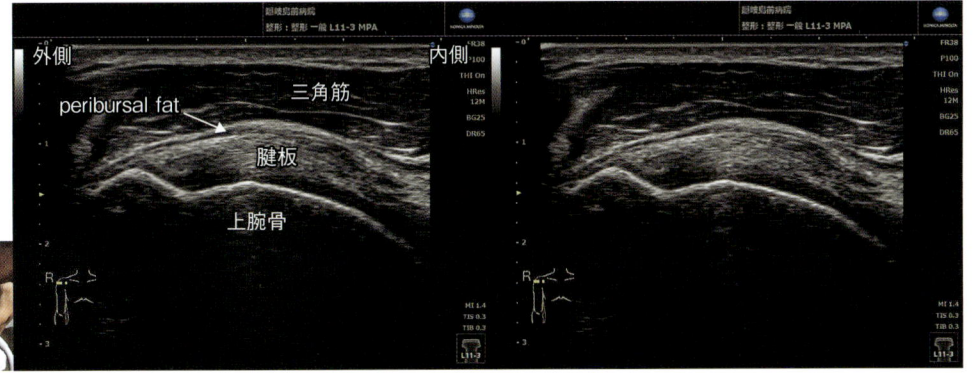

図 5.10　肩峰下滑液包

🔵 肩甲上腕関節注射

　SAB 注射とともに，エコーがないと難しいのが肩甲上腕関節注射です．関節液がたくさん溜まっていれば（**図 5.11**）比較的容易ですが，通常は数 mm のスペースへ，しかも 2〜4 cm といったやや深めのところに穿刺していく必要があります（**図 5.12**）．肩関節はやや外旋位をとったほうが後方の関節包が緩んで，関節内注射が容易になります．

　肩峰の内側 2 cm 尾側 2 cm くらいのところに，プローブを水平に当てます．私は外側から平行法で，上腕骨頭と肩甲骨の間のスペースに針を進めて注射をしています．

肩甲上腕関節注射

Introduction　外来超音波診療ってなに？　　1　腹痛　　2　胸痛　　3　頭頸部領域　　4　末梢神経　　5　関節

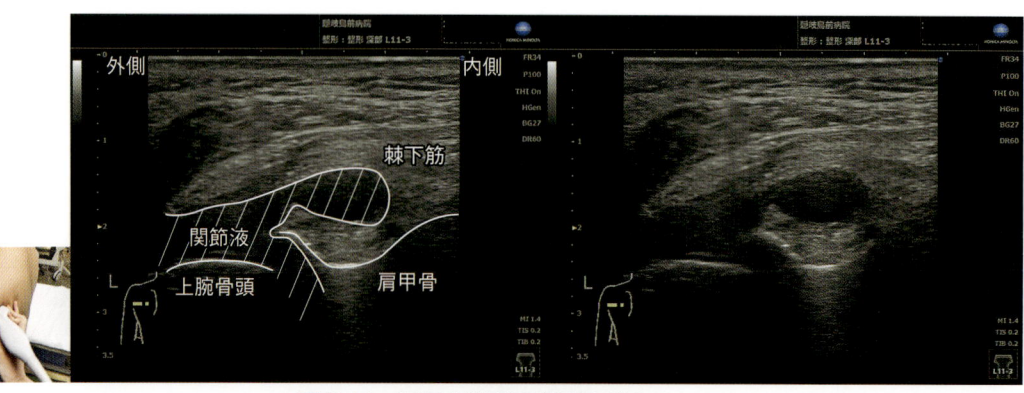

図 5.11　肩甲上腕関節液貯留（左）

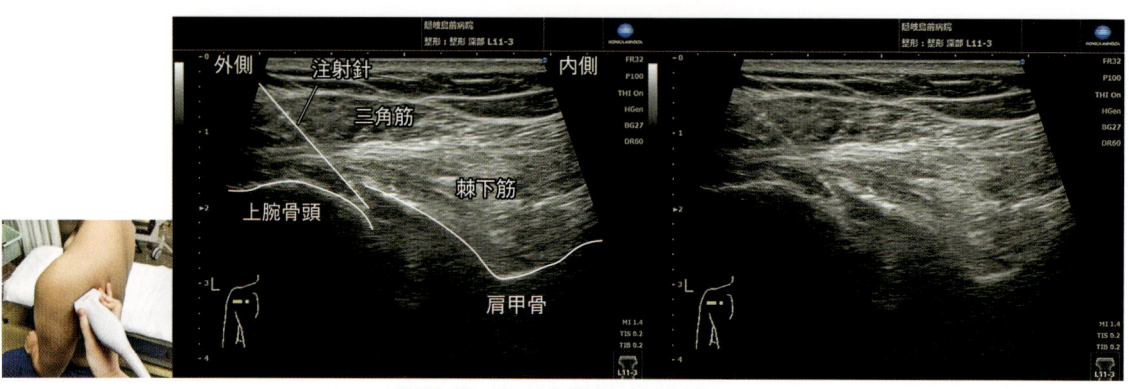

図 5.12　肩甲上腕関節注射（左）

5.5 大腿骨頸部骨折

　誤嚥性肺炎と並んで，超高齢社会の象徴が大腿骨近位部骨折です（**図 5.13**）．大腿骨頸部骨折もエコーで見えるんです．プローブを大腿骨頸部の軸方向に合わせて臼蓋，大腿骨頭－頸部を描出します．大腿骨頸部の骨のラインがいびつに歪んで見えます．また関節周囲の腫脹に加えて，関節内に出血を思わせるエコースペースが認められます（**図 5.14**）．血液は時期や状態によって見え方が変わりますが，血腫になっていると高エコーとして見られ，関節内の出血は

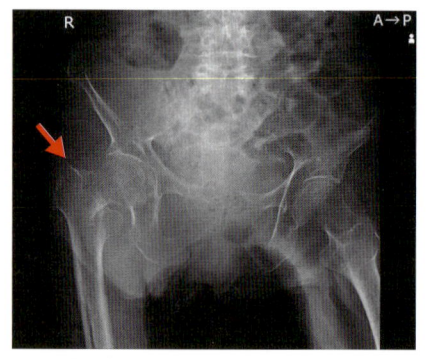

図 5.13　大腿骨頸部骨折（右）X 線

早い時期には等エコー，時間がたつと低エコーとして観察されます．

　2017 年の *NEJM* の総説 "Management of Acute Hip Fracture"[129] によると，なるだけ早

い時期（可能なら24時間以内）の手術が成績が良いとしながらも，1年後の死亡率は36％となっています．手術をしなかったためにおむつ交換のたびに痛がる患者さんもいれば，何気に変形治癒して痛みのない方もいます．もともとのADLがそんなによくなかったり，認知症があったりと，実際は手術を悩むケースもありますね．嚥下の問題と併せて超高齢社会を迎えている我々の悩むべきことなのかもしれません．

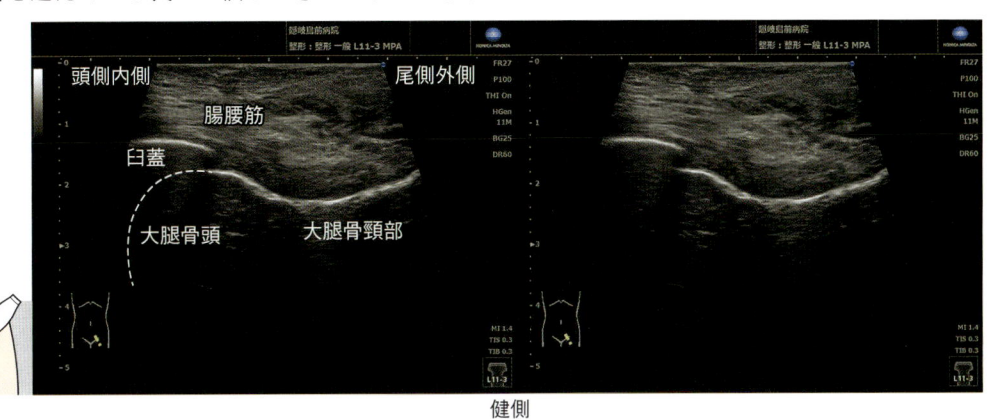

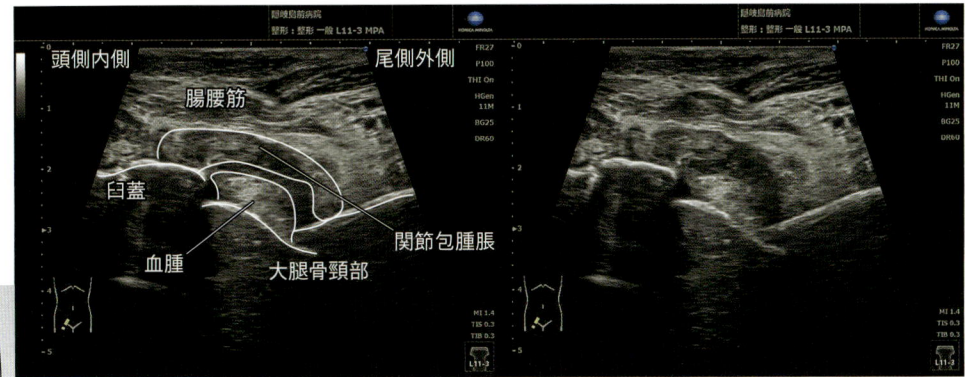

図5.14　大腿骨頸部骨折（健側（上）・患側（下））

● Column — 君は肘内障の J sign を見たか！

　肘内障も日常診療のあるあるですよね．2～4歳の子供で肘関節伸展位＋前腕回内位で手を強く引かれて発生することが多いと言われています．典型的には親が手を引っ張ったり，寝返りだったりですが，必ずしも受傷起点がはっきりしない場合も多いと思います．一番鑑別を要するのは上腕骨の顆上骨折．やはりここでもエコーです．肘関節外側にプローブを当てると，顆上骨折なら関節内血腫が認められます．

　肘内障なら血腫はなくて，あるのは「J sign」．これは城東整形外科（Joutou）の皆川洋至先生が名付けました．輪状靱帯につながる回外筋が橈骨頭に引き込まれている像になります．

診断がついたら次は整復です. 橈骨頭を押さえて前腕回外位で肘屈曲が基本だとは思いますが, 実は伸展位で前腕の回内回外で整復されるんです. 「肘内障は橈骨頭の亜脱臼」などと間違ったことが書かれている場合がありますが, 橈骨頭は変位していません. 回外筋からつながり橈骨頭を包む輪状靱帯が, 橈骨頭から外れかかった状態なんです. 前腕の回内回外で橈骨頭が動くと戻ります.

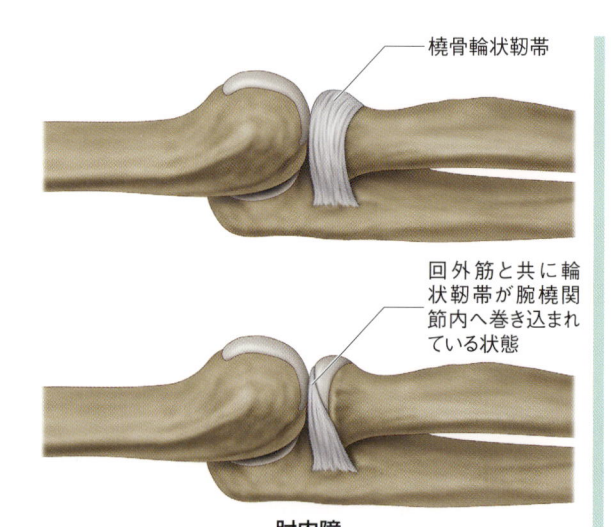

橈骨輪状靱帯

回外筋と共に輪状靱帯が腕橈関節内へ巻き込まれている状態

肘内障
輪状靱帯が回外筋とともに腕橈関節内に巻き込まれている

肘内障

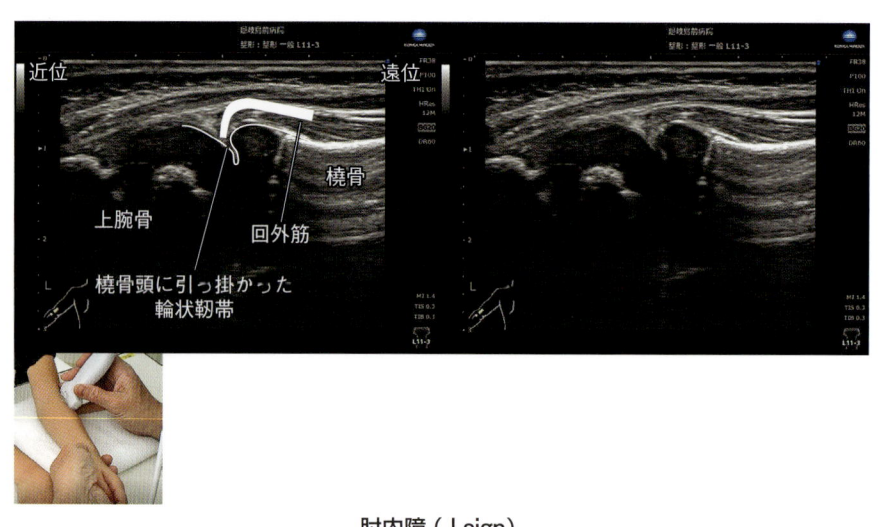

近位　遠位
橈骨
上腕骨　回外筋
橈骨頭に引っ掛かった
輪状靱帯

肘内障 (J sign)

Hydrorelease における FAQ

▰ 準備から合併症に関わる Q&A 集

以下の Q&A 集は，注射前の基本的な準備～治療後までに高頻度で生じる疑問に答えたものである．

Q1 注射をする前に消毒はしますか（感染はしますか）？

A1 基本的には「適切と考えられる消毒を行ったうえで注射を行う」のが原則である．感染症の発生は，①細菌の種類，②死腔の形成，③細菌繁殖の環境，の3つの要素で決まる．そのため，注射を施行する部位の状況ごとで①～③のリスクの高さが異なるため，自らの背景（診療所，病院，手術室など）と患者状況（皮膚疾患の有無，糖尿病を含めた基礎疾患，外傷部分など）によって，総合的かつ適切な判断を行う必要がある．

Q2 注射した液体はどれくらいで消えますか？

A2 筋膜間や筋内の液体はリンパ管と静脈で回収され，数時間以内に消失することが多い．患者へ注入後の液体の消失時間を伝えておくと，さらに安心してもらえるだろう．

Q3 プローブの血液汚染はどうすれば良いのでしょうか？

A3 ①単回使用の濡れたガーゼかタオルを使ってすべての血液を充分に洗い流す，②少なくとも3回以上は「アルコール綿で拭く→単回使用のティッシュで拭く」を繰り返す，③プローブを滅菌水や水道水で充分に洗浄する，などが主に行われる．プローブを直ちに使用する場合は，少なくとも目視で血液の残存がないかを確認し，また同時に超音波機器全体に血液の付着がないかどうかも確認したほうが良い．各施設で基本的な感染対策があればそれに準拠する，あるいは感染対策委員などと充分に相談のうえで，施設ごとにマニュアル化された対策を取ることが望ましい．

Q4 注射による主な合併症を起こさないコツは何ですか？

A4 体に針を刺すことは程度の差こそあれ何らかの組織損傷を伴う．Hydrorelease も

穿刺である以上，基本的に侵襲的な治療だと考えなければならない．そのため，治療手技を学ぶと同時に，それに伴う合併症にも充分に気を配り，それぞれがしっかりと対策を講じる必要がある．

Q5　針を骨に当てると骨の表面上での合併症が起こりませんか？

A5　多くの場合は針先が当たり骨膜の微小な損傷による出血が発生するのみで，重大な合併症が発生する可能性は極めて少ない．ただし，不必要に骨に針を当てないことが重要であり，不要な組織損傷は避けるべきである．

Q6　主な合併症を教えてください

A6　主な合併症は以下である．

①出血

極めて高頻度に起こる合併症である．細い針（27 G を使用することが多い）を用い，治療前にドプラ法で血管を確認することで，頻度も程度も軽減できるが，ある程度の確率で必ず生ずる．出血を認めたらしばらく圧迫しておく．抗血小板薬・抗凝固薬などの内服や，易出血性がある場合は，適応をよく考慮する．実施する場合は，リリース後の出血だけではなく，遅発性の出血，血腫形成，皮下出血による美容面への影響も考慮する．

②刺入部からの感染

細い針（27 G を使用することが多い）を用いる場合，消毒の種類によらず，感染の発生は極めて稀である．ただし，明らかに感染を起こしやすい状態（免疫不全患者，がん末期，重度のアトピー性皮膚炎など）の有無を必ず確認し，リスクがある場合は治療者と患者の双方が納得した状態で治療を行う．

③注射後の刺入部痛

合併症の中でも比較的見逃されているのが，注射後の刺入部痛である．注入時痛の強い場合に多く，リバウンドや感染，血腫のない場合は，2〜3 日で改善する場合が多い．

④遅発性筋痛（DOMS：delayed onset muscle soreness）

注射の刺激が強すぎた場合，注射による組織損傷（内出血など）が大きい場合，既存の主たる発痛源が患者に認知されてきた場合などで，二次的な炎症反応により，数時間から 1 日後に遅発性筋痛（いわゆる「筋肉痛」：局所性の重だるさや痛み）が生じることがある．

⑤局所麻酔薬での中毒，アレルギー反応

リリースする部位や患者の痛みへの配慮から，局所麻酔薬（0.5％メピバカインな

ど低濃度局所麻酔薬を使用することが多い）を使用する場合がある．その際は，使用麻酔薬の極量，局所麻酔薬に対するアレルギー反応について，充分な配慮を行うべきである．

⑥迷走神経反射

注射による疼痛や治療に対する心理的負担など，局所あるいは全身の交感神経緊張が強い場合に治療を行うと，迷走神経反射が生じやすい．座位では転倒，転落等の危険があるため，体位は基本的に臥位で，患者に声を掛けながら行うと良い．

⑦神経損傷

神経損傷は極めて重大な合併症となり得る．これを避けるために，できるだけ細い針（27 G を使用することが多い）を使用する．事前に解剖を充分に確認し，針をゆっくりと進め，患者が急に痛がる，ビクッと動く，ビリッと痺れるなどの場合は，直ちに手技を中止する．

⑧硬膜穿破

黄色靱帯・背側硬膜複合体等の硬膜近傍のリリースでは，特に硬膜穿破に注意する．硬膜外腔にある静脈叢の損傷による硬膜外血腫，髄液漏出による頭痛も重大な合併症であるが，特に局所麻酔薬による脊髄麻酔では急性循環不全性ショックなどの致死的合併症が起こり得る．

⑨胸腔・腹腔内への誤刺入・注入（気胸・血胸・腹腔内出血・腹膜炎など）

胸腹部（および下頸部）の治療の際に配慮すべき重大な合併症である．特に痩せた患者さんに治療をする場合，短針であっても気胸や腹腔内への誤刺入を起こす可能性がある．

これら①〜⑨の合併症が疑われた場合は，直ちに適切な対応（検査・入院可能な施設への紹介など）を取る必要があり，院内での対応も確認しておくと良い．

参考文献：［130］木村裕明ほか．解剖・動作・エコーで導く Fascia リリースの基本と臨床（文光堂）

文 献

[1]   Moore CL, Copel JA. Point-of-Care Ultrasonography. *N Engl J Med* 2011 ; 364 : 749-57.

[2]   木村奈津子. 訪問看護でポケットエコーが役に立つ!. 在宅新療 0-100 2018 ; 3 (1) : 38-43.

[3]   POC 超音波研究会 http://www.jichi.ac.jp/usr/cpc/clipatho/poc/index.html [アクセス日 : 2019.4.16]

[4]   Yasui T et al. Prevalence and Epidemiological Characteristics of Urolithiasis in Japan : National Trends Between 1965 and 2005. *Urology* 2008 ; 71 (2) : 209-13.

[5]   Chung W B. The ruptured abdominal aortic aneurysm-a diagnostic problem. *Can Med Assoc J* 1971 ; 105 (8) : 811-5.

[6]   Brewster DC et al. Guidelines for the treatment of abdominal aorticaneurysms : Report of a subcommittee of the Joint Council of theAmerican Association for Vascular Surgery and Society forVascular Surgery. *J Vasc Surg* 2003 ; 37 : 1106-1117

[7]   Karthikesalingam A et al. Mortality from ruptured abdominal aortic aneurysms : clinical lessons from a comparison of outcomes in England and the USA. *Lancet* 2014 ; 383 : 963-9.

[8]   2010 年度合同研究班報告. 大動脈瘤・大動脈解離診療ガイドライン 2011.

[9]   日本泌尿器科学会, 日本泌尿器内視鏡学会, 日本尿路結石症学会. 尿路結石診療ガイドライン 第 2 版 2013 年度版. 東京 : 金原出版 ; 2013.

[10]   Varma G et al. Inbestigations for recognizing urinary stone. *Urol Res* 2009 ; 37 (6) : 349-52.

[11]   日本泌尿器科学会, 日本泌尿器内視鏡学会, 日本尿路結石症学会編. 尿路結石症診療ガイドライン 第 2 版. 東京 : 金原出版 ; 2013. 12-13.

[12]   水関清ほか. 超音波画像による膀胱内尿流可視化の試み. 臨床泌尿器科 1991 ; 45 (4) : 339-43.

[13]   浅井宣美ほか. 動的所見を用いた超音波検査 (US) は膀胱尿管逆流 (VUR) の診断に有効か?. 日本小児泌尿器科学会雑誌 2016 ; 25G (3) : 263.

[14]   Homma Y, Gotoh M. Symptom severity and patient perceptions in overactive bladder : how are they related? *BJU Int* 2009 ; 104 : 968-72

[15]   秋野裕信ほか. 超音波断層法による膀胱内尿量・残尿量の評価. 京都大学泌尿器科紀要 1990 ; 36 (6) : 655-660.

[16]   Kameda T et al. Transabdominal ultrasound-guided urethral catheterization with transrectal pressure. *J Emerg Med* 2014 ; 46 (2) : 215-9.

[17]   Loening-Baucke V, Swidsinski A. Constipation as cause of acute abdominal pain in children. *J Pediatr.* 2007 ; 151 (6) : 666.

[18]   横田和久, 星野和義, 黒谷一志, 石橋和樹, 白石裕子, 溝岡雅文, 白石吉彦. 婦人科医不在の離島で発症した子宮瘤膿腫の 1 例および当院における子宮瘤膿腫の検討. 月間地域医学 2009 ; 23 (6) : 434-8.

[19]   宮﨑真一郎ほか. 急性腹症で発症した子宮留膿腫の 2 例. 日臨外会誌 2010 ; 71 (2) : 533-6.

[20]   急性胆管炎・胆嚢炎診療ガイドライン改訂出版委員会. TG18 新基準掲載—急性胆管炎・胆嚢炎診療ガイドライン 2018. 東京 : 医学図書出版 ; 2018.

[21]   Rosen CL et al. Ultrasonography by emergency physicians in patients with suspected chole-

cystitis. *Am J Emerg Med* 2001；19：32-6.

[22] Cohan RH et al. Striated intramural gallbladder lucencies on US studies：predictors of acute cholecystitis. *Radiology* 1987；164：31-5.

[23] Trowbridge RL et al. Does this patient have acute cholecystitis？. *JAMA* 2003；289：80-6.

[24] Ralls PW et al. Prospective evaluation of the sonographic Murphy sign in suspected acute cholecystitis. *J Clin Ultrasound* 1982；100：113-5.

[25] Harvey RT, Miller WT Jr. Acute biliary disease：initial CT and follow — up US versus initial US and follow — up CT. *Radiology* 1999；213：831-6.

[26] Soyer P et al. Color velocity imaging and power Doppler sonography of the gallbladder wall：a new look at sonographic diagnosis of acute cholecystitis. *Am J Roentgenology* 1998；171：183-8.

[27] Kiriyama S et al. TG 13 guidelines for diagnosis and severity grading of acute cholangitis（with videos）. *J Hepatobiliary Pancreat Sci* 2013；20：24-34.

[28] Kiriyama S et al. Tokyo Guidelines 2018：diagnostic criteria and severity grading of acute cholangitis. *J Hepatobiliary Pancreat Sci*. 2018；25：17-30.

[29] Abboud PA et al. Predictors of common bile duct stones prior to cholecystectomy：a meta-analysis. *Gastrointest Endosc* 1996；44（4）：450-7

[30] Singh A et al. Diagnostic Accuracy of MRCP as Compared to Ultrasound/CT in Patients with Obstructive Jaundice. *J Clin Diagn Res.* 2014；8（3）：103-7

[31] 中村二郎，堀田饒．糖尿病の死因と平均寿命．*Diabetes Frontier* 2009；20（4）：406-9.

[32] 今井浩三ほか．糖尿病と癌に関する委員会報告 第 2 報．糖尿病 2016；59（3）：174-7.

[33] 杉山高．ここまで診る消化管エコー．東京：医療科学社；2013.

[34] 動画で学ぶ腹部エコーの実際．日経メディカル・ビデオ．2008.

[35] Chou EH et al. Ultrasonography for confirmation of endotracheal tube placement：A systematic review and meta-analysis. *Resuscitation* 2015；90：97-103.

[36] Shyh-ShyongSim, et al. Ultrasonographic lung sliding sign in confirming proper endotracheal intubation during emergency Intubation. *Resuscitation* 2012；83：307-12.

[37] 日本蘇生協議会，JRC「JRC 蘇生ガイドライン 2015 オンライン版」・一般社団法人．成人の二次救命処置 https://www.japanresuscitationcouncil.org/wp-content/uploads/2016/04/0e5445d84c8c2a31aaa17db0a9c67b76.pdf ［アクセス日：2019.4.16］

[38] Perlas A et al. Ultrasound assessment of gastric content and volume. *Anesthesiloly* 2009：111：82-9.

[39] Perlas A et al. Validation of a mathematical model for ultrasound assessment of gastric volume by gastroscopic examination. *Anesth Analg* 2013；116（2）：357-63

[40] Vist GE, Maughan RJ. The effect of osmolality and carbohydrate content on the rate of gastric emptying of liquids in man. *J Physiol* 1995；486：523-31.

[41] ガイドラインライブラリ，Minds．急性腹症診療ガイドライン 2015 https://minds.jcqhc.or.jp/n/med/4/med0214/G0000779/0001 ［アクセス日：2019.4.16］

[42] Michael G et al. Utilization of ultrasound for the evaluation of small bowel obstruction：A systematic review and meta-analysis. *Am J Emerg Med* 2018；36（2）：234-42.

[43] Bordeianou L et al. Epidemiology, clinical features, and diagnosis of mechanical small bowel obstruction in adults. https://www.uptodate.com/contents/epidemiology-clinical-

features-and-diagnosis-of-mechanical-small-bowel-obstruction-in-adults#H413452987 [アクセス日：2019.4.16]

[44] 斎藤人志ほか．絞扼性イレウスに対する超音波診断の有用性．日本腹部救急医学会雑誌 2004；6：2014.

[45] 鈴木高ほか．単純性イレウスと絞掘性イレウスの鑑別診断における腹部超音波検査の有用性．日消外会誌 1997；30（1）：34-8.

[46] 長谷川雄一．消化管アトラス．東京：ベクトル・コア；2008.

[47] Flum DR. Acute Appendicitis – Appendectomy or the "Antibiotics First" Strategy. *N Engl J Med* 2015；372（20）：1937-43.

[48] Cope. Cope's Early Diagnosis of the Acute Abdomen. 1921.

[49] Pate JW. Chest wall injuries. *Surg Clin North Am* 1989；69：59-70.

[50] Alrajhi K et al. Test characteristics of ultrasonography for the detection of pneumothorax. A systematic review and meta-analysis. *Chest* 2012；141：703-8.

[51] Phillip A, Anthony Dn. Focused Cardiac Ultrasound. *GLOBAL HEART* 2013；8（4）：299-303.

[52] Kirk TS et al. Focused Cardiac Ultrasoud：Recommendationas from the American Society of Echocardiography. *J Am Soc Echocardiogra* 2013：567-81.

[53] Via G et al. International evidence-based recommendation for focused cardiac ultrasound. *J Am Soc Echocardiogra* 2014；27（7）：683. e1-e33.

[54] Beigel R et al. Noninvasive Evaluation of Right Atrial Pressure. *J Am Soc Echocardiogr* 2013；26：1033-42.

[55] Bernardi E et al. Erasmus Study Group. Serial 2-point ultrasonography plus D-dimer vs whole-leg color-coded Doppler ultrasonography for diagnosing suspected symptomatic deep vein thrombosis：a randomized controlled trial. *JAMA* 2008；300：1653-9.

[56] 日本循環器学会ほか．肺血栓塞栓症および深部静脈血栓症の診断，治療，予防に関するガイドライン（2017年改訂版）．http://www.j-circ.or.jp/guideline/pdf/JCS2017_ito_h.pdf [アクセス日：2019.4.16]

[57] Bonow RO et al. ACC/AHA 2006 Guidelines for the Management of Paticnts With Valvular Heart Disease：A Report of the American College of Cardiology/American Heart Association Task Force on Practice Guidelines (Writing Committee to Revise the 1998 guidelines for the Management of Patients With Valvular Heart Disease) Developed in Collaboration With the Society of Cardiovascular Anesthesiologists Endorsed by the Society for Cardiovascular Angiography and Interventions and the Society of Thoracic Surgeons. *J Am Coll Cardiol* 2006；48（3）：e1-148

[58] 日本循環器学会，日本胸部外科学会，日本心臓血管外科学会，日本心臓病学会．弁膜疾患の非薬物治療に関するガイドライン（2012年改訂版）：2012. http://www.j-circ.or.jp/guideline/pdf/JCS2012_ookita_h.pdf [アクセス日：2019.4.16]

[59] Tsou PY et al. Accuracy of point-of-care focused echocardiography in predicting outcome of resuscitation in cardiac arrest patients：A sysstematic review and meta-analysis. *Resuscitation* 2017；114：92-9.

[60] Hu K et al. Variability in interpretation of cardiac standstill among physician sonographers. *Ann Eberg Med* 2018；71：193-8.

[61] Lichtenstein DA et al. G. Relevance of lung ultrasound in the diagnosis of acute respiratory

failure：The BLUE Protocol. *Chest* 2008；134（1）：117-25.

［62］　Lichtenstein DA et al. Ultrasound diagnosis of occult pneumothorax. *Crit Care Med* 2005；33（6）：1231-8.

［63］　Stark P. Imaging of pleural effusions in adults. 2014. Jan 07（Web サイト）

［64］　Blackmore CC et al. Pleural fluid volume estimation：a chest radiograph prediction rule. *Acad Radiol* 1996；3：103-9.

［65］　Bélaïd B et al. Clinical review：Bedside lung ultrasound in critical care practice. *Crit Care* 2007；205（11）：1-9.

［66］　Balik M et al. Ultrasound estimation of volume of pleural fluid in mechanically ventilated patients. *Intensive Care Med* 2006；32：318.

［67］　橿原高. 呼吸器領域の超音波医学―超音波から見た臨床. 東京：克誠堂出版；2003.

［68］　Gordon CE et al. Pneumothorax Following Thoracentesis：a systematic review and meta-analysis. *Arch Intern Med* 2010；170：332-9.

［69］　O'Moore PV et al. Sonographic guidance in diagnostic and therapeutic interventions in the pleural space. *Am J Roentgenol* 1987；149：1-5.

［70］　National Patient Safety Agency. "Risks of chest drain insertion" 2008.

［71］　Lichtenstein D et al. Feasibility and safety of ultrasound-aided thoracentesis in mechanically ventilated patients. *Intensive Care Med* 1999；25：955-8.

［72］　鈴木昭広，野村岳志. ABCDsonography. 東京：メディカル・サイエンス・インターナショナル；2017.

［73］　日本超音波医学会用語・診断基準委員会，頸動脈超音波診断ガイドラン小委員会. 超音波による頸動脈病変の標準的評価法 2017.
https://www.jsum.or.jp/committee/diagnostic/pdf/jsum0515_guideline.pdf
［アクセス日：2019.4.16］

［74］　金田智. 頸動脈エコーの IMT で何がいえるか？. 心エコー 2008；9：654-61.

［75］　O'Connor SD et al. Does Nonenhanced CT-based Quantification of Abdominal Aortic Calcification Outperform the Framingham Risk Score in Predicting Cardiovascular Events in Asymptomatic Adults？. 2018. https://pubs.rsna.org/doi/10.1148/radiol.2018180562
［アクセス日：2019.4.16］

［76］　日本摂食・嚥下リハビリテーション学会医療検討委員会. 日本摂食・嚥下リハビリテーション学会嚥下調整食分類 2013. 日摂食嚥下リハ会誌 2013；17（3）：255-67.

［77］　大久保真衣，石田瞭. 嚥下機能の評価法の検証　エコーによる嚥下機能評価. 嚥下医学 2017；6（2）：185-8.

［78］　金容善ほか. 特別養護老人ホーム入所者の嚥下機能の評価―超音波断層法による『水のみテスト』時の舌運動機能の観察. 老年歯学 1996；11（2）：124-35.

［79］　小林只. 摂食嚥下，サルコペニアにもエコーの時代，みんなが現場で使いこなせ！　治療 2016；98（6）：868-73.

［80］　清水五弥子ほか. 超音波を用いたオトガイ舌骨筋測定法の再テスト信頼性. *Jpn J Compr Rehabil Sci* 2016；7：55-60.

［81］　藤島一郎，谷口洋. 脳卒中の摂食嚥下障害　第 3 版. 東京：医歯薬出版；2017. 40-79.

［82］　Miura Y et al. Method for detection of aspiration based on B-mode video ultrasonography. *Radiol Phys Technol* 2014；7（2）：290-5

[83] Miura Y et al. Detecting pharyngeal post-swallow residue by ultrasound examination：a case series. *Med Ultrason* 2016；18（3）：288-93

[84] 新津望. 悪性リンパ腫診療スキルアップ. 東京：中外医学社；2012.

[85] Vassilakopoulos TP et al. Application of a predicition rule to select which patients presenting with lymphadenopathy should undergo a lymph node biopsy. *Medicine*（*Baltimore*）2000；79（5）：338-47.

[86] Tokuda Y et al. Assessing the validity of a model to identify for lymph node biopsy. *Medicine*（*Baltimore*）2003；82（6）：414-8.

[87] 古川まどか，古川政樹. 頭頸部エコーアトラス. 東京：診断と治療社；2016.

[88] Stanley KHL. Transition from Deep Regional Blocks toward Deep Nerve Hydrodissection in the Upper Body and Torso：Method Description and Results from a Retrospective Chart Review of the Analgesic Effect of 5% Dextrose Water as the Primary Hydrodissection Injectate to Enhance Safety. *BioMed Research International* 2017；2：1-17. https://www.hindawi.com/journals/bmri/2017/7920438/ [アクセス日：2019.4.16]

[89] 仲田和正. 頸椎の診察. 手・足・腰診療スキルアップ. 東京：シービーアール；2012：76-9.

[90] Dejerine J. Sémiologie des affections du système nerveux. Masson. Paris；1914

[91] 林典雄. 肩関節拘縮の機能解剖学的特性. 理学療法 2004；21：357-64.

[92] 松野丈夫，中村利孝. 標準整形外科学　第 12 版. 東京：医学書院；2014.

[93] 田崎義昭ほか. ベッドサイドの神経の診かた　改訂 16 版. 東京：南山堂；2004.

[94] 池田亀夫ほか. 図説臨床整形外科講座 2　頸椎・胸椎・胸郭. 東京：メジカルビュー社；1983.

[95] 森崎直木編. 整形外科学および外傷学　改訂第 2 版. 東京：文光堂；1979.

[96] wikipedia. https://en.wikipedia.org/wiki/Ruth_Jackson [アクセス日：2019.4.16]

[97] Jackson R. The cervical syndrome 3rd ed. Charles C Thomas Pub. 1966

[98] Spurling RG, Scoville WB. Lateral rupture of the cervical intervertebral discs：A common cause of shoulder and arm pain. *Surg Gynecol Obset* 1944；78：350-8.

[99] Yoneyama H. Evaluation of the Risk of Intercostal Artery Laceration During Thoracentesis in Elderly Patients by Using 3D-CT Angiogfaphy. *Internal Med* 2010；49：289-92.

[100] Greenberg SA. The history of dermatome mapping. *Arc Neuro* 2003；60（1）：126-31.

[101] 伊藤樹史. 新デルマトーム [2015] の作成. 慢性疼痛 2015；34（1）：7-15.

[102] Makharita MY et al. Effect of early stellate gangilon blockade for facial pain from acute herpes zoster and incidence of postherpetic neuralgia. *Pain Physician* 2012；15（6）：467-74.

[103] Salvaggio l et al. Facial pain：a possible therapy with stellate ganglion block. *Pain Med* 2008；9（7）：958-62.

[104] Yucel l et al. Complex regional pain sydrome type1：efficacy of stellate ganglion blockade. *J Orthop Traumatol* 2009；10（4）：179-83.

[105] van Eijs F et al. Evidence-based interventional pain medicine according to clinical diagnoses. 16 Complex regional pain syndrome. *Pain pract* 2011；11（1）：70-87.

[106] Higa K et al. Retropharyngeal hematoma after stellate ganglion block. *Anesthsiology* 2006：1238-45.

[107] 日本ペインクリニック学会治療指針委員会. 星状神経節ブロック. ペインクリニック治療

指針第 5 版．東京：真興交易医書出版部；2016：20-2.

[108] 奥田泰久ほか．超音波診断装置が有用な運動器疾患診断治療ガイド．東京：克誠堂出版；2017.

[109] 上嶋浩順．末梢神経ブロックの疑問 Q&A．東京：中外医学社；2017.

[110] 厚生労働省　国民生活基礎調査（平成 28 年）の結果からグラフでみる世帯の状況 https://www.mhlw.go.jp/toukei/list/dl/20-21-h28_rev2.pdf［アクセス日：2019.4.16］

[111] Auroy Y et al. Major complications of regional anesthesia in France：the SOS Regional Anesthesia Hotline Service. *Anesthesiology* 2002；97：1274-80.

[112] 日本麻酔科学会．日麻の局所麻酔薬中毒への対応プラクティカルガイド；2017.

[113] 小松徹ほか．新超音波ガイド下 区域麻酔法．東京：克誠堂出版；2012.

[114] 白石吉彦，竹田和希，白石裕子，松本正俊．小規模離島における内科系総合診療医による外科外来の試み―へき地小病院外科外来の疾病頻度と必要な技能．月間地域医学 2013；27（5）：400-7.

[115] Yamanaka H et al. Estimates of the prevalence of and current treatment practices for rheumatoid arthritis in Japan using reimbursement data from health insurance societies and the IORRA cohort（I）. *Modern Rheumatology* 2014；24（1）：33-40.

[116] Aletaha D, Smolen JS. Diagnosis and Management of Rheumatoid Arthritis. *JAMA* 2018；320（13）：1360-72.

[117] 日本リウマチ学会．関節リウマチ診療ガイドライン 2014．大阪：メディカルレビュー社；2014.

[118] TFC メーリングリスト規約．http://www.interq.or.jp/cool/uro/tfc_w/［アクセス日：2019.4.16］

[119] 日本リウマチ学会関節リウマチ超音波標準化委員会．リウマチ診療のための関節エコー撮像法ガイドライン．東京：羊土社；2011.

[120] Aly AR et al. Ultrasound-guided shoulder girdle injections are more accurate and more effective than landmark-guided injections：a systematic review and meta-analysis. *Br J Sports Med* 2015；49：1042-9.

[121] Cunnington J et al. A Randomized, Double-Blind, Controlled Study of Ultrasound-Guided Corticosteroid Injection Into the Joint of Patients With Inflammatory Arthritis. *Arthritis & Rheumatism* 2010；62（7）：1862-9.

[122] Borbas P et al. The influence of ultrasound guidance in the rate of success of acromioclavicular joint injection：an experimental study on human cadaver. *J Soulder Elbow Surg* 2012；21：1694-7.

[123] 坂本文彦ほか．リウマチ超音波における新しい音響カプラー：SF-001 の評価．http://www.hitachi.co.jp/products/healthcare/products-support/contents/medix/pdf/vol67/p12-16.pdf［アクセス日：2019.4.16］

[124] 日本整形外科学会．整形外科領域医用超音波断層像の表示方法．超音波医学 1993；20：iv-viii.

[125] Backhaus M et al. Guidelines for musculoskeletal ultrasound in rheumatology. *Ann Rheum Dis* 2001；60：641-9

[126] Thiele RG et al. Diagnosis of gout by ultrasound. *Rheumatology* 2007；46：1116-21.

[127] Löffler C et al. Distinguishing Gouty Arthritis from Calcium Pyrophosphate Disease and Oth-

er Arthritides. *J Rheumatol* 2015；40（3）：513-20.

[128] Thiele RG et al. Ultrasonography shows disappearance of monosodium urate crystal deposition on hyaline cartilage after sustained normouricemia is achieved. *Rheumatol Int* 2010；30（4）：495-503.

[129] Bhandari M, Swiontkowski M. Management of Acute Hip Fracture. *N Engl J Med* 2017；377（21）：2053-62.

[130] 木村裕明ほか．解剖・動作・エコーで導く Fascia リリースの基本と臨床，東京：文光堂；2017.

- 難病情報センター，"特定医療費（指定難病）受給者証所持者数,"［オンライン］．Available：http://www.nanbyou.or.jp/entry/5354 ［アクセス日：2019.4.16］

- 日本循環器学会，日本医学放射線学会，日本胸部外科学会，日本血管外科学会，日本血栓止血学会，日本呼吸器学会，日本静脈学会，日本心臓血管外科学会，日本心臓病学会，"肺血栓塞栓症および深部静脈血栓症の診断，治療，予防に関するガイドライン,"2009.

- 和田英路．Myelopathy hand．脊椎脊髄 2005；18（5）：573-77.

- 仲田和正．手・足・腰診療スキルアップ．東京：シービーアール；2004.

- SonographicEvaluation CA. Catastrophesof AbdominalAorta：SonographicEvaluation.

- Shweta Bhatt VS. Catastrophes of Abdominal Aorta：Sonographic Evaluation. *Ultrasound Clinics* 2008；3（1）.83-91.

- 亀田徹．直腸診併用による経腹超音波ガイド下尿道カテーテル挿入．救急医学 2017；41（3）.

- 坂井健雄，大谷修．プロメテウス解剖学アトラス　頸部/胸部/腹部・骨盤部．東京：医学書院；2008.

- 坂井健雄，河田光博．プロメテウス解剖学アトラス　頭部/神経解剖．東京：医学書院；2009.

- 坂井健雄，松村讓兒．プロメテウス解剖学アトラス　解剖学総論/運動器系．東京：医学書院；2007.

- 仲西康顕．超音波でさがす末梢神経．東京：メジカルビュー社；2015.

- 鈴木昭広．肺エコーの ABC．東京：日本医事新報社；2018.

- 佐倉伸一．周術期 超音波ガイド下神経ブロック．東京：真興交易医書出版部；2015.

- 越智隆弘，菊地臣一．NEW MOOK 整形外科 6 頚椎症．東京：金原出版；1999.

- 重松宏，松尾汎．下肢動静脈エコー実線テキスト．東京：南江堂；2008.

- 山崎義光ほか．臨床のための頸動脈エコー測定法　第 2 版．東京：日本医事新報社；2008.

- 日本超音波検査学会．血管超音波テキスト．東京：医歯薬出版；2014.

- Van de Putte P, Perlas A et al. Ultrasound assessment of gastric content and volume. *BJA* 2014：113（1）：12-22.

「孤独な診療所では，エコーは師であり同僚です．治療の後押しをしてくれる反面，独りよがりな医療にならないように，適度にブレーキをかけてもくれます．どこに異動しても信頼できる仲間がいるというのは心強いです」

これは北山村診療所（当時）勤務の多田明良先生からのメールの中の言葉です．2018年に全国各地でエコーセミナーを一緒にやってきた仲間の1人ですが，多田先生は和歌山の超奥地の一人診療所で3年勤務されました．最寄りの病院までは山道をくねくねと60分．患者さんを後方医療施設へ紹介するのは簡単ですが，村唯一の診療所の医師として，可能なら診断・治療してあげたい，紹介するにしても必要な時に正しいタイミングで適切に紹介してあげたいと感じていたはずです．もともとは小児科でしたが，へき地診療所勤務になってあまりにも幅の広い訴え，そして運動器疾患の多さに驚かれたそうです．運動器エコーを始められたのは，2016年の私の整形内科エコーセミナーに来てくださったのがきっかけでした．セミナー受講後，はじめは恐る恐るでしたが，メールで相談などもしながら運動器診療を始め，現在はPOCエコーへとどんどん幅を広げておられます．

冒頭のメールの最後は「この有用性がうまく伝わるように今度は発信しなければ，です」と結んでくださいました．

私自身もへき地の小病院で運動器に関する訴えの多さを日々体感しています．その訴えに少しでも応えるための1つの道具として，エコーがあります．2年前には運動器エコーの使い方をまとめ，『離島発 とって隠岐の 外来超音波診療——動画でわかる運動器エコー入門』として上梓しました．そして今回の書籍では，運動器からさらに範囲を広げた超音波診療の内容を記載いたしました．MRIやCTがなくても，あるいは専門医紹介へのハードルが高い地域でも，運動器に限らずあらゆる疾患に対して，少しでもわかるように，見えるように，プローブを当てたくなるように，まとめさせてもらったつもりです．

2018年エコーセミナーを一緒にやってきた古屋聡先生，並木宏文先生，遠藤健史先生，多田明良先生，植村和平先生，小川将也先生にはたいへんお世話になりました．セミナー開催の中での学びや受講生とのやり取りのおかげで，このように本の形でまとめることができました．

また，何より私の留守中に島の医療を守ってくれている隠岐島前病院のスタッフ，そしてエコー画像の提供を快諾してくれた島の皆さんに深く感謝いたします．

2019年春

白 石 吉 彦

索引—INDEX

欧数字

著者略歴

白石吉彦（しらいし・よしひこ）

1966 年　徳島県生まれ
1992 年　自治医科大学卒業
　　　　　徳島大学第二内科，徳島県立中央病院で
　　　　　ローテート研修ののち，徳島県立三好病
　　　　　院，日野谷診療所勤務を経て
1998 年　島前町村組合立島前診療所
2001 年　隠岐広域連合立隠岐島前病院院長

主著：『離島発 いますぐ使える！ 外来診療 小ワ
ザ 離れワザ』（白石裕子氏と共著，中山書店，2014），
『離島発 とって隠岐の 外来超音波診療―動画で
わかる運動器エコー入門』（中山書店，2017）

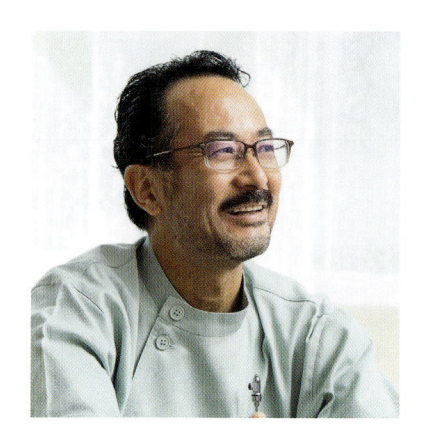

中山書店の出版物に関する情報は，小社サポートページを
御覧ください.
https://www.nakayamashoten.jp/support.html

離島発 とって隠岐の エコーで変わる外来診療
─当てれば見える、見えるとわかる、わかるから面白い

2019 年 6 月 15 日　初版第 1 刷発行 ©　［検印省略］

著　者 ─── 白石吉彦

発行者 ─── 平田　直

発行所 ─── 株式会社 中山書店
　　　　　　〒112-0006 東京都文京区小日向 4-2-6
　　　　　　TEL 03-3813-1100（代表）
　　　　　　振替 00130-5-196565
　　　　　　https://www.nakayamashoten.jp/

装　丁 ─── 株式会社 真興社

印刷・製本　　株式会社 真興社

Published by Nakayama Shoten Co.,Ltd.　　　　　　　　　　　　　　Printed in Japan
ISBN 978-4-521-74767-5
落丁・乱丁の場合はお取り替え致します.

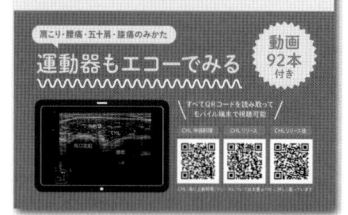
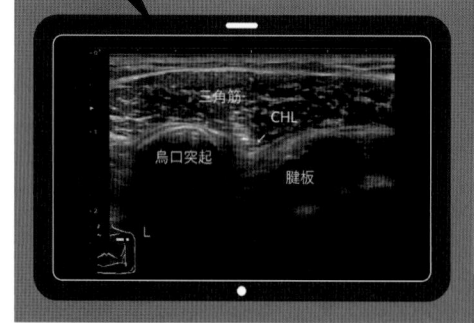